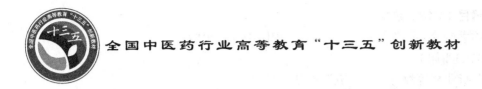

全国中医药行业高等教育"十三五"创新教材

中医治未病学概论

（供中医养生学、中医学、针灸推拿学、中西医临床医学、护理学等专业用）

主编　陈涤平

U0273359

中国中医药出版社

·北京·

图书在版编目（CIP）数据

中医治未病学概论 / 陈涤平主编 . —北京：中国中医药出版社，
2017.5（2021.3重印）

全国中医药行业高等教育"十三五"创新教材

ISBN 978 - 7 - 5132 - 4163 - 2

I.① 中… II.①陈… III.①中医学－预防医学－中
医学院－教材 IV.① R211

中国版本图书馆 CIP 数据核字（2017）第 078207 号

本教材为江苏省教育科学"十三五"规划重点课题"基于中医养生理论与方法的
治未病实训平台建设研究与实践"成果。

中国中医药出版社出版

北京经济技术开发区科创十三街 31 号院二区 8 号楼
邮政编码　100176
传真　010 64405721
河北品睿印刷有限公司印刷
各地新华书店经销

开本 787×1092　1/16　印张 18　字数 386 千字
2017 年 5 月第 1 版　2021 年 3 月第 6 次印刷
书号　ISBN 978 - 7 - 5132 - 4163 - 2

定价　51.80 元
网址　www.cptcm.com

如有印装质量问题请与本社出版部调换（010 64405510）

社长热线　010 64405720
购书热线　010 64065415　010 64065413
微信服务号　zgzyycbs

书店网址　csln.net/qksd/
官方微博　http://e.weibo.com/cptcm

淘宝天猫网址　http://zgzyycbs.tmall.com

全国中医药行业高等教育"十三五"创新教材

《中医治未病学概论》编委会

罗伟生（广西中医药大学）

季　光（上海中医药大学）

郑　亮（南京中医药大学第二附属医院）

顾一煌（南京中医药大学）

樊　旭（辽宁中医药大学）

魏玉龙（北京中医药大学）

学术秘书　刘华东（兼）（南京中医药大学）

蔡　云（南京中医药大学）

主　　审　马烈光（成都中医药大学）

蒋力生（江西中医药大学）

前　言

随着大健康时代的到来，社会医疗模式已由以"疾病治疗"为主向以"疾病预防"为主过渡，未来医学也必将从"疾病医学"向"健康医学"转变。经曰："是故圣人不治已病治未病……夫病已成而后药之……譬犹渴而穿井，斗而铸锥，不亦晚乎！"显然，中医治未病思想正是"防重于治""预防为主""健康至上"精神的高度体现。

治未病思想是中医学的特色和精髓。2007年国家中医药管理局启动中医治未病健康工程，出台《关于积极发展中医预防保健服务的实施意见》等一系列指导性文件。2016年2月22日，国务院发布了《中医药发展战略规划纲要（2016—2030年）》，明确提出："加快中医养生保健服务体系建设，实施中医治未病健康工程，加强中医医院治未病科室建设，为群众提供中医健康咨询评估、干预调理、随访管理等治未病服务。要提升中医养生保健服务能力，加快中医治未病技术体系与产业体系建设，推广融入中医治未病理念的健康工作和生活方式。"这充分表明中国政府已将中医治未病的理论与实践提到了前所未有的高度，并预示着未来中国将需要大量掌握中医治未病理论、方法与技术的高水平、高素质的治未病专业人才。

中医治未病学是研究治未病的理论、方法、技术及实际应用的一门古老而新兴的学科，是中医学特有的重要组成部分，其蕴含的内容十分丰富。《中医治未病学概论》主要介绍中医治未病学的形成与发展、理论基础、治未病的常用方法与技术及其应用、常见病的治未病等内容，是中医养生学专业的主干课程，也是中医学、针灸推拿学、中西医临床医学、护理学等专业的必修课程。

本教材由中医药院校及附属医院从事中医治未病研究的人员参考大量的书籍、期刊等编撰而成，但限于篇幅，恕不一一列举这些书籍、期刊。具体编写分工如下：前言、绪论由陈涤平、刘华东编写；第一章中医治未病学的形成与发展趋势由季光、李文林编写；第二章中医治未病学的理论基础由吴承艳、吕文亮、林慧光编写；第三章中医治未病的方法与技术由顾一煌、孙晓生、樊旭编写；第四章中医治未病的应用由罗伟生、陈仁寿、汤淑兰编写；第五章常见病的治未病由陈涤平、郑亮、陈四清、张虹、魏玉龙编写。全书由陈涤平完成编写大纲的制定和统稿、定稿工作。

本教材首次探索构建中医治未病理论与应用体系，凸现中医学特色，科学合理而实用。但受限于编委们的学术认知水平，书中欠妥、不足之处在所难免。我们殷切希望各医药院校广大师生在使用过程多提宝贵意见和建议，以便教材再版时修订提高。

《中医治未病学概论》编委会

2017年3月

目　录

绪　　论

"健康是促进人的全面发展的必然要求"，是保养生命者一生追求的永恒主题。中医"治未病"历史悠久，历经几千年不断发展并逐渐趋于完善。"治未病"所蕴含的未病先防、既病防变和瘥后防复等积极主动的防治思想，对于全面维护人类健康具有重要的实践意义。

一、"未病"界说

"未病"一词由来已久，几乎都是伴随"治未病"而出现，最早可以追溯到《黄帝内经》，如《灵枢·逆顺》说："上工，刺其未生者也……故曰：上工治未病，不治已病，此之谓也。"对于"未"与"病"的释义，《说文解字》说："未，味也。六月，滋味也。五行，木老于未。象木重枝叶也。凡未之属皆从未。""病，疾加也。从疒丙声。"而隶定字形又释，"未字，从木，从一。本义为柔枝嫩叶，转义为没有长成，不可采摘，引申为没有，不。"故从原字义来说，"未病"即"没有病"或"没有重疾""不病"或"不是重疾"之谓。

随着人类认知水平的不断提高，结合现代健康、疾病概念，目前对"未病"内涵的认识主要有以下2种：一是整体健康的无病状态。《素问·生气通天论》说："阴平阳秘，精神乃治。""阴平阳秘"即阴阳处于动态的平衡之中，则精足神全，生命活动正常。《素问·平人气象论》说："平人者，不病也。""平人"即现今之健康人、无病者。二是病潜藏而未发状态。所谓"潜而未发"，即"病前状态"，属于既非健康，也非疾病，而是健康至疾病的中间状态，类似现代医学所称的亚健康，又称第三状态、过渡状态、灰色状态、亚疾病状态、临床前状态等。《素问·刺热论》说："肝热病者，左颊先赤；心热病者，颜先赤；脾热病者，鼻先赤；肺热病者，右颊先赤；肾热病者，颐先赤。病虽未发，见赤色者刺之，名曰治未病。"此"未病"，即指机体内已存有病理信息或有发病的萌芽状态。了解并界定"未病"这两种状态，是理解中医治未病理论之内涵及实际应用的前提与基础。

"未病"是"已病"的前状态，有些时候也代表着"健康"状态；"健康"则是基于"未病"而又高于"未病"的状态，即"阴平阳秘"状态。"已病"即疾病状态，中医学认为疾病是由某种致病因素，导致机体阴阳气血盛衰变化，从而机体出现寒热虚实的改变，导致疾病的发生。世界卫生组织（WHO）指出："健康乃是一种在身体上、心理上和社会上的完满状态,而不仅仅是没有疾病和虚弱的状态。而是指一个人生理上、心理上和社会上的完好状态。"若但从阴阳简而言之,健康即阴阳平衡下的阴阳调和状态,已病即阴阳失衡下的阴阳不和状态,而未病即阴阳平衡下的阴阳欠和或调和状态。

二、"治未病"内涵

"治未病"属中医学特有的概念,是中医学核心理念之一。《说文解字》说:"治,水。出东莱曲城阳丘山,南入海。从水台声。"段玉裁注:"……盖由借治为理。"显然,"治"的本义是治理水,但后多泛指治理、管理。故从"治"字义来说,"治未病"即治理、管理未病之谓。

根据中医历代医籍的论述,"治未病"的内涵大体包括以下五方面:① 未病养生,重在预防(治其未生),即通过各种养生调摄活动,提高人体正气,避免邪气入侵,使身心处于最佳状态。② 欲病救萌,防微杜渐(治其未成),即在疾病尚处于萌芽状态时,积极干预调理,杜绝疾病的形成。③ 适时调治,防其发作(治其未发),即在疾病发作前采取治疗手段,防止疾病发作。④ 已病早治,防其传变(治其未传),即事先预知疾病可能累及的其他脏腑,及早对这些部位进行固护,防生它疾。⑤ 瘥后调摄,防其复发(瘥后防复),即在疾病向愈或康复后对身体加以调养,提高身体素质,防止疾病复发。

孙思邈《备急千金要方·诸论》说:"上医医未病之病,中医医欲病之病,下医医已病之病。"把疾病分为"未病""欲病""已病"3种状态,指出能在"未病"状态下控制疾病发生、发展的医者被认为是"上医"。这就要求为医者不但要学会治疗疾病,而且要学会指导人们防病,还要学会注意阻断病变发生的趋势,并在病变未产生之前就想好能采取的措施,只有这样才能掌握应对疾病的主动权,"消未起之患,治未病之疾,医之于无事之前",达到"治病十全"的"上工之术"。故"治未病"乃是一高超的医疗行为,非高明之医者而不能为也。

"治未病"与"治(已)病"都是与疾病做斗争,以调整机体的阴阳平衡,恢复或保持健康为目的。但"治未病"偏重于运用较为柔和的方法进行调摄,解决疾病的萌芽状态;"治(已)病"则运用较为强烈的方法进行治疗,针对已明确的疾病。中医学对于"治(已)病"已经有了较为成熟的理论体系,但"治未病"的理论体系仍有待于进一步发掘、完善。

三、"中医治未病学"概念与学科属性、特点

中医治未病学是研究中医治未病的理论知识、方法与技术及其实际应用的一门学科,是中医学学科体系最具特色的重要组成部分。

中医治未病学属于自然科学的范畴,同时具有浓厚的社会科学的特点,亦受到了中国古代哲学思想的影响,是一门以自然科学为主体、多学科知识相交融的医学科学。"治未病"是中医学的科学健康观,是中医学奉献给人类的健康医学模式,是医学发展的一种至高境界。21世纪以来,现代医学模式逐渐由生物—医学模式转变为生物—心理—社会—环境—工程的医学模式,现代医学理念已由治愈疾病向预防疾病和提高健康水平方向转

变,由"治已病之人"向"治未病之人"转变,由以疾病为中心向以健康为中心转变。

"治未病"的目的在于为人类健康服务,为人类不生病、少生病服务。国家中医药管理局于2007年开启中医"治未病"健康工程,探索构建中医特色预防保健服务体系,力图用30年的时间构造起比较完善的"治未病"健康服务体系。在中医医院和综合医院设立"治未病"中心或科室,在社区卫生服务中心等基层医疗卫生机构设立"治未病"服务点,并大力发展健康服务业。从2008年到2013年,国家中医药管理局已先后确定了4批173所中医预防保健服务试点单位,初步形成了中医特色明显、服务规范、技术适宜的"治未病"健康服务体系框架,服务能力和水平不断提升,基本满足人民群众多层次的、多样化的、日益增长的预防保健服务需求。因此,加强中医"治未病"理论和实践研究,符合现代医学发展和中医药自身发展的需要,符合现代医学模式的转变。

传承和发扬"治未病"思想是中医治未病学的核心内容。本教材整合了古代治未病相关文献和近现代治未病最新探索和实践经验,并对其进行了较为系统而规范的梳理,既有经过时间积淀的治未病理论、方法、技术与应用之精华,又有对其所进行的最新阐述和升华内容,较好地解决了继承与创新发展问题。它既是中医养生学专业的专业主干课程,也是中医学、针灸推拿学、中西医临床医学、护理学等专业的必修课程,同时还可作为医药院校非医学专业的选修课程。

四、中医治未病学与相关学科的关系

中医治未病学是中医学特有的一门学科,是中医学体系的重要组成部分,具有很强的学科交叉性。随着中医学的全面发展,中医治未病的独特优势将进一步得到发挥,治未病理念将不断深入人心。在不远的将来,中医治未病学必将成为中医药院校的骨干学科之一。因此,在学习中医治未病学之前,有必要了解本学科与相关学科的关系。

1. 中医治未病学与中医养生学　中医治未病学与中医养生学都属于中医学,都运用了中医学相关的方法、技术和干预措施,以维护人类生命,预防疾病的发生、发展和复发为目的。事实上,治未病也是中医养生学的主要内容。两者关系密切,但也有一定的区别:一是研究目的不同,治未病的目的是预防疾病的发生、传变和复发;养生的目的是却病延年,保养生命。二是服务对象不同,治未病以疾病为参照,着眼于亚健康人群;养生以健康为参照,广泛适用于各类人群,但主要着眼于健康人群。三是研究方法不同,治未病针对的是未病欲病(或亚健康),或微病,或已病将传将变的疾病状态,侧重于"治",主要运用中医特色诊疗手段,具有很强的针对性;养生广泛适用于各年龄段及人生各个时期,主要针对的是健康状态,重点在"养",干预方法十分丰富,不局限于中医学的方法和技术,具有很强的通适性。

2. 中医治未病学与中医临床医学　中医治未病学与中医临床医学都来源于诊疗实践,以疾病为参照,都属于应用性很强的中医学科。中医治未病学是采取预防和治疗手段防止疾病的发生、发展;中医临床医学是研究疾病的诊断和治疗。中医治未病学更加关注导致疾病的未知因素,而中医临床医学更加关注的是疾病发生后所产生的人体受损情况。

具体到某一疾病及其病程来说,中医治未病学的着眼点是疾病发生或加重或复发之前,中医临床医学的着眼点是疾病发生之后。中医治未病学的研究对象主要是人,相对于疾病而言,更加偏重于如何把握人体健康状态,研究如何在无病状态下维护人体健康,欲病状态下如何早期治疗,疾病状态下如何控制病程进展、加速痊愈、防止复发;中医临床医学的研究对象主要是病,其着眼点是对疾病病程的了解、把握,侧重于对疾病机制、治疗手段的研究,期待提高治疗效果,以治愈疾病为目的。

3. 中医治未病学与中医康复学　中医治未病学和中医康复学都是中医学的重要组成部分,都是通过激发人体固有的潜能来保持人体生命状态,从某种意义上说,康复也是中医治未病学的研究内容。两者的区别在于:一是研究目的不同:中医治未病学着重于防治疾病的发生、发展,提升抗病能力;中医康复学着重于最大限度地恢复疾病已被控制后的生活和劳动能力,改善生理功能上的缺陷。二是服务对象不同:中医治未病学主要着眼于疾病发生之前和已病传变状态下的人群;中医康复学主要针对疾病恢复期患者、残障人群和先天残疾者。三是研究方法不同:中医治未病学主要采用中医传统方法与技术,包括医疗和非医疗手段进行疾病防治,侧重于"调理";中医康复学主要采用传统和现代的医疗器械、药物、手法等进行病后恢复,侧重于"锻炼"。

4. 中医治未病学与预防医学　中医治未病学与预防医学都重视预防疾病的发生,但中医治未病学的思想形成要远早于预防医学。因两者归属于不同的医学体系,故存在着一定差异。一是理论基础不同:中医治未病学隶属于中医学体系,是以中医学理论为指导;预防医学隶属于现代医学体系,是以现代医学理论为指导。二是研究目的不同:中医治未病学着重于生命全过程的治未病,不限于环境因素,以防范各种疾病的发生,偏于个体预防;预防医学重视无病状态时对疾病的预防,强调健康与环境的关系,主要防范传染病、职业病、地方病等病种的发生,偏于群体预防。三是服务对象不同:中医治未病学除着眼于健康未病态外,还包括欲病、既病、病后等状态人群;预防医学主要着眼于健康人群和无症状患者。四是研究方法不同:中医治未病学多关注自身,采用中医学传统的方法与技术进行调治;预防医学多关注社会,采用现代药物、器械等方法与技术进行预防,并通过公共卫生的手段保障社会群体的健康。

5. 中医治未病学与老年医学　中医治未病学与老年医学都关注老年养生保健,旨在延缓老年人衰老,提升老年人生命质量,服务老龄化社会。但中医治未病学思想源于先秦文化,其理论形成于《黄帝内经》,属于中医学范畴,涵盖生命全过程的各个阶段,通过调治未病的方法与技术以防治各种疾病的发生、发展;老年医学源于现代医学理论,只限于生命全过程中的老年阶段,着重于防治老年疾病的发生、发展,同时还进行衰老机制、老年流行病学、老年疾病康复的研究。

6. 中医治未病学与健康管理学　中医治未病学与健康管理学都崇尚健康理念,淡化疾病医学模式,旨在通过前瞻性的早期最小成本防治,以获得后期最大程度的健康效应,降低慢性病风险因素,减少临床医疗费用的支出。随着中医治未病的技术与方法被吸纳入健康管理学研究内容,两者间的联系变得更为密切。其区别主要在于:中医治未病学属于中医学理论体系范畴,研究生命全过程中各种状态的治未病,多采用中医传统的治未病干预措施,以防治疾病的发生与传变,着重于个体化调治;健康管理学集聚了现代医学、管理学、信息学、保险学等理论与实践,主要研究对无病状态人群的健康风险评估,在一定程度上预测疾病发生的风险性及发展的趋势和规律,并据此有针对性地提供包括中医治未病方法与技术的各种健康干预措施,以提高人群健康水平,注重于社会化服务。

五、《中医治未病学概论》学习要求与方法

《中医治未病学概论》是对"中医治未病学"的总括论述,故内容较多,且涉及范围较广。本教材的绪论重点阐释"未病"与"治未病"的含义,以及中医治未病学的概念及其与相关学科的关系;第一章阐述了中医治未病学的源流与发展,较清晰地梳理了治未病理论从萌芽到成熟各个阶段的发展脉络与治未病的未来发展趋势;第二章是中医治未病学的理论基础,分为精气、阴阳五行、运气、脏腑、经络、精气血津液神、体质、发病、防治理论九个部分予以阐述,每个部分都包含与治未病的关联内容;第三章从情志、起居、饮食、药物、针灸、推拿、动功、静功、娱乐、熏浴等多方面,较为系统地论述了治未病的不同方法与技术;第四章从因时、因地、因人(不同类别、不同部位)制宜角度,阐释了治未病理论、方法与技术的应用,着重体现未病先防思想;第五章从临床常见病出发,分析易发对象特征,提出了具体的治未病调摄方法,突出既病防变策略。

为了更好地学习《中医治未病学概论》,需要知晓以下学习要求与方法:第一,要掌握或熟悉"未病""治未病"的内涵,了解中医治未病学与相关学科的关系,及其源流与发展趋势;第二,要掌握中医治未病学的理论基础、治未病的方法与技术,熟悉或了解治未病的实际应用(包括常见病的治未病);第三,要懂得前后联系,举一反三,既要与之前所学中医学及其他学科理论知识的联系,还要注意本课程内前后知识点的相互联系,通过对比分析,归纳总结,以达融会贯通的目的;第四,要牢固树立"治未病"以服务大健康的思想理念,从根本上扭转"以治疗为中心"的思想认识,建立源于中医治未病学的新型医学思维模式。此外,教师要懂得变通,因材施教,即对于不同专业、不同学历层次的学生,学习要求应有所侧重,具体要求需要教师根据实际情况灵活把握。

中医治未病学是一门理论深邃,而又实践性非常强的学科。所以,学习本课程时,不能仅仅满足于课堂上的教学,还要积极参加临床和社会实践,真正做到学以致用。在不断的实践中提升理论水平,深化理论认知,提高发现问题、解决问题的能力,在具体实践应用的过程中,掌握规律,触类旁通,熟练运用治未病的方法与技术,以期更好地发展并完善中医治未病理论体系。

第一章 中医治未病学的形成与发展趋势

中医治未病学具有悠久的历史、丰富的经验和鲜明的特色。它是中国人民长期健康养生实践的经验总结和理论升华,是中华民族灿烂中医文化遗产的重要组成部分,数千年来为中国人民的健康事业与繁衍昌盛做出了巨大贡献。

第一节 中医治未病学的形成

从中医治未病学的起源、形成、发展和成熟过程来看,其发展脉络分以下几个阶段。

一、理论起源与萌芽时期(远古至春秋战国)

早在远古之时,人们已有治未病之意识,开始重视从居所、饮食、医药等方面预防疾患。人们发现某些食物可以减少疾病的发生发展,逐渐形成了食物养生的萌芽,故有"医食同源"之说;《礼含文嘉》中载有"燧人氏钻木取火,炮生为熟,令人无腹疾",且火可以驱寒暖生,从而衍生出某些简便有效的防病除病方法,如灸法、熨法等;《路史》中有"伏羲尝百草制砭"的记载,说明当时人们已经开始会使用砭石来治疗和预防疾病,也就是针灸治未病的雏形;古人发现模仿动物形态可以使身体轻盈强健,成为运动导引治未病的起源。

殷商时期,治未病思想在生活中已有应用。中国早期的文字殷墟甲骨文中有"沐"(洗头发)、"浴"(洗身,洗澡)、"寇帚"(大扫除)等文字,说明当时人们已通过一些卫生手段防治疾病。

西周时期,医政制度的形成促进了预防知识的传播,人们尤其重视饮食卫生和环境卫生对预防疾病的积极意义。《周礼》中记载,周代的宫廷医生已有分工,专设"食臣",负责王公诸侯的饮食养生,书中有许多饮食卫生的内容。

到春秋战国时,治未病领域逐渐扩大,并孕育哲学思想之源,以老庄为代表的道家思想和以孔孟为代表的儒家思想构成了主流。如道家以"道"为核心,强调积极的养生方法,《老子》有"人法地,地法天,天法道,道法自然"的记载,强调人应顺乎自然,生活起居有常;其次,极力主张"以恬淡为上",又称"五色令人目盲,五音令人耳聋,五味令人口爽",故应"见素抱朴,少私寡欲","虽有荣观,燕处超然",此处已指出精神调摄为治未病之重要方法。《管子》说:"惟有道者能避患于无形,故属不萌。"《庄子》中有孔子"无病自灸"的描述,其中治未病思想愈为显现。

远古时期人类生产生活活动和春秋战国时期及其以前所产生的哲学思想是中医治未病学理论的形成之源。早在殷商、西周至春秋战国时期,治未病思想已经开始萌芽,并出现了简易的治未病具体方法。

二、理论形成时期(秦至西汉)

成书于西汉中晚期的《黄帝内经》是一部论述中医学基本理论的著作,首次明确提出了"治未病"的学术概念,标志着中医治未病理论的确立。其中"未病先防"和"既病防变"的含义在多处有所体现。如《素问·四气调神论》说:"圣人不治已病治未病,不治已乱治未乱,此之谓也。夫病已成而后药之,乱已成而后治之,譬犹渴而穿井,斗而铸锥,不亦晚乎!"又《灵枢·逆顺》说:"上工刺其未生者也;其次,刺其未盛也;其次,刺其已衰者也",都强调了"未病先防"的预防保健思想。中医在两千年前就已经认识到,疾病的形成不仅与外邪侵袭人体有关,人体正气不足更为关键,是外因作用于内因的结果,即所谓"正气存内,邪不可干""邪之所凑,其气必虚",强调于疾病未生之时进行保健治疗,此实开中医预防思想之先河。《素问·八正神明论》说:"上工救其萌芽",表明疾病虽未发生,但已出现某些先兆,或处于萌芽状态时,应采取措施,防微杜渐,从而防止疾病的传变。《素问·阴阳应象大论》说:"故邪风之至,疾如风雨,故善治者治皮毛,其次治肌肤,其次治筋脉,其次治六腑,其次治五脏。治五脏者,半死半生也。"说明诊疗应越早越好,防止病邪入里加重。

稍后成书的《黄帝八十一难经》亦有相关论述。《难经·七十七难》说:"经言上工治未病,中工治已病者,何谓也?然,所谓治未病者,见肝之病,则知肝当传之于脾,故先实其脾气,无令得受肝之邪,故曰治未病焉。中工者,见肝之病,不晓相传,但一心治肝,故曰治已病也。"运用五行乘侮的理论,并以肝为例,体现了中医治未病中"既病防变"的思想。

《黄帝内经》与《难经》的理论相互补充,较为清晰地揭示了中医治未病的学术内涵,为后世中医治未病理论的丰富和养生实践的发展奠定了基础。

三、理论发展时期(东汉至宋金元)

从东汉时期开始出现了一批承前启后的著名医家和养生家,至唐宋时期中医治未病的理论得到了极大的发展,方法也逐渐多样化。

东汉张仲景继承和发展了《黄帝内经》《难经》中的中医治未病思想,并对中医治未病的方法进行了阐释。《金匮要略·脏腑经络先后病脉证》说:"夫治未病者,见肝之病,知肝传脾,当先实脾。"强调肝之病,多传变至脾,治疗当注意顾及未病之脏腑,以防疾病传变,加重病情,突出体现了"治其未生,防其传变"的思想内涵。又说"若人能养慎,不令邪风干忤经络……病则无由入其腠理",强调机体以顺应四时之变;"凡饮食滋味以养于身,食之有妨,反能为害……若得宜则益体,害则成疾,以此致危","服食节其冷热、苦酸辛甘",明确指出了饮食适度、适宜对疾病预防的作用;"……适中经络,未流传脏腑,即医治之。四肢才觉重滞,即导引、吐纳、针灸、膏摩,勿令九窍闭塞",体现了导引、针灸等方法在防病中的意义。东汉末年医家华佗编创了动形养生的"五禽戏"功法,对防病健身有极大的益处。最终约成书于汉末的《神农本草经》记载药物功效中,多有"耐老""增年""不夭"等字样,以示其补益防病的功效,是中药治未病的体现。

唐代孙思邈在《备急千金要方·诸论》中明确指出:"上医医未病之病,中医医欲病之病,下医医已病之病。若不加心用意,于事混淆,即病者难以救矣!"将疾病比较科学地分为"未病""欲病""已病"三个层次,反复告诫人们要"消未起之患,治未病之疾,医之于无事之前",并将"治未病"作为评判好医生的标准。因此,孙氏倡导积极养生,认为治未病主要从养生防病和既病早治着眼,在《备急千金要方》《千金翼方》中载有一整套养生延年的方法和措施,包括饮食、药物、运动、情志养生等,内容更加具体而丰富。

金元时期,朱震亨在《丹溪心法》中说:"与其求疗于有病之后,不若摄养于无疾之先;盖疾成而后药者,徒劳而已。是故已病而不治,所以为医家之法;未病而先治,所以明摄生之理。如是则思患而预防之者,何患之有哉? 此圣人不治已病治未病之意也。"治未病重在防,防未病与治未病殊词同旨。

四、理论成熟时期(明清至现代)

明清时期,中医治未病的理论和方法渐趋成熟。这一时期,大部分医家非常重视实践,中医治未病的学术随之兴盛,涌现出了大量的养生专论和专著。如明代张介宾《景岳全书·传忠录》重用温补真元的方法养生防病。汪绮石著《理虚元鉴》,提出"虚劳当治其未成",认为若病已成而后治之则"病虽愈亦是不经风浪";"是当于未成之先,审其现何机兆,中何病根,尔时即以要言一二语指示之,令其善为调摄,随用汤液十数剂,或丸剂、胶剂二三斤,以断其根,岂非先事之善策哉!"清代叶天士创立的卫气营血辨证虽注重温病治疗的阶段性和层次性,但对险恶危机之证则强调客邪早逐的原则,以消除致病的根本原则。《温热论》中提出对于肾水素亏者,邪虽未及下焦,治疗时宜于甘寒之中加入咸寒之品,提出"先安未受邪之地",以防其变。这种辨体质、防传变的用药方法,体现出在温病治疗过程中防止阴液耗伤的预防学思想,对临床具有普遍的指导意义。张璐在《张氏医通》中提出:夏月三伏用药贴敷肺俞、膏肓俞、天突等穴,可预防哮喘冬季发病,更是发展了"冬病夏治"的防病复发思想,表明治其未成、辨体质、防传变、防病复发等思想内涵在临床各科疾病的防治中的具体应用,标志着中医治未病理论的进一步成熟。

民国时期中西医学并存,中医治未病的手段技术更趋多样性。西学东进,西医学传入中国后逐渐形成近代的卫生防疫制度和管理制度。但由于当时政府对中西医学认识的片面性,对中医学采取了歧视、打击甚至废止的错误决策,中医界人士对此采取坚决的抵制和斗争,民间医家仍重视民众的防病治病,致力于中西医学术的融合和汇通,将中医治未病的理论不断深化,方法和技术也更趋多样。

新中国成立后,"预防为主"一直是中国政府卫生工作的基本方针。治未病的概念不断深入人心。中国政府非常重视中医药的发展,防治并重,中西并重,中医治未病的优势逐步凸显。近年来诸多学者的研究成果被运用到中医治未病领域,治未病的理论体系和临床应用得到了进一步充实与提高,如石学敏院士的中风单元学说及对中风前期病高血压的干预,很好阐释了"未病先防,既病防变";吴以岭院士的络病理论给心血管疾病的防治提供了理论依据;王琦教授的中医体质学说,使治未病更有针对性等。

第二节　中医治未病学的发展趋势

2007年,时任国务院副总理的吴仪提出中医研究治未病符合中医学的学科特点,符合其发展规律,从治未病的高度来促进人民健康并发展中医,可使中医药在医疗临床及人类健康保健中发挥更大的作用。2015年,国务院办公厅印发《中医药健康服务发展规划(2015—2020年)》;2016年,国务院印发《中医药发展战略规划纲要(2016—2030年)》,均为中医治未病学的未来发展指明了方向和道路。

一、中医治未病学代表未来医学的方向

近年来,多数国家的疾病谱已经发生了深刻变化,特别是在经济发达的国家和地区,逐步由传染性和营养不良性疾病为主向以心脑血管疾病、恶性肿瘤等慢性非传染性疾病为主的疾病模式转变。当前城市死因顺位的前五位分别是恶性肿瘤、脑血管病、心脏病、呼吸系统疾病、损伤和中毒。随着现代疾病模式的变化,由于生活方式和行为所造成的疾病及卫生问题越来越占主导地位。当前医学模式正由单纯生物—医学模式向生物—社会—心理—环境—工程医学模式转变,医学观念呈现出从注重疾病诊疗到生命全过程的健康监测、疾病控制,重预防,治未病,重在生态和养生,这样的医学模式更适合人类发展。

有调查表明,人口老龄化、疾病结构变化和医疗需求、医疗费用增加关系密切。随着医学科学技术的发展,维持与延长生命和减少残疾的治疗技术应用的广泛,使得医疗费用剧增。从世界范围来看,21世纪的医学发展已经走入困境,即使是在经济发达的国家,基于现代医学和以巨额政府补贴为代价的医疗健康保障模式,也被认为是"供不起和不可持续的医学"。"许多国家已经走到了可供性的边缘",世界各国的医疗费用增长幅度普遍大于GDP的增长幅度。中国是发展中国家,还处于并长期处于社会主义初级阶段,用于医疗卫生的投入更是十分有限。因此,防患于未然,使人们不生病、少生病,或延缓发病,或带病生存,就是最具成本效果的服务之一。

在国际社会不断加强"回归自然"理念之下,各国对天然药物、食物以及非药物疗法

越发重视。同时,中医治未病方法多样,包括药物疗法、针灸、刮痧、推拿、小夹板局部外固定、骨伤手法整复、食疗、拔罐、刮痧、气功、导引等,均为绿色、健康、环保的养生保健方式,相较现代医学,其治疗方法非常安全。在中医理论体系指导下,进一步科学合理地阐述了中医健康养生的原理,结合中医体质学说的多种养生方法、技术、产品在现代临床和生活中得到了广泛的应用,从不同角度进一步充实或完善了治未病理论,拓展了治未病的应用范畴。随着人们对中医治未病的认识不断深化,中医治未病的理论和方法将成为未来医学发展的重要组成部分,并指引未来医学的发展方向。

二、中医治未病将逐步进入主流医学和健康服务体系

现代西方医学在20世纪中期发展迅猛,在外科手术和传染病的预防和治疗方面具有显著的疗效优势,获得了民众的普遍认同,中医药曾一度在医学体系中被挤到了边缘位置。中华人民共和国成立后,中国逐步建立起较为完整的现代疾控体系和中、西医治疗体系。实践已经证明:中医治未病更绿色、更环保、更安全,能有效地干预亚健康人群,降低疾病发生率,提高生活质量。

中国政府高度重视治未病,并在国家战略层面予以实施。2007年,国家中医药管理局贯彻落实全民健康水平战略部署,实施了治未病健康工程,积极探索和完善以治未病理念为指导,融健康文化、健康管理、健康保险为一体的健康保障服务模式。中国国务院印发的《中医药发展战略规划纲要(2016—2030)》中明确提出,到2020年实现人人基本享有中医药服务,中医药产业成为国民经济重要支柱之一;到2030年,中医药服务领域实现全覆盖,中医药健康服务能力显著增强,对经济社会发展做出更大贡献。这些治未病相关文件的推广和落地,预示着中医治未病将逐步融入国家预防保健服务的主流体系。

在其他国家如澳大利亚、美国、泰国、新西兰等,中医治未病的手段和方法也逐步进入国家医疗保障体系。2012年7月1日,澳大利亚首先为中医药立法,正式承认中医合法地位,成立了超过2500家中医和针灸诊所,规定有合法身份的中医师可以拥有"Doctor"头衔并被授予处方权;2014年12月17日,匈牙利国会立法,使中医药行医合法化。随着越来越多国家对中医药的认可和接受,中医治未病将逐步融入世界各国人们的健康生活中。

三、中医治未病将与现代科技和多学科融合

随着现代科技和多学科的融合,电子传感技术、电子信息系统的运用和大数据的介入,治未病的手段、方法与技术将更加先进,更加高明,更可量化,更加精准,且更有可预见性。

2015年,美国总统奥巴马在国情咨文演讲中提出"精准医学计划"(Precision Medicine Initiative,PMI),即根据每名患者的个人特征,量体裁衣式地制定个性化治疗方案。中医的"精准医学"概念与美国所提出的有所不同。美国的"精准医学"主要是围绕着基因组、蛋白组等方面的检测,即围绕分子生物学的特性,针对个体化的病理特征进行治疗;而中医"精准医学"所关注的是系统化的,全过程、全要素、全局性的对医疗过程和临床实

践进行优化。中国的"精准医学"是针对每一位患者的具体病情,正确选择并精确地应用适当的治疗方法,其最终目标是以最小化的医源性损害、最低化的医疗资源耗费去获得最大化的治疗效益,这与王琦教授提出的中医学体质学说密切相关,其临床应用前景亦不可限量。中医体质学认为,体质决定着是否发病,并决定着疾病的倾向。体质直接关系到人的生命体验、生存质量,体质决定了我们的健康,决定了我们对于某些疾病的易感性,也决定了得病之后的反应形式以及治疗效果和预后转归。因为体质可调,所以辨识体质,调整、优化体质,可以"未病先防""既病防变",预防亚健康的发生,控制疾病的传变,以减少疾病的发生,增强人体抗病能力,提高人类健康水平,实现治未病的最高境界。

现代社会出现了中医治未病管理产品,包括硬件产品和软件产品。硬件产品包括治未病检测产品、治未病监测产品、健康促进和维护产品等;软件产品包括健康信息技术产品和评估管理软件等。

随着谷歌眼镜、智能手表、手环、睡眠质量App、可以检测心跳的App等智能消费终端的推出,由可穿戴设备掀起的科技浪潮正在快速布局移动医疗领域,通过相关设备,不仅可随时随地监测血糖、血压、心率、血氧含量、体温、呼吸频率等人体的健康指标,还可以融合多媒体、无线通信、微传感、柔性屏幕、GPS定位、虚拟现实和生物识别等最前沿技术于一体,结合移动互联网、大数据平台,随时随地对人体有关的各种信息进行处理、共享和反馈,实现个体化健康状况的管理。

在这种时代与技术背景下,充分利用中医治未病思想,基于新型可穿戴健康管理设备,采用现代信息技术从健康体检、健康评估、健康监测等方面量化个人评测结果,根据健康测量从一维到多维、局部到整体、个体到群体、静态到动态、物态到心理的原则,从主观感觉、客观体征及西医脏器功能状态联系等方面量化健康水平,建立个性化基础大数据,应用数据挖掘工具,探索证候度量指标与机体生理病理变化的表象指标,以及社会适应性和心理之间的关联关系,让人们充分了解自己的健康状况,从而改进居民健康,实现"未病先防""既病防变"或"已病早治"以及连续性的医疗服务。结合了现代科技,融合多学科,中医治未病体系将更趋完善。

四、中医治未病将逐步走向标准化、规范化、信息化

虽然中医对疾病的预防和控制有着丰富的临床实践经验,但与现代医学的理论、诊治手段和思维有较大的差异,缺乏与现代生物医学相符的临床研究数据支持,这使得许多行之有效的中医治未病方法和手段难以得到国际的普遍认同和推广。中医的个性化治疗让人很难理解,也使中医的治疗大多不具可重复性。而采用定量与定性相结合的标准化中医诊断,针对每一证型,都有确定的治疗方案,包括服用中药配方颗粒、手法按摩、心理疏导、生活方式指导等,靶向性非常强,疗效也直观、容易判断,使其具有可重复性和可操作性。

近年来,中国政府多次强调要重点抓好中医药标准化、规范化研究,抓紧制定一批国家标准和行业标准,以标准化带动现代化。有了标准,才能提高中医药产品及服务质量,

使中医药产品、服务达到国际技术交流合作与贸易的条件要求。另外,社会上从事含有中医药服务项目的中医养生保健机构,如中医按摩、中医美容、中医刮痧、中医拔罐、中医针灸等,因其从业人员的不专业性、操作技术的不规范性,使得中医治未病在行业发展上受到抑制。未来中医治未病将通过行业学会制定标准和规范,以指导性意见的形式来避免中医治未病推广过程中出现的不良现象,中医治未病的推广、普及和应用将走向标准化、规范化的新模式。

健康信息技术是现代中医"治未病"健康工程管理的核心技术之一,利用信息科学和技术全面支持健康服务改革,实现电子预约登记,电子医疗记录的服务,电子处方的传送等,有助于对健康信息进行收集、提取、挖掘和整理,并对管理的对象实施跟踪与指导。未来在中医理论指导下,利用现代科技使中医治未病诊断和调理趋于标准化、规范化,是中医治未病发展的大趋势。

五、中医治未病产品应用广泛且产业前景广阔

中国"十三五"规划纲要把中医药健康管理写入了基本公共服务项目,"开发应用具有中医药特色优势的医疗器械"被纳入高端装备创新发展工程,这符合现代中医养生保健行业发展的趋势。在庞大的人口数量、老龄化加剧、技术突破、互联网$^+$、医疗体制改革等背景下,中国的医疗健康产业必将迎来井喷式发展。

现代社会人们对于健康的追求不只是"身体没有病",而是更加注重生命的质量,并且对于预期寿命特别是预期健康寿命的要求与日俱增。伴随人们预防保健意识的提高,很多健康干预产品也应运而生,贯穿于人们的吃、穿、住、行等各方面,如优质的蛋白补充剂、矿物质、微量元素、维生素、功能水,以及频谱美体内衣、颈椎养护的睡眠枕、自发热护腰、电子艾灸仪等,都已慢慢融入人们的生活,成为提高生活质量的基础用品。另外,"亚疾病测评仪""纤维舌象仪"等产品,通过检测人体的生物电信息,来确定中医某一脏腑、经络出现问题,还为人体的健康状态提供一个综合的诊断和标准化的调理规范表。人们对于健康需求的日益多样化,推动了中医治未病发展方式的多元化,治未病产品的应用领域变得更为广泛。

随着社会的发展,包括医疗行业从业者在内的广大民众越来越重视疾病发生前的综合预防和疾病发生后的各种非治疗干预,治未病现已成为中国国内中医药界发展的一项重要战略。中医治未病能够最大程度地减少患者的痛苦,减轻患者个人、家庭和社会的经济负担。治未病服务产业显然是一种具有很强的市场竞争力、可持续发展的高回报绿色产业,其发展前景极为广阔。

第二章 中医治未病学的理论基础

中医治未病学是中医学的重要组成部分。中医学历史悠久，在充分汲取中国古代哲学思想及诸多自然科学成就的基础上，逐步确立了以精气学说、阴阳五行学说为哲学基础，以脏腑经络理论、精气血津液神、体质理论为生理病理基础，以运气学说、病因病机理论为发病原理，以防治理论、养生理论为治病准则和方法的完整理论体系。中医理论体系是临床各科的理论基础，也是中医治未病学的理论基础。

第一节 精 气 学 说

精气学说，是研究精气的内涵及其运动变化规律，并用以阐释宇宙万物的构成本原及其发展变化的一种古代哲学思想，是对中医学影响较大的古代哲学思想之一。精气学说应用于医学领域，主要用以说明人体生命过程、病理变化并用以指导疾病的诊断和防治，同时也为治未病理论提供了重要依据。

一、精气学说的基本内容

精气，又称为"精"。在中国古代哲学中，指充塞于宇宙之中不断运动且无形可见的精微物质，是生成宇宙万物及人类的原始物质；在某些情况下专指气中的精粹部分，是构成世界的本原。精气亦是万物运动、变化和发展的共同物质基础和客观存在，故其运动变化推动和促进着宇宙万物的发生、发展和变化。

精气学说是有关宇宙生成及发展变化的一种古代哲学思想。它认为，精气是宇宙的本原，宇宙是一个万物相通的有机整体；人类作为宇宙万物之一，亦由精气构成；精气是存在于宇宙中的运动不息的极细微物质，其自身的运动变化，推动着宇宙万物的发生、发展与变化。

（一）精气是构成世界万物的本原

精气学说认为，宇宙中的一切事物都是由精气所构成的，宇宙万物的生成皆为精或气自身运动的结果,精或气是构成万物包括人类的共同原始物质。如《周易·系辞上》认为,宇宙万物皆由精气生成,"精气为物"。《淮南子·天文训》认为,天地及人类生灵及自然界万物都是由精气生成的,"宇宙生气,气有涯垠。清阳者薄靡而为天,重浊者凝滞而为地。"还认为精气分为阴阳二气,阳刚阴柔,二气交感聚合,万物乃萌生成形,"阴阳合和而万物生"。但此精或气并非宇宙的最初本原,宇宙的最初本原是"道"。精或气由"道"生,是"道生万物"的中间环节,是构成宇宙万物的直接物质材料。

两汉时期,精气学说被当时兴起的元气说所同化,并逐渐发展为"元气一元论",认为气是最原始的,是宇宙的唯一本原或本体,万物皆由元气化生,故称气为"元气"。西汉董仲舒指出:"元者,为万物之本"(《春秋繁露·重政》),开辟了以元气为万物本原的思路。东汉王充认为元气是天地间自然存在的精微物质,是宇宙万物的唯一本原。何休认为元气为天地万物的最初本原,"元者,气也。无形以起,有形以分,造起天地,天地之始也。"(《公羊传解诂》)

从"元气一元论"的形成过程可见,两汉时期对宇宙本原的探讨,基本上沿着两个方向发展:一是在先秦道家的"道—气—物(人)"的万物生成模式的基础上,提出了"太易—太初—太素—万物"的宇宙发生模式,以气为化生宇宙万物的中间物质;二是以王充为代表,明确提出了元气为宇宙万物之本原的思想,开中国气本论哲学之先河。

对于精气生万物的机制,古代哲学家常用天地之气交感,阴阳二气合和来阐释。天之阳气下降,地之阴气上升,二气交感相错于天地之间,氤氲和合而化生万物。因此,天地阴阳二气的交感合和是宇宙万物包括人类的发生、发展与变化的根本原因。

精气有"无形"和"有形"两种不同的存在形式。所谓"无形",即精气处于弥散而运动状态,充塞于无垠的宇宙空间,是精气的基本存在形式。由于用肉眼看不见,故称其"无形",有"太虚无形,气之本体"(《正蒙·太和》)之说。所谓"有形",即精气处于凝聚而稳定的状态,一般都可以肉眼看清其具体性状。有形之物为气凝聚而成,《素问·六节藏象论》有"气合而有形"之说。但习惯上仍把弥散状态的气称为"气",而将有形质的实体为"形"。无形之气凝聚而成有质之形,形散质溃又复归于无形之气。因而若以气为本原,则"无形"与"有形"之间处于不断的转化之中。

(二)精气运动不息,变化不止

精气是活动力很强,运行不息的精微物质。由于精气的运行不息,使得由精气构成的宇宙处于不停的运动变化之中。自然界一切事物的纷繁变化,都是精气运动的结果。

1. 气的运动 气的运动称为气机。气运动的形式多种多样,但主要有升、降、聚、散等几种。升与降、聚与散,虽是对立的,但保持着协调平衡关系。精气自身的运动变化,化为天地阴阳二气,即所谓"积阳为天,积阴为地"。天气下降,地气上升,天地阴阳二气氤氲交感,相错相荡,产生宇宙万物,并推动着它们的发展变化。如《素问·六微旨大论》说:"气之升降,天地之更用也……升已而降,降者为天;降已而升,升者为地。天气下降,气流于地;地气上升,气腾于天。故高下相召,升降相因,而变作矣。"聚与散也是精气的运动形式,宋代张载说:"太虚不能无气,气不能不聚为万物,万物不能不散而为太虚。"

气的运动具有普遍性。《素问·六微旨大论》说:"是以升降出入,无器不有。"器,即由气聚合所产生的形体。宇宙中任何一个有形之体,任何一个具体事物,既是由运动着的气交感聚合而化生,其自身又具备着运动特性及升降聚散等运动形式。气的升降聚散运动使整个宇宙充满了生机,既可促使无数新生事物的孕育与发生,又能引起许多旧事物的衰败与消亡,如此维持了自然界新陈代谢的平衡。气的运动止息,宇宙则失去生生之机。

2. 气化　气化,是指气的运动产生宇宙各种变化的过程。凡在气的作用下或参与下,宇宙万物在形态、性能及表现方式上所出现的各种变化,皆是气化的结果。气化的形式主要有以下几种。

(1) *气与形之间的转化*　无形之气交感聚合成有形之物,是"气生形"的气化过程;有形之物死亡消散,化为无形之气,乃是"形化气"的气化过程。

(2) *形与形之间的转化*　有形之物在气的推动与激发下亦可相互转化,如自然界的冰化为水、水化为雾霜雨雪等。

(3) *气与气之间的转化*　无形之气之间也可发生转化,天气下降于地,可变为地气;地气升腾于天,又变为天气。

《素问·天元纪大论》说:"物生谓之化,物极谓之变。"化,是指气的缓和的运动所促成的某些改变,类似于今之"量变";变,是指气的剧烈的运动所促成的显著的变化,类似于今之"质变"。不管化,还是变,皆取决于气的运动。一旦气的运动停止,则各种变化也就终止。故说气的运动是产生气化过程的前提和条件,而在气化过程中又寓有气的各种形式的运动。气的运动及其维持的气化过程是永恒的,不间断的,它们是宇宙万物发生、发展与变化的内在机制。

(三) 精气是天地万物相互联系的中介

气别阴阳,以成天地。天地交感,以生万物。天、地、万物既生,它们之间就是相对独立的实体。但它们之间不是孤立的,而是相互联系、相互作用的。由于精气是天地万物生成的本原,天地万物间充斥着无形之气,且这无形之气还能渗入有形实体,与已构成有形实体的气进行各种形式的交换活动,因而精气可为天地万物相互联系、相互作用的中介性物质。精气的中介作用一般体现于以下两方面。

1. 维系着天地万物之间的相互联系　精气作为天地万物之间的中介,维系着天地万物之间的相互联系,使它们成为一个整体。这一由无形之气把整个宇宙万物联系成一个整体的认识,实际上就是《庄子·天下》所谓的"天地一体"的观点。人与天地万物的变化息息相通,如《灵枢·岁露》说:"人与天地相参也,与日月相应也。"

2. 使万物得以相互感应　感应,是指事物之间的相互感动、相互影响、相互作用。《吕氏春秋·应同》认为同类事物之间存在着"类同则召,气同则合,声比则应"的相互感应的联系。事物之间的相互感应是自然界普遍存在的现象,各种物质形态的相互影响、相互作用都是感应。如乐器共振共鸣、磁石吸铁、日月吸引海水形成潮汐,以及日月、昼夜、季节气候变化影响人的生理与病理过程等,皆属于自然感应现象。由于形由气化,气充形间,气能感物,物感则应,故以气为中介,有形之物间,有形之物与无形之物间,不论距离远近,皆能相互感应。

（四）天地精气化生为人

古代哲学家认为,人类由天地之精气相结合而生成,天地精气是构成人体的本原物质。《管子·内业》说:"人之生也,天出其精,地出其形,合此以为人。"人为宇宙万物之一,宇宙万物皆由精气构成,那么人类也由天地阴阳精气交感聚合而化生。

人类与宇宙中的他物不同,不仅有生命,还有精神活动,故由"精气"即气中的精粹部分所化生。如《淮南子·天文训》说:"人之生,气之聚也。聚则为生,散则为死。"人的生死过程,也就是气的聚散过程。

二、古代哲学精气学说对中医学的影响

古代哲学的精气学说奠基于先秦至秦汉时期。这一时期正值中医学理论体系的形成阶段,故古代哲学的精气学说渗透到中医学中,对中医学理论体系的形成,尤其对中医学精气生命理论和整体观念的构建,产生了深刻的影响。

（一）对中医学精气生命理论构建的影响

中医学的精气学说是研究人体内精与气的内涵、来源、分布、功能、相互关系,以及与脏腑经络关系的系统理论。古代哲学精气学说关于精或气是宇宙万物本原的认识,对中医学中精是人体生命之本原,气是人体生命之维系,人体诸脏腑形体官窍由精化生,人体的各种功能由气推动和调控等理论的产生,具有极为重要的影响。中医学的精气理论接纳了古代哲学精气学说的精髓,将其作为一种思维方法引入其中,与其自身固有的理论和实践相融合,创立了独特的中医学精气生命理论。

（二）对中医学精理论形成的影响

中医学的精理论,来源于古人对人类生殖繁衍过程的观察和体验,是由对生殖之精的发展而来。古代哲学的精学说,对中医学精理论的产生,在方法学上起到了类比思维的启发作用。在古代哲学的精是宇宙万物的共同构成本原思想的引导下,中医学认识到:人体内的精是人的形体和精神的化生之源,是构成人体和维持人体生命活动的最基本物质;人体的各脏腑形体官窍,是由精化生的"同源异构体",他们之间存在着密切的联系;推动和调控人体生命活动的气与神,也由精化生,精是气和神的化生本原。

（三）对中医学气理论形成的影响

中医学的气的概念,虽然源于古人运用"近取诸身,远取诸物"（《周易·系辞下》）的观察思维方法,对人体各种显而易见但至关重要的生命现象如呼吸之气、体内散发着的

"热气"、体内上下流动之气的观察、体悟、抽象和纯化,但与哲学气学说的渗透与影响密切相关。

古代哲学的精与气,其内涵是统一的,是关于宇宙本原的概念;中医学所讲的人体内的精与气,其内涵是有区别的,是关于人体生命的产生和维系的认识。精与气的概念,在古代哲学与中医学中是有明显区别的:人体内的精与气的概念是具体的,宇宙中的精或气的概念是极为抽象的。古代哲学的精气学说,是被中医学作为一种思维方法来应用。

(四)对中医学整体观念构建的影响

中医学的整体观念,即中医学对人体自身的完整性及人与自然、社会环境相统一的认识。古代哲学的精气学说认为,精气的概念涵盖了自然、社会、人类的各个层面,精气是自然、社会、人类及其道德精神获得统一的物质基础;精气是宇宙万物的构成本原,人类为自然万物之一,与自然万物有着共同的生化之源;运行于宇宙的精气,充塞于各个有形之物间,具有传递信息的中介作用,使万物之间产生感应。这些哲学思想渗透到中医学中,促使中医学形成了同源性思维和相互联系的观点,构建了表达人体自身完整性及人与自然社会环境统一性的整体观念。

三、精气学说在治未病中的应用

(一)辨识人体的生命活动状态

1. 生长发育状态的辨识　精气学说认为万物的本原是精气,"人受天地之气,以化生性命也。"新生命的产生,乃是由于精气凝聚而成,同时人体的生长发育与繁衍生殖也有赖于精气的推动,人体从幼儿期、学龄期、青春期到壮年期、老年期,形体和脏腑器官由小到大,功能由无到有,由低下到成熟,是人体之精由弱小到充盛,直接激发、推动、促进作用于机体的表现和结果,因此通过观察精气的充盛与否可以辨识人体的生长发育状态。若精气充盛则发育健全、形体壮实、功能正常,如精气充足的壮年人肌肉丰满、体力充足、新陈代谢有序;若精气不足或亏损,则影响生命活动的正常进行,如小儿先天精气不足、后天失养以致肾精亏虚会导致头发稀疏黄软,生长迟缓,甚至久不生发,或枕后发稀,称为"发迟",也会导致立、行、齿、语发育迟缓停滞,与"发迟"共称为"五迟"。人体的精气由充盛而衰减步入老年期,生理效应也随之虚亏衰弱,如女子35岁"面始焦,发始堕";42岁"面皆焦,发始白"。精气一旦离散,生命活动亦随之终止。因此,根据人体之精的盛衰变化,可辨识出生、长、壮、老、已的生长发育规律。

2. 生殖状态的辨识　先天之精与后天之精的互根互用和相辅相成,使肾中精气逐渐充盈,并激发、推动和促进了人体生殖功能的成熟。男子二八天癸至,精气溢泻;女子二七而天癸至,月事应时而下。男女媾精,阴阳调和,胎孕方成,故能繁衍后代。在生殖过程中,父母将生命物质通过生殖之精遗传给后代,父母生殖之精的盈亏盛衰和体质特征决定着子代禀赋的厚薄强弱,父母体内阴阳的偏颇和功能活动的差异,可使子代也有同样的倾向性。父母形质精血的强弱盛衰,造成了子代禀赋的不同,表现出体质的差异,诸如身体强弱、肥瘦、刚柔、肤色,乃至先天性生理缺陷和遗传性疾病。这些理论与现代医学遗传学的论述也多有殊途同归之处。例如现代遗传学认为基因携带着遗传信息,它按一定方式从上代往下代传递,经过表达,形成一定的遗传性状或遗传病。因此辨识父母的精气盈亏状态和体质特征可辨识子代的禀赋强弱,所以对新生儿进行疾病的预防或诊治时,产育期父母的营养健康状况是辨识新生儿身体状态的重要依据。

(二)预测疾病的发生与转变

由于精气的贯通维系及感应影响,局部病变可以影响及整体,整体病变亦可以反应于局部;本脏病变可以波及他脏,他脏病变也可以反馈影响于本脏。故观局部病变可以了解整体、查本脏可预判他脏,例如肺外合皮毛,肺气宣发,输精于皮毛,即将津液和部分水谷之精向上向外布散于全身皮毛肌腠以滋养之,使之红润光泽,若肺精亏、肺气虚,既可致卫表不固而见自汗或易感冒,又可因皮毛失濡而见枯槁不泽,故通过观察皮肤、毛发的改变可以判断身体的状态进而预测疾病的发生,若及时补肺精、肺气则可防患于未然;又如脾在体合肉,全身的肌肉都有赖于脾胃运化的水谷精微及津液的生成和转输,若脾胃虚弱,津液亏损,肌肉得不到水谷精微及津液的营养和滋润,必致瘦削,软弱无力,甚至萎废不用,若在痿证初期及时给予健脾胃,滋津液的调治方法,则可阻止病情的恶化与传变。因此,根据精气的贯通维系作用所产生的局部与整体、本脏与他脏的联系,预测疾病的发生与传变,便可以及时调节整体以改善局部,调节本脏以防止传变他脏。

(三)指导疾病的诊断

由于精气的中介作用,人体内各种生命信息,皆可通过在体内升降出入运行的气来感应和传递,从而构建了人体内各脏腑之间的密切联系。如内在脏腑精气的功能正常与否,其信息可以气为载体,以经络为通道反应于体表相应部位,"心气通于舌","肝气通于目","脾气通于口","肺气通于鼻","肾气通于耳"。气为精华,色随气华,脏腑所藏精气的盛衰及其功能的强弱常变,皆可以通过气的介导而反应于面部、舌部等体表部位,这为疾病的诊断提供了重要的依据,如通过观察舌的改变可以了解心的状态,若心火亢盛可见舌尖红赤等;检查眼睛和视力的情况可以了解肝的状态,若目视昏花、视力减退则提示肝精亏虚等。

(四)指导治未病的调摄

精是构成和维持人体生命活动的基本物质,在生命活动中起着十分重要的作用。《类经》明确指出:"善养生者,必保其精,精盈则气盛,气盛则神全,神全则体健,体健则病少,神气坚强,老而益壮,皆本乎精也。"肾中之精为先天之本,水火之宅,是元气、阴精的生发之源。肾中精气的盛衰,决定人的生长发育以及衰老的过程。肾中精气充足,则精力充沛,身体强健,寿命延长;肾中精气衰少,则精神疲惫,体质虚弱而多病,寿命缩短。此外,肾阴肾阳源于肾中所藏之精,是一身阴液和阳气的根本,五脏六腑之阴阳均有赖于肾阴肾阳的滋助。如肺气之治节,心气之运行,脾气之转输,肝气之疏泄等,莫不由于肾阳的温煦和肾阴的濡养。因此,护肾保精是治未病以增强体质、保持健康的重要环节。所谓护肾保精,是指利用食疗益肾、药物补肾、运动保肾、按摩益肾,以及谨慎房事、节育保精等各种手段和方法来调养肾精。护肾保精以治未病,可使精气充足、体健神旺,从而达到延年益寿的目的。

第二节　阴阳五行学说

阴阳五行学说是一种古代哲学理论,属于中国古代唯物论和辩证法范畴,对中国古代的自然科学有着深远的影响,渗透到天文、地理、气象、历法等各个领域。中国古代医学家将阴阳五行运用于医学领域,借以说明人体的生理功能和病理变化,并用以指导临床的诊治及养生、康复、治未病,成为中医理论体系中的重要组成部分。

一、阴阳学说

阴阳学说属于中国古代哲学的范畴,是古人认识世界及其变化的宇宙观和方法论,阴阳学说渗透到中医学领域,应用其相互依存、制约、消长、转化等关系来阐述人体脏腑生理、病理及其与外在环境的相互关系,成为中医学理论的重要组成部分。中医治未病也以阴阳学说为哲学基础,来解释人类健康的本质,预测疾病的发生、发展,从而指导中医治未病的调摄。

(一)阴阳的基本概念

阴阳是古代哲学的一对范畴,最初的含义很朴素,是指日光的向背,即向阳的一面为阳,背阳的一面为阴。后来人们发现自然界许多事物和现象都存在着相互对立的两方面,如天与地、黑与白、寒与热、动与静等,于是就用阴和阳这两个有相对意义的概念来加以说明和解释。

随着知识的积累,古人发现自然界一切事物包括人,不外由阴阳二气构成,于是得出"一阴一阳之谓道"而上升为哲学概念。因此,从哲学的角度看,阴阳是对自然界相互关联的某些事物和现象对立双方的概括,阴和阳既可代表两个相互对立的事物,也可代表同一事物内部相互对立的两方面。

古人还发现凡是相互对立的两方面,都处于不断的运动变化之中,其运动的形式有对立、消长、依存、转化,并从理论的高度进行总结,这便形成了中国古代独特的哲学理论——阴阳学说。

（二）阴阳学说的基本内容

阴阳学说认为世界上一切事物的发生、发展和变化，都是阴阳两方面互相作用的结果。其基本内容有以下两大方面。

1. 阴阳的对立与依存

(1) **阴阳的对立** 阴阳所代表的事物和现象的双方或两方面是相互矛盾、相互斗争的，这种对立普遍存在于各种事物和现象中。如自然界的天与地，昼与夜，动与静；人体的物质与功能，兴奋与抑制等。在阴阳相互对立的基础上，事物发生一系列的运动变化，最终取得动态中的平衡，即"阴平阳秘"。

(2) **阴阳的依存** 依存即相互依赖。阴阳所代表的事物或现象的对立双方又是相互依赖的，每一方都以其相对的另一方为自己存在的前提。如自然界的上与下，寒与热，亮与暗等；人体的气与血，功能与物质等。它们相互联系，相互依存，互相渗透，互相孕育，阳中有阴，阴中有阳。正如《医贯·阴阳论》所说："阳根于阴，阴根于阳。无阳则阴无以生，无阴则阳无以化。"

由上可知，阴阳代表着相互关联事物或同一事物内部的两方面，这两方面既对立斗争又相互联系、相互依存，因而，阴和阳就可以在一定条件下，向着各自的对立面转化，如寒转为热。如果失却依存关系，虽然一方存在，也不会有发展变化。即"孤阴不生，独阳不长"。因此阴阳对立依存既是阴阳相互转化的内在根据，也是事物发展变化的条件。

2. 阴阳的消长与转化

(1) **阴阳的消长** 消即消减，长为增长，两者均指数量上的变化。阴阳的对立依存关系决定了阴阳双方处于不停的运动变化之中，阴阳之间不断地出现此消彼长，此长彼消。具体来说，或阴消阳长，阳消阴长，或阴长阳消，阳长阴消。一般情况下，阴阳消长在一定限度内保持着相对的平衡状态，维持着事物在正常范围内的发展变化。如四时气候，由冬至春再到夏，是由寒转热的过程，亦即自然界阴消阳长的过程；而由夏至秋再到冬，则是由热转寒的过程，亦即自然界阳消阴长的过程。

(2) **阴阳的转化** 转化，即转换变化，是质的变化。阴阳转化是在"阴阳消长"基础上，发展到一定阶段出现的"极点"，是有条件的，如寒极生热，热极生寒。在事物的运动变化过程中，阴阳消长是量变过程，阴阳转化则是质变过程。

二、五行学说

五行学说属于中国古代哲学的范畴，是以木、火、土、金、水5种物质的特性及其"相生""相克"规律来认识世界、解释世界和探求宇宙规律的一种世界观和方法论。五行学说渗透到中医学领域，主要是阐述人体脏腑生理、病理及其与外在环境的相互关系，成为中医学理论的重要组成部分。中医治未病也是以五行学说为哲学基础，运用五行生克乘侮关系来预测与了解身体状况及疾病的发生、发展和传变与预后，从而指导中医治未病的调摄。

（一）五行的基本概念

"五"是指木、火、土、金、水5种物质，"行"即运动变化。五行最初称为"五材"，即木火土金水是日常生活和生产活动中不可缺少的最基本物质。如木可盖房、作燃料；火可使食物变熟、取暖；土可种植万物；金可制作劳动工具；水是人体的基本元素。后来，进一步引申运用，认为世界上一切事物，都是由木火土金水这5种物质相结合及运动变化而产生的。最后又认识到五行之间的联系，主要是相生相克的运动变化，并从理论上进行总结，以此来说明和解释整个物质世界的存在和变化，这就形成了中国古代又一独特的哲学理论——五行学说。

（二）五行学说的基本内容

1. 用五行的特性对事物属性进行五行分类

（1）**五行的特性**　古人在长期的生产和生活实践中，在对木、火、土、金、水五类物质特性的朴素认识的基础上，逐步形成五行特性的基本概念。如木的特点是伸展、易动，凡具有生长、升发、条达、舒畅等性质和作用的事物，都归类于木；火的特性是炎热、上炎，凡具有温热、升腾性质的事物，都归属于火；土的特性是长养、变化，凡具有生化、承载、受纳性质和作用的事物，都归属于土；金的特性是清肃、收敛，凡具有清洁、肃降、收敛等性质和作用的事物，都归属于金；水的特性是寒润、下行，凡具有寒凉、滋润和向下运行等性质和作用的事物，都归属于水。从以上对五行特性的归纳中可以看出，五行的特性是基于五行而高于五行的。

（2）**事物的五行属性**　根据五行的抽象特性，对世界上其他事物进行五行分类，从而得知事物不同的五行属性。方法有两种：一是直接归类法：将一切事物的形象分别与五行的抽象特性相比较，与五行中哪一行的特性相类似的，就归类在哪一行，如五方与五行，南方属火，因南方气候炎热与火相似；北方属水，因北方寒冷与水相似，以此类推。二是间接推演法：根据已知的某些事物的五行属性，进一步推演至相关事物，以得知这些事物的五行属性，如肝属目，则与肝相关的事物如目、胆、筋等亦属木。如此便把自然界的一切事物，把人体的各个组织器官归结为木火土金水五行系统中。所以，五行学说不仅强调客观世界的物质性，而且还揭示了事物与事物之间的联系。

2. 五行的生克乘侮　五行学说并不是静止地、孤立地将事物归属于五行，而是以五行之间的相生、相克规律来说明事物之间的相互联系和相互协调，用相乘、相侮的规律来说明事物之间的协调关系被破坏之后的相互影响。

（1）**五行的相生**　相生是指事物之间具有相互资生、助长和促进之意。五行相生的次序是木生火、火生土、土生金、金生水、水生木，依次孳生，循环无端。在相生的关系中，任何一行都有"生我"和"我生"两方面的关系，生我者为母，我生者为子，故又称为母子关系。以火为例：生我者为木，故木为火之母，我生者为土，故土为火之子。

（2）**五行的相克**　相克是指事物之间具有相互制约、克制和抑制之意。五行之间相互制约的关系称为五行相克关系。五行相克的次序是：木克土，土克水，水克火，火克金，金克木。在相克关系中，五行中任何一行都有"克我"和"我克"两方面的关系。克我者为所不胜，我克者为所胜，以火为例：克我者为水，水为火之所不胜，我克者为金，金为火之所胜。

在相生相克的关系中，相生与相克是不可分割的两方面，是维持一切事物正常发展必不可少的两方面条件，生中有制，制中有生，即所谓生克制化。

(3) **五行的相乘** 乘，即乘虚侵入。即相克太过，超过了正常的制约程度，引起一系列异常的相克现象，从而使事物之间失去正常平衡的协调关系。如木克土是正常的现象，若木气偏亢或土气不足，木就会乘土。

(4) **五行的相侮** 侮，即恃强凌弱。属于反方向的克制，所以也叫"反克"或"反侮"。如金克木是正常的现象，若金气不足或木气偏亢，木就会反过来侮金。

相乘、相侮既有联系又有区别：相乘是按五行的相克次序发生了过强的克制而形成的五行间的生克制化异常；相侮是与五行相克次序发生相反方向的克制现象而形成的五行间的生克制化异常。在发生相乘的同时也发生相侮，在发生相侮的同时也发生相乘。如木气过强时，既可以乘土，又可以侮金；若木气过弱时，既可以受到土的反侮，又可以受到金的乘袭，因而相乘与相侮有着密切的联系。

（所不胜）金　←　　木　　→　土（所胜）
　　（相侮）　　　（太过）　　　（相乘）
（所不胜）金　→　　木　　←　土（所胜）
　　（相乘）　　　（不及）　　　（相侮）

除五行相克关系破坏可出现相乘与相侮以外，五行相生的关系出现异常，则可出现母病及子与子病及母的异常表现。

三、阴阳五行学说在治未病中的应用

（一）阴阳学说在治未病中的应用

1. 辨识人体健康的生理状态 阴阳学说认为人体是一个极为复杂的阴阳对立的统一体，人体从内到外充满着阴阳对立统一的现象。人体正常的生命活动就是阴阳两方面保持对立统一的协调关系的结果。人体复杂的生命活动，总体上看是在有物质的基础上产生的功能活动，即"体阴而用阳"。人体的阴阳即物质与功能之间相互依存，没有物质的运动就难以产生生理功能，没有生理功能活动就不可能产生新的物质，在相互依赖的过程中产生了彼此的消长转化，即物质与功能之间的相互转化，以维持人体生长、发育、成熟的正常生命过程。故人体生理功能的这种阴阳的相对平衡性是辨识人体健康的基础，也是治未病的指导思想。中医治未病便是以阴阳的协调平衡为基础的，也是中医养生治未病最终要达到的目标。

2. 预测人体疾病的发生　既然阴阳平衡协调是生理功能正常有序、人体健康无病的标志，那么各种疾病发生、发展与变化的根本原因便是由于各种内外因素导致体内各种阴阳关系失调。阴阳失调是中医学对疾病发生及发展机制的高度概括。主要表现为阴阳偏盛与阴阳偏衰。阴阳偏盛是指邪气盛，则"阴胜则阳病"，"阳胜则阴病"，中医学认为"邪气盛则实"。阳邪偏盛则表现实热证，如内热火旺则易便秘、头痛、牙龈肿痛，性急易怒等；阴邪偏盛则表现实寒证，如阴寒内盛则易腹痛怕冷拒按等。阳偏衰是指正气虚弱不足，中医学认为"精气夺则虚"，阴阳偏衰为病的性质多为虚证或虚中夹实。因阳虚不能制约阴则阴盛而出现寒象，称为虚寒证，如肾阳不足则易腰痛怕冷、阳痿；阴虚不能制约阳则阳盛而出现热象，称为虚热证，如肺阴不足则易干咳少痰或无痰，潮热盗汗等。故根据阴阳的失调，预测人体疾病的发生，做到防病于先、已病早治和病后调摄以防其复发。

3. 干预疾病的发生发展　中医学认为，疾病的临床表现错综复杂，但都可以用阴和阳加以概括。古人强调"善诊者，察色按脉，先别阴阳。"（《素问·阴阳应象大论》）从诊法来看，通过望、闻、问、切收集的千变万化的临床资料可用阴阳分属，对多数疾病来说，局部症状往往较全身症状更为突出，这些局部病症是全身脏腑、经络、气血津液等功能失调的一种反应，中医治未病对局部病变阴阳属性的辨别显得更为重要。因为局部的病变可以让我们见微知著，从而可以采取多种行之有效的措施进行干预防病，以防微杜渐。从辨证来看，中医把阴阳作为"八纲辨证"的总纲：凡里、虚、寒属阴，表、热、实属阳，可见在临床辨证中，分清了阴阳，便抓住了疾病的本质，从而起到执简驭繁，纲举目张的作用，也是对未病与疾病发生及转化进行干预必须掌握的要旨。

4. 指导治未病的调摄　中医治未病从阴阳对立统一、相互依存的观点出发，认为脏腑、经络、气血津液等，必须保持相对稳定和协调，才能维持"阴平阳秘"的正常生理状态，从而保证机体未病的生存。正如恩格斯所说："物体相对静止的可能性，暂时平衡的可能性，是物质分化的根本条件，因而也是生命的根本条件。"为了求得这种"暂时平衡状态"的"生命的根本条件"，保持人体阴阳的协调平衡就成为一条重要的摄生防治法则。无论精神、饮食、起居的调摄，还是自我保健或药物的使用，都离不开阴阳协调平衡，以平为期的宗旨。具体主要体现在以下两方面。

(1) **顺应自然界的阴阳变化**　世界上的一切事物都在不断地运动变化、新生和消亡。事物之所以能够运动发展变化，根源在于事物本身存在着相互对立统一的阴阳双方。《素问·阴阳应象大论》说："阴阳者，天地之道也，万物之纲纪，变化之父母，生杀之本始，神明之府也。"上文清楚地表明，无论是自然界，还是我们人类，都必须以阴阳为根本，必须顺应自然界阴阳消长的规律，因为自然界阴阳消长的运动，影响着人体阴阳之气的盛衰。所以，春夏季节阳热偏盛，人体既要注意防暑降温，又要注意保护阳气，以便为秋冬阴气偏盛时所用，秋冬季节则反之。正如《素问·四气调神大论》指出："……圣人春夏养阳，秋冬养阴，以从其根。"故善摄生者，应"提挈天地，把握阴阳"，能如此，才可"寿敝天地，无有终时"。

(2) **调整人体内的阴阳，不使其失去平衡之态**　疾病产生的根本机制是阴阳失调，因此防治的基本原则就是调整阴阳。即用各种方法恢复人体阴阳的平衡状态是临床防治疾病的基本指导思想。若是阴阳偏盛的实证，即阴气或阳气的亢盛有余，治宜遵循"损其有余"的原则，如阳热偏胜引起的发狂、便秘等，就应用寒凉药泄其阳热之邪，即所谓"热者寒之"；阴邪偏胜引起的冻疮、关节疼痛等，就应用温热药温阳散寒，即所谓"寒者热之"。

若是阴阳偏衰的虚证，则又当根据人体阴阳亏虚的不同而"补其不足"，如面色萎黄属阴血不足者当滋阴补血，目胞浮肿属阳虚水湿不化者当温阳化湿等。若是阴虚不能制阳而致阳亢的虚热引起的五心烦热等，则不能用寒凉药直折其热，须滋阴壮水，以抑制阳亢火盛；阳虚不能制阴的虚寒引起的腰膝酸冷等，也不能用辛温发散以散其阴寒，而应用扶阳益火之法，以消退阴盛。正如《素问·阴阳应象大论》所说"谨察阴阳所在而调之，以平为期。"因此，调整阴阳，补其不足，损其有余，使机体保持或恢复相对平衡，达到"阴平阳秘"，这既是防治疾病的基本原则，也是中医治未病的重要准则。

（二）五行学说在治未病中的应用

1. 辨识五脏生理功能状况及其相互关系　五行学说根据五脏的功能特点，将其分别归属于五行，即肝属于木，心属于火，脾属于土，肺属于金，肾属于水，并以五行的相生相克来说明脏腑组织之间生理上的互相联系和互相影响，如"金水相生""水火既济"等。同时以五行的关系及五脏的功能特点来说明人体健康的生理状态。如肝喜条达而恶抑郁，有疏泄的功能，属木，心之阳气有温煦的功能，属火，肝的疏泄功能正常，则气机调畅，气血和调，心情易于开朗，气和悦色，此为肝资生心（木生火）。五脏之间相互资生、相互制约的关系是辨识人体健康未病的基础。

2. 预测人体疾病的病理变化　从五行学说可知，五脏之间在生理上存在着相生相克的联系，故病理上便存在着相乘相侮的相互影响。如肝气条达，可以疏泄脾脏的壅郁，以利于脾主运化功能的发挥，是为正常的木克土，若肝失疏泄，肝郁日久，无以制约于脾，则脾运化不健，出现面色萎黄，面部色斑沉着，并见食纳不振、胸闷等症状，则为木乘土的病理状态，即所谓"肝木乘脾"。故有《金匮要略·脏腑经络先后病脉证》谓："问曰：上工治未病，何也？师曰：夫治未病者，见肝之病，知肝传脾，当先实脾。"根据五行生克乘侮理论，在一定情况下预测疾病的发生与病情的发展，可以做到既病防变。

3. 干预未病的发生及五脏疾病的传变　人体疾病多表现为人体皮肤、毛发、形体等外在的、局部的变化，这些外在的、局部的变化从中医学来认识，均与内在脏腑的功能活动失调，尤其是五脏的功能失调有关。临证时通过观察人体皮肤、形体及毛发等局部的症状，便可干预内脏可能发生的病变。这其中包括两个主要方面，一是从本脏所主（有关）的色、味、脉来预测本脏病的发生而后进行干预。如面见黑色多为肾虚，面见黄色多为脾虚，面见青色多为肝病等对该脏进行干预；二是根据五行子母相及与相乘相侮关系，从他脏所主的色和脉来分析五脏疾病的传变而进行干预，防止他脏的损及。如脾主运化，可制止肾水泛滥,以保证肾主水功能的正常进行,若脾病面色黄黑,色斑沉着,可知脾病及肾,即土不制水,故先当调脾。

4. 指导治未病的调摄　人体各种疾病均是脏腑功能失调的外在反映。脏腑之间的功能之所以失调,是由于相互资生、相互制约的关系遭到破坏,因此,调整脏腑之间的功能,恢复脏腑之间正常的生克制化关系,便可预防疾病,并可达到控制疾病传变的目的。如肾藏精以滋养肝之阴血,临床上见到肝阴不足为主的视物模糊,可通过补肾阴以使其目光明亮,这便是在"虚则补其母"原则指导下,根据肝肾之间母子相生的关系制定的防治大法——"滋水涵木"。再如因肝气郁结,肝失疏泄,以致食欲不振,面色萎黄,神疲乏力,胸闷喜叹息,可通过健脾益气,疏肝解郁的方法来治疗,以使患者振奋食欲,改善面色,调整精神状态,此即在"抑强扶弱"原则指导下,根据肝脾之间相克关系而制定的调摄大法——"抑木扶土"。其他如益火补土法、泻南补北法、培土生金法、金水相生法、佐金平木法等均是根据五行相生相克关系而确立的五脏虚实补泻常用调治法。此外,中医以情胜情法等也是以五行生克制化关系为理论依据的调摄法。

第三节　运气学说

运气学说,是中国古代研究天时气候变化规律,以及天时气候变化对自然界生物(包括人体)的影响的学说。运气学说以阴阳五行为理论框架,以天干地支为演绎工具,通过运气之间的胜复会合、亢害承制等关系,探讨天时气候变化与人体健康、疾病发生之间的对应关系。古代医家将其应用于中医学中,说明人体生理病理,指导疾病的诊疗,预测疾病的发生、发展等,成为中医学理论体系的组成部分。运气学说研究气候变化与人体生理病理,被应用于中医治未病中预测、干预疾病发生,指导疾病的及早治疗。

一、运气学说的基本概念和形成

运气学说是以古代"天人相应"的整体思想为指导,以阴阳五行学说为理论框架,以天干地支为推演工具,对天时气候及其变化对人体生理病理影响的规律性总结。

运气学说来源于中国古代劳动人民的生产生活实践。先秦时期已经有了较为丰富的天文学知识,中国古代劳动人民以"仰观天文,俯察地理"为基本方法,初步形成了以天干地支为框架的计时方法,后成为运气学说的演绎工具。

先秦时期的哲学思想也对运气学说的形成产生了不同程度的影响。其中,道家认为气是天地万物化生和变化的本源,运气学说认为"五运"和"六气"的变化规律是"气化"的结果,故《素问·天元纪大论》说:"在天为气,在地成形,形气相感而化生万物矣。"运气学说运用阴阳的消长变化来阐明气候平衡与不平衡的辩证关系,应用五行理论归纳不同事物的属性,阐明运气之间的太过、不及、盛衰、生克制化、乘侮等内容。此外,运气学说还受诸如易学、古代自然科学等多学科理论的影响,后通过中国古代医家,如唐代王冰、宋代刘温舒等的补充、完善,最终形成了对中医学有普遍指导意义的理论体系。

二、运气学说的基本内容

运气,即"五运"和"六气"的简称。五运,即木运、火运、土运、金运、水运,分别配属天干,用以推演每年及五个季节的气候变化规律。六气,即风、热、火、湿、燥、寒,分别配属地支,用以推演每年及六个时段的气候变化规律。将五运和六气结合起来,运用阴阳的对立互根、消长转化关系,五行的生克规律,可以综合分析和预测每年的气候变化规律,进一步分析和预测疾病的发生、发展变化及流行等规律,这为疾病的预测和未病的防治提供了重要的依据。

（一）天干和地支

天干和地支是运气学说的演绎工具,其内在体现了阴阳的盛衰变化。运气学说研究气运的变化规律和疾病的发生、发展规律都离不开天干地支的运用。

1. 天干　天干有十,依次为甲、乙、丙、丁、戊、己、庚、辛、壬、癸,是古人用以记录太阳日节律的序号。天干的次序先后体现了万物由发生到成长,壮盛,继而衰老,传代,循环往复的生命周期规律。

2. 地支　地支有十二,依次为子、丑、寅、卯、辰、巳、午、未、申、酉、戌、亥,也是古人用以纪时的序号。地支的排列次序也同样揭示着万物生、长、盛、衰的规律。

3. 干支的阴阳五行配属（表1）　干支分阴阳,天干属阳,地支属阴。干支中又可再分阴阳,天干中甲、丙、戊、庚、壬属阳,称为阳干;乙、丁、己、辛、癸属阴,称为阴干。地支中的子、寅、辰、午、申、戌属阳,称为阳支;丑、卯、巳、未、酉、亥属阴,称为阴支。天干配五行,即以甲乙配于木,丙丁配于火,戊己配于土,庚辛配于金,壬癸配于水。地支配五行,即以寅卯配于木,巳午配于火,申酉配于金,亥子配于水,辰戌丑未配于土。

表1　干支阴阳五行配属表

五行	木		火		土		金		水	
阴阳	阳	阴	阳	阴	阳	阴	阳	阴	阳	阴
天干	甲	乙	丙	丁	戊	己	庚	辛	壬	癸
地支	寅	卯	午	巳	辰戌	未丑	申	酉	子	亥

4. 干支与五运六气（表2、表3）　干支是运气学说的推演工具,运气学说将天干配属五行以纪五运,主要用以推演五行之气的运动变化规律,如《素问·天元纪大论》载:"甲己之岁,土运统之;乙庚之岁,金运统之;丙辛之岁,水运统之;丁壬之岁,木运统之;戊癸之岁,火运统之";又将地支配属三阴三阳以化六气,主要用以推演六气的变化规律,如《素问·五运行大论》载:"子午之上,少阴主之;丑未之上,太阴主之;寅申之上,少阳主之;卯酉之上,阳明主之;辰戌之上,太阳主之;巳亥之上,厥阴主之"。

表2　天干纪运表

五运		土运	金运	水运	木运	火运
天干	阳	甲	庚	丙	壬	戊
	阴	己	乙	辛	丁	癸

表3　地支纪气表

五行属性	风木	君火	相火	湿土	燥金	寒水
三阴三阳	厥阴	少阴	少阳	太阴	阳明	太阳
地支	巳亥	子午	寅申	丑未	卯酉	辰戌

（二）五运

五运指木运、火运、土运、金运、水运，表明五行之气在天地间的运行规律，概括了一年四季的气候变化特征。五运包括岁运、主运、客运。

1. 岁运　岁运又称中运、大运，以年干为单位统管全年的五运之气，能够反映全年的气候变化特征，揭示该年疾病的一般规律。凡是年干是甲己之年，岁运是土运；年干是庚乙之年，岁运是金运；年干是丙辛之年，岁运是水运；年干是壬丁之年，岁运是木运；年干是戊癸之年，岁运是火运，这就是岁运的天干配属规律。岁运每运主管一年，各年的岁运以五行相生顺序轮转，太过、不及之岁交相互替。按五行计算，五年一周期；按天干计算，十年为一周期。

(1) **岁运的太过和不及**　《素问·天元纪大论》说："五行之治，各有太过不及也。"岁运的太过和不及由当年岁运天干的阴阳属性决定。凡是逢阳干为岁运太过，逢阴干为岁运不及。即年干为甲、丙、戊、庚、壬的年岁，为岁运太过；年干为乙、丁、己、辛、癸，为岁运不及。岁运的太过或不及反映了当年五运之气的有余或不足，如《素问·六元正纪大论》说："运有余，其至先；运不及，其至后，此天之道，气之常也。"《素问·气交变大论》中对岁运的太过不及对气候变化的影响已有明确的阐述，如"岁木太过，风气流行"，"岁木不及，燥乃大行"等。

(2) **岁运的胜复规律**　岁运的胜复现象是自然界气候自我维稳的调控机制，如《素问·至真要大论》说："有胜有复，无胜则否。"每年的岁运均存在太过和不及，因此产生胜气和对应的复气，以达到岁运的相对平衡。胜气与复气，在五行属性上是相克的关系。一般而言，岁运太过之年，本气太过成为胜气，所不胜之气来复，故该年度气候应考虑本气偏盛，本气所胜之气不足及所不胜之气来复。岁运不及之年，本气不足，所不胜之气成为胜气，胜气所不胜之气来复，故该年度应考虑本气不足，胜气偏盛及复气的变化。

2. 主运　主运指分别主治一年五时的五运之气，反映了每年五时气候的常规变化。主运每运主一时，五运分主一年五时，按五行相生规律，年年固定不变。主运推算方法有五音建运、太少相生、五步推算等。

(1) **五音建运**（表4）　五音，即角、徵、宫、商、羽5种音调。为了方便主运的推算，把五音分别配属于五运天干中，并用五音代表五运。具体的即角为木音，徵为火音，宫为土音，商为金音，羽为水音。

表4　五音建运表

初运	二运	三运	四运	五运
木运	火运	土运	金运	水运
角	徵	宫	商	羽

(2) **太少相生**（表5）　太少相生，太即太过；少即不足。其规律如下：天干为甲乙丙壬癸按太角—少徵—太宫—少商—太羽的规律；天干为丁戊己庚辛按少角—太徵—少宫—太商—少羽的规律。

表5　五音建运太少相生表

甲	乙	丙	丁	戊	己	庚	辛	壬	癸
阳土	阴金	阳水	阴木	阳火	阴土	阳金	阴水	阳木	阴火
太宫	少商	太羽	少角	太徵	少宫	太商	少羽	太角	少徵

主运的简便推算方法：① 先确定该年岁运及其太过不及。② 用该年的岁运及其太过不及确定与该年五行属性相同的主运的太过不及。③ 用太少相生规律推出其他四运。

3. 客运　客运是指分别主治一年五时异常气候变化的五运之气。客运每运主一时，五运分主一年五时，按五行相生的顺序太少相生，因年份不同而有变更。客运的推算方法，先以年干定岁运，再以岁运的太过不及确定客运的初运和太少，最后以初运按五行太少相生的顺序，分作五步，行于主运之上，逐年变迁。

（三）六气

六气是指风、热、火、湿、燥、寒6种气候变化，分别主一年六个时段，包括主气、客气、主客加临。

1. 主气　主气指主时之气，能反映一年六个时段的正常气候变化规律，用来说明一年二十四节气的常规变化（表6）。主气恒定不变，总是初之气为风木，二之气为君火，三之气为相火，四之气为湿土，五之气为寒水。按照五行相生次序运行，年年如此，其中火分君臣，先君后臣。

主气之间和主运类似，也有相互承制的关系，亦是自然气候的一种自我调节维稳机制。当某一气出现偏胜的时候，便有另一相对的气来制约，如《素问·六微旨大论》说："相火之下，水气承之；水位之下，土气承之；土位之下，风气承之；风位之下，金气承之；金位之下，火气承之；君火之下，阴精承之。"

表6　主气六步二十四节气表

初之气	二之气	三之气	四之气	五之气	终之气
厥阴风木	少阴君火	少阳相火	太阴湿土	阳明燥金	太阳寒水
大寒、立春、雨水、惊蛰	春分、清明、谷雨、立夏	小满、芒种、夏至、小暑	大暑、立秋、处暑、白露	秋分、寒露、霜降、立冬	小雪、大雪、冬至、小寒

2. 客气　客气亦是主时之气,反映一年六个时段的异常气候变化规律,随年支的不同而变更。客气的六步运行遵循先三阴后三阳,一厥阴风木,二少阴君火,三太阴湿土,一阳少阳相火,二阳阳明燥金,三阳太阳寒水。

(1) **客气司天、在泉及左右间气的确定**　司天,即轮值而主治天气之意。司天象征在上,主上半年的气候变化,故《素问·六元正纪大论》说:"岁半之前,天气主之。"各年的司天之气按年支和地支纪气规律求得。司天之气位于六气的三之气的位置,然后可以按照客气三阴三阳的顺序推求出其他五气。

在泉之气在六气的终之气的位置,统管下半年的气候变化,故《素问·六元正纪大论》说:"岁半以后,地气主之。"在泉之气与司天之气是相对的,即一阴司天,必然一阳在泉。少阴君火与阳明燥金,太阴湿土与太阳寒水,少阳相火与厥阴风木,互为司天在泉。

间气有四,分别位于司天、在泉左右,有右间、左间的不同。司天的左间位于四之气上,右间位于二之气上。在泉的左间位于初之气上,右间位于五之气上。

(2) **客气的不迁正、不退位**　客气的不迁正、不退位是客气的异常变化。不迁正指值年的司天之气不能应时而至。上一年的四之气应上升为三之气,但由于前一年司天之气太过,值年司天之气不及,以致影响值年司天之气不能应时而至,因此发生异常气候变化。不退位指上一年的司天之气太过,留而不去,至下一年在气候变化及其他方面仍然有上一年岁气的特点。客气的不迁正、不退位常常导致异常的气候变化,从而对人体的生理病理产生影响,如《素问遗篇·刺法论》说:"升降不前,气交有变,即成暴郁。"

(3) **主客加临**　主客加临是将每年轮值的客气加临在固定的主气六步之上综合分析气候变化的一种方法。其推演方法是,主气六步运行次序固定不变,推演时,先将该年的司天之气加临于主气的三之气上,在泉之气加临于主气的终之气上,其余四气用推导方法的加临。

主客加临有3种情况。其一是主客之气是否相得,若主客之气为相生关系,或者主客同气,便为相得,相克则为不相得。《素问·五运行大论》所说的"气相得则和,不相得则病",言简意赅地说明了主客相不相得对人体是否患病的影响。其二是主客之气的顺逆。不相得之中,客克主为顺,主克客为逆,故《素问·至真要大论》说:"主胜逆,客胜从。"此外于君火相火而言,相得之中,君火为客气则顺,相火为客气则逆,即所谓的"君位臣则顺,臣位君则逆"。

（四）运气相合

运气相合，就是将该年的五运与六气综合在一起以分析当年的气候变化。气候变化的因素并不是单一的，因而不能仅从五运或六气单方面分析气候变化，因此要运气相合，才能全面分析当年的气候变化。综合分析时大体有同化、异化、平气3种情况。

1. 运气同化　运气同化包括天符、岁会、同天符、同岁会、太乙天符等几种。天符指该年岁运的五行属性与司天之气的五行属性相同，叫天符年。六十年中有十二年是天符年。岁会指该年岁运的五行属性与年支的五行方位属性相同，叫做岁会年。六十年中有八年是岁会年，其中单纯的岁会只有四年。同天符指凡逢阳干之年，太过的岁运的五行属性与客气在泉之气的五行属性相同的年份，叫做同天符。六十年中同天符年有六年。同岁会指凡逢阴干之年，不及的岁运的五行属性与客气在泉之气的五行属性相同的年份，叫做同岁会年。六十年中同岁会年有六年。太乙天符又称太一天符，指既是天符年，又是岁会的年份（司天、岁会、岁支的五行属性同类会合）。六十年中太乙天符有四年。

《素问·六微旨大论》载："岐伯曰：天符为执法，岁位为行令，太一天符为贵人。帝曰：邪之中也奈何？岐伯曰：中执法者，其病速而危；中行令者，其病徐而持；中贵人者，其病暴而死。"运气的同化揭示了运与气相会的年份，气象变化单一，可能会造成一气偏胜独治的异常气候现象，从而影响人体是否患病及患病的轻重。

2. 运气异化　运气异化包括运盛气衰、气盛运衰。运与气的五行生克中，运生气或运克气，均为运盛气衰。运生气为小逆，运克气为不和。运与气的五行生克中，气生运或气克运，均为气盛运衰。岁运不及之年，气克运为天刑；岁运太过之年，气生运为顺化。推求运气异化可以推求各年气候变化的主次，还可以进一步推求各年复杂的气候变化。一般而言，顺化之年气候变化较平和，小逆及不和之年气候变化较大，天刑之年气候变化较剧烈。

3. 平气之年　平气之年指该年气运既非太过又非不及，主要有3种情况。其一是，凡岁运太过之年，当年的司天之气的五行属性与岁运的五行属性相克，则该年虽岁运太过，但受司天之气的制约，构成平气之年。其二是岁运不及而得司天之助，即该年的司天之气与不及的岁运是五行相生关系，也构成平气之年。干德符指在岁运不及之年，若年干的"阴干"与大寒日初气所始之日、时的"阳干"相合时，则称为"干德符"。干德符之年亦为平气之年，这是日与时的阳干补助了年干不及的缘故。

三、运气学说在治未病中的应用

（一）辨识人体的自然生理规律

自然界的四季变化遵循着春温、夏热、秋凉、冬寒的规律，这对人体的脏腑、经络、气血、阴阳平衡均有重要的影响。运气学说认为，正常的气候是人类正常生理的基础，人体与自然界是与天地相应的整体。如《素问·天元纪大论》说："天有五行，御五位……人有五脏，化五气……论言五运相袭而皆治之，终期之日，周而复始。"这表明人体的生理与自然界的五行运动是相互联系，不可分割的，并且相互转化，循环不已。一方面，自然界的正常气候对人体的正常生理节律的形成有重要作用。人类长期受自然气候的影响，形成了春夏阳气生发而生长，秋冬阳气收敛而潜藏的四季生理变化。另一方面，人类只有顺应自然的气候变化，才能保持正常的生理健康。

例如，自然界春季在五行属木，"其性为暄"，天气相对和暖，"其令宣发"，万物因阳气的宣通而生发；由运气学说人与自然的整体观可知，春季在人体脏腑应肝，可以辨识出此时人体生理状态应是在肝的正常疏泄作用下而气血通畅，阳气生长。此时应当顺应自然的生发之气，保证肝的疏泄功能正常，这样才能避免发生肝失疏泄如胁痛、头痛等疾病。辨识出人体应有的生理状态，就提示我们顺应自然的规律，以保持人体的正常生理状态，防止疾病发生。如《素问·四气调神大论》说："阴阳四时者……逆之则灾害生，从之则苛疾不起。"

（二）预测疾病的发生

如果自然界的气候变化出现异常，或超出正常的限度，人体无法与之相适应就会产生疾病。如《金匮要略·脏腑经络先后病脉证》说："夫人禀五常，因风气而生长，风气虽能生万物，亦能害万物，如水能浮舟，亦能覆舟。"

运气学说对自然气候规律的研究，揭示了疾病的发生与气候异常之间的关系，岁运的太过和不及都会使人体有易患某种疾病的倾向。岁运太过之年，则在五行上被克制的脏腑容易患病。如岁木太过之年，风气过盛，木克土，脾属土，则该年易患肝脏和脾胃相关的疾病，容易出现肠鸣腹泻、饮食减少、身体困重等脾虚湿盛的病证。严重的还会出现情绪上易怒、头晕头痛等肝火肝阳亢盛的疾病。如《素问·气交变大论》说："岁木太过，风气流行，脾土受邪。民病飧泄，食减，体重，烦冤，肠鸣，腹支满，上应岁星。甚则忽忽善怒，眩冒巅疾。"同样的，岁火太过，则容易出现口干耳聋、少气咳嗽、甚至咳血等肺阴损伤的疾病，严重的可能出现胸闷、胸痛等心火亢盛的疾病。岁运不及之年，则在五行上克制岁运的气盛行，本脏受害。如岁土不及之年，木克土，则风木之气盛行，容易出肝气乘脾的腹痛泄泻以及肝气不疏的胁肋疼痛等。如《素问·气交变大论》说："岁土不及，风乃大行……民病飧泄，霍乱，体重，腹痛，筋骨繇复，肌肉瞤酸，善怒。"

六气之中，以司天在泉两者对人体的影响较大。司天之气主上半年的气候，在泉之气主下半年的气候。如太阳寒水司天之年，则必定太阴湿土在泉。这样的年份则上半年寒气偏胜，下半年湿气较重，则全年要考虑寒湿为病的可能，容易感受寒湿而出现肌肉萎软、泄泻等脾肾相关的疾病。正如《素问·六元正纪大论》说："凡此太阳司天之政……寒凝太虚，阳气不令……寒政大举，泽无阳焰……民病寒湿，发肌肉萎，足痿不收，濡泻血热。"

因此，根据五运六气的推算，可以了解当年的气候特点，预测当年气候特点下易罹患的疾病，也提示人们进行及早的预防和干预。

（三）干预疾病的发生发展

运气学说对气候和疾病的预测为疾病的预防和干预提供依据。如岁火太过的年份，炎热暑气流行，气候较炎热，容易损伤人体阴液，尤其易损伤肺阴，如《素问·气交变大论》说："岁火太过，炎暑流行，肺金受邪。"在这样的年份，气候较为炎热，阴液容易损伤，因此有气阴不足、阴虚火旺的少气咳嗽的患者应当要注意保护阴液，少食用辛热燥烈或煎炸的食物，避免阴液的损耗，减少阴虚燥咳的发生。同时可以适当补养气阴，服用益气养阴的药物或食物，能在一定程度缓解阴虚燥咳的发展加重。又如太阳寒水司天之年，全年寒湿偏胜，可预测易有寒湿之濡泻，故在这样的年岁应注意调理中焦，温养脾肾，以防止寒湿泄泻的发生。

（四）指导治未病的调摄

1. 顺应自然四时气候的变化　《素问·上古天真论》说："虚邪贼风，避之有时。"虚邪贼风即指四时的不正之气。要做到顺应四时气候的变化，即要把握四时气候的特点，在生理上与之相顺应。如《素问·四气调神大论》说："春三月，此谓发陈……夜卧早起，广步于庭。被发缓形，以使志生……此春气之应，养生之道也"。这说明，在不同的季节应当采取与之相适应的生活作息方式，使人体符合自然界生、长、化、收、藏的规律，这是保持健康、预防疾病的重要途径。

当处于人体病后恢复期时，亦要顺应四时气候进行调理。如患寒性疾病的恢复期，人体的阳气必然有所损伤，如此在岁水太过或太阳寒水司天、在泉的年份，以及冬季寒气较重的时候都应当更加注意保暖，避免损伤阳气，促进疾病的愈合和身体功能的恢复。在治未病中，把握气候的变化规律，避免四时不正之气的侵袭，指导四时调摄，可以做到未病先防，病后防复。

2. 注意疾病的传变和禁忌　已病早治，既病防变是中医治未病中的重要环节。各脏腑因与自然之气相应的不同，相关疾病在相应的季节里会表现出不同程度的传变与预后。如《素问·脏气法时论》说："病在肝，愈于夏；夏不愈，甚于秋；秋不死，持于冬；起于春，禁当风。"即肝脏疾病在夏季趋于愈合，否则到了秋季，燥金之气克木，则会加重病情，如此就会迁延至冬季。到了春季时，受生发之气的补充，逐渐好转，并且应避免当风冒邪。因此，当罹患肝脏疾病时，应当及早治疗，避免疾病迁延加重。同样的，冬季心病易加重，不要温衣热食，以免增长火气；春季脾病易加重，应注意避免饮食过饱以及居地潮湿；夏季肺病易加重，应避免饮食寒冷、穿衣过少；长夏肾病易加重，应少食煎煿和过热饮食及少穿烘热的衣服。这就提示了疾病在四时的发展变化，包括疾病的好转、痊愈、加重、稳定、禁忌，在治未病中，应当认识到不同疾病在不同季节的发病传变规律，及早调摄，注意禁忌，使疾病在易于痊愈的时令及早调摄向愈，避免疾病的迁延加重。

第四节　脏　腑　学　说

脏腑学说是通过对人体生理、病理现象的观察，研究人体脏腑系统的生理功能、病理变化及其相互关系的学说，是中医基础理论的重要组成部分。脏腑学说是中医脏腑理论的总结,对临床疾病的辨证论治、未病的防治都有重要的指导作用。

一、藏象及脏腑学说的基本概念

"藏象"一词,首见于《素问·六节藏象论》。藏,指藏于体内的脏腑组织器官;象,是指机体的内部脏腑组织器官表现于外的各种征象。因此合而言之,藏象,即指藏于体内的脏腑组织器官及其表现于外的生理病理现象。故《类经·藏象类》说:"象,形象也。脏居于内,形见于外,故曰藏象。"

脏腑学说即是通过对人体生理、病理现象的观察,研究人体脏腑系统生理功能、病理变化及其相互关系的学说。脏腑学说认为,人体脏腑藏于体内,难以直接观察,但内在脏腑与体表的组织器官等相互联系,因此内在器官的变化可以通过与之相对应的体表器官反应于外。正如朱丹溪所说:"欲知其内者,当以观乎外,诊于外者,斯知其内,盖有诸内者,必形诸外。"通过观察分析外在之象,以判断内在脏腑的生理病理状态,这是中医藏象学说认识人体脏腑功能的独特之处及核心内容之一。

二、脏腑学说的主要特点

(一)独特的脏腑内涵

中医的藏象学说是通过"有诸内,必形诸外"的观察方法构建起来的。藏象,包括了藏于体内的脏器及其表现于外的生理、病理现象。通过脏腑功能、经络气血等特点,藏象理论将脏腑、形体官窍、精神情志相互联系起来,从而形成了贯穿形态、功能、生理、病理等各方面的系统的整体。脏腑阴阳表里以及与形体官窍、精神情志相联系的整体观,对未病的预测和治疗有很好的指导作用。

1. 脏腑分属阴阳,表里络属 按脏腑的功能及特点,脏为阴属里,腑为阳属表,脏与腑之间表里络属,如心与小肠、肺与大肠、肝与胆、肾与膀胱互为表里。脏腑之间一阴一阳互为表里,相互络属,构成了人体脏腑系统的基础,沟通了各脏腑之间的关系,加强了生理功能上的紧密联系。

2. 五脏与形体官窍相互联系 藏象学说中的形体,一般指人的整个躯体,有时特指皮、肉、筋、脉、骨等"五体";官窍,即五官九窍,五官即口、目、鼻、舌、耳,九窍即口、双眼、双耳孔、双鼻孔以及前后二阴。藏象学说以表里相关、经络理论、脏腑官窍生理功能为基础,将五脏与形体官窍相联系。一脏虽与多体多窍相关联,但又与特定的官窍直接相通,从而形成了特定的五脏系统,如心系统、肺系统、脾系统、肝系统、肾系统等。如此,将内在脏腑与外在官窍紧密联系在一起,丰富了五脏的功能体系。

3. 五脏与精神情志密切相关 五脏与精神情志的相关,即"形神合一"思想的体现。藏象学说中,人的各种精神、情志、思维活动分别归属于五脏,如《素问·宣明五气》说:"心藏神、肺藏魄、肝藏魂、脾藏意、肝藏志";又《素问·天元纪大论》说:"人有五脏化五气,以生喜、怒、思、忧、恐。"藏象学说认为脏腑的正常生理功能是精神情志活动正常的基础,精神情志活动又会反作用于脏腑功能,这是藏象学说形神一体的整体观的重要环节。

(二)以五脏为中心的整体观

整体观念是中医学的基本特点之一。以五脏为中心的整体观认为,人体以五脏为核心,联络着六腑、奇恒之腑以及形体官窍,并是于外通过"天人相应"与自然界构成系统联系的有机整体。

在五脏系统中,心、肝、脾、肺、肾各脏虽功能各异,但又是以心为主宰的整体。一方面,各脏腑功能之间相互影响,既有生理功能的协同,病理状态下,一脏患病又会影响其他四脏的功能。另一方面,诸脏虽有各自相应的情志功能,其变化又都会影响心主神的功能,故张介宾说:"情志之伤,虽五脏各有所属,然求其所由,无不从心而发。"

五脏为中心的整体观还体现在五脏与自然界的相统一。根据阴阳五行学说,五脏分别与自然界的阴阳五行五时相通应。如肝属木,为阴中之阳,以应春气;心属火,为阳中之阳,以应夏气;脾属土,为至阴之脏,以应长夏;肺属金,为阳中之阴,以应秋气;肾属水,为阴中之阴,以应冬气等。通过五脏与时令季节的通应,沟通了人体内环境与自然界外环境之间的关系,形成了特色鲜明的"天人相应"的五脏系统。五脏为中心的整体观对治未病把握人体局部征象与整体特征有重要启示。

(三)脏腑的特点和差异

脏腑虽常常并称,但脏与腑之间各有其生理功能特点。脏,指藏于体内的脏器组织;腑,有府库之意,多为中空器官,与水谷的贮藏、传化有关。其功能特点分而言之,五脏化生和贮藏精气,满而不实,藏而不泻,且藏神,与情志活动有关;六腑主受盛和传化水谷,实而不满,泻而不藏,以通为顺。奇恒之腑的功能与五脏类似,多为贮藏精气。

五脏与六腑生理功能上的差异,是建立在其不同的结构形态基础上的。五脏多为实质性器官,故主贮藏精气;六腑则多为中空器官,故主传化水谷。奇恒之腑较为特殊,其形态结构上多为中空而类似六腑,而功能上多为贮藏精气,故称"奇恒"。

五脏与六腑在形态和功能上的特点和差异,决定了其在人体扮演了不同的角色,且又相辅相成。

三、脏腑学说的基本内容

(一)五脏

五脏,是心、肺、脾、肝、肾的合称。五脏的生理功能是化生和贮藏精气。

1. 心

(1)生理功能

1)主血脉　心主血脉包括心主血和心主脉两方面,是指心气推动和调节心脏的搏动和脉管的舒缩，主宰着血液在脉管中正常运行，使其流注全身以发挥滋润和濡养作用，以及心有参与血液生成的功能。

2）心藏神　心藏神，指心有统帅全身脏腑、经络、五体、官窍的生理活动和主司意识、思维、情感等精神活动的作用。心所藏之神，既是主宰人体生命活动的广义之神，又包括意识、思维、情感等狭义之神。

(2) **生理联系和特性**　心开窍于舌，在体合脉，其华在面，在志为喜，藏神，在液为汗。心主神，为阳脏而主阳气，与小肠相表里。在五行属火，与夏气相通应。

2. 肺

(1) **生理功能**

1）主气，司呼吸　肺主气，包括主呼吸之气和主一身之气两方面。肺主呼吸之气，是指肺主管呼吸，是体内外气体交换的场所。肺主一身之气，是指肺有主司一身之气（特别是宗气）的生成和运行的作用。

2）主宣发肃降　肺主宣发肃降，指肺具有向外、向上升宣布散和向下通降，使呼吸道保持洁净的生理功能。肺的宣发作用，主要体现在调节腠理开合、宣散水谷精微和津液、排出浊气、完成气体交换等方面；肺的肃降作用，主要体现在吸入清气、向下布散水谷精微和津液、肃清呼吸道等方面。

3）通调水道　肺主通调水道，是指肺气的宣发肃降作用疏通和调节全身水液的输布和排泄的生理功能。

4）朝百脉，主治节　肺朝百脉，是指全身的气血都通过百脉流经于肺，经肺的呼吸，进行体内外清浊之气的交换，然后再通过肺气宣降作用，将富有清气的血液通过百脉输送到全身，并助心行血。

(2) **生理联系和特性**　肺开窍于鼻，在体合皮，其华在毛，在志为忧，藏魄，在液为涕。肺为娇脏，以降为顺，喜润恶燥，与大肠相表里。在五行属金，与秋气相通应。

3. 脾

(1) **生理功能**

1）主运化　脾主运化，是指脾具有把饮食水谷转化为水谷精微和津液，并把水谷精微和津液吸收、转输到全身各脏腑的生理功能。脾主运化包括运化食物和运化水液两方面。脾运化食物，是指脾促进食物的消化和吸收，并转输其精微（即谷精）的功能。脾运化水液，是指脾气吸收、转输和布散水液，以调节水液代谢的功能。

2）主升清　脾主升清，是指脾气具有把精微物质上输于心肺而化生气血和维持人体脏器位置恒定的生理功能。

3）主统血　脾主统血，是指脾气具有固摄血液，使其在脉中正常运行而不逸出脉外的功能。气的摄血作用，即依靠脾气的固摄作用。

(2) **生理联系和特性**　脾开窍于口，在体合肉，主四肢，其华在唇，在志为思，藏意，在液为涎。脾宜升则健，喜燥恶湿，与胃相表里。在五行属土，与长夏之气相通应。

4. 肝

(1) 生理功能

1）主疏泄　肝主疏泄，是指肝气具有疏通、宣泄、畅达全身气机，进而条畅情志、维持精血津液的代谢、促进调节脾胃消化、胆汁的分泌排泄及生殖功能等功能。

2）主藏血　肝主藏血，是指肝脏具有贮藏血液、调节血量和防止出血的功能。

(2) 生理联系和特性　肝开窍于目，在体合筋，其华在爪，在志为怒，藏魂，在液为泪。肝为刚脏，主生发，体阴而用阳，喜条达而恶抑郁，与胆相表里。在五行属木，与春气相通应。

5. 肾

(1) 生理功能

1）主藏精、主生长发育与生殖　肾主藏精，是指肾具有贮藏精气的生理功能。人体生命过程中的每一阶段机体的生长发育或衰退情况，都取决于肾精及肾气的盛衰；肾中精气是构成胚胎发育的原始物质，又是促进生殖功能成熟的物质基础。

2）主水　肾主水，是指肾气对调节体内津液的输布和排泄，维持津液代谢平衡的功能。

3）主纳气　肾主纳气，是指肾气有摄纳肺所吸入的自然界清气，保持吸气的深度，防止呼吸表浅的作用。

(2) 生理联系和特性　肾开窍于耳及二阴，在体为骨，其华在发，在志为恐，藏志，在液为唾。肾为封藏之本，水火之宅，恶燥，与膀胱相表里。在五行属水，与冬气相通应。

（二）六腑

六腑，即胆、胃、大肠、小肠、膀胱、三焦的总称。六腑的共同生理功能是腐熟水谷，传化糟粕。

1. 胆的生理功能和特性

(1) 贮存和排泄胆汁

(2) 胆主决断　胆主决断，是指胆在精神意志思维活动中，具有判断事物、做出决定的作用。

2. 胃的生理功能和特性

(1) 受纳腐熟水谷　胃受纳水谷的功能，即胃气具有接受和容纳饮食物的作用。胃腐熟水谷的功能，即胃气将饮食物初步消化，并形成食糜的作用。胃气的受纳、腐熟水谷功能，必须与脾气的运化功能相互配合，纳运协调才能将水谷化为精微，进而化生精气血津液，供养全身。

(2) 胃主通降　胃主通降的功能，是指胃有通利下降的生理功能及特性。胃的通降作用主要体现于饮食的消化和糟粕的排泄过程中。

3. 小肠的生理功能和特性

(1) 主受盛和化物　小肠受盛和化物的功能，是指小肠具有受盛食物和消化、将饮食物化为精微和糟粕的作用。

(2) **泌别清浊**　小肠的泌别清浊功能的正常,保证了饮食物得以充分的消化吸收,精微和糟粕各走其道。

(3) **小肠主液**　小肠在吸收水谷精微的同时,还吸收了大量的水液,参与了人体的水液代谢,所以有"小肠主液"的说法。

4. 大肠的生理功能和特性

(1) **传化糟粕**　饮食物在小肠泌清别浊后,清者经脾转输到心肺,布散周身;其浊者下传到大肠,大肠将糟粕燥化,变成粪便排出体外。大肠的传导功能是胃降浊功能的延伸,同时与肺的肃降功能和肾的气化密切相关。

(2) **大肠主津**　大肠在传导糟粕的同时,还能吸收其部分水分,因此称为"大肠主津"。

5. 膀胱的生理功能和特性

贮尿和排尿　人体的津液通过肺、脾、肾等脏作用,其代谢后的浊液下归于肾,经肾气的蒸化作用,升清降浊,清者重新参与代谢,浊者下输膀胱变成尿液,由膀胱贮存。

尿液的按时排泄,主要由肾气与膀胱之气的推动和固摄作用来调节。两者相互协调,则膀胱开合有度,尿液可及时排除。

6. 三焦的生理功能和特性

(1) **通行元气,总司气机和气化**　元气通过三焦的通道以布散全身,故《难经·六十六难》载:"三焦者,原气之别使也,主通行三气,经历于五脏六腑。"

(2) **为水液运行的道路**　人体津液代谢,是由肺、脾、肾、膀胱等脏腑的协同作用来完成的,津液升降出入的布散必须以三焦为通道,才能正常运行。

(三)奇恒之腑

奇恒之腑,包括脑、髓、骨、脉、胆、女子胞等六个脏器组织,其形态中空与腑相似,功能贮藏精气与脏相同,除胆为六腑之外,皆无表里配合,也没有五行配属。

(四)脏腑之间的关系

1. 脏与脏之间的关系　古人在理论上多通过五行生克乘侮,并从各脏的生理功能上来阐述脏与脏的相互关系。

(1) **心与肺**　心肺同居上焦,心主血,肺主气;心主行血,肺主呼吸。气血相互依存、相互为用,因此心肺的关系主要反映在气与血、血液运行与呼吸运动的关系,主要有肺气可助心行血,心血又可助布散肺气。

(2) **心与脾**　心主血,脾统血,脾为气血生化之源,心与脾关系密切。脾运化强健,气血生化有源,心血才能充足;脾的运化功能又依赖心阳的温运和心神的调节。另外,血液的运行除了依赖心气的推动,还离不开脾气的统摄。

(3) **心与肝**　心主血,肝藏血;心主神志,肝主疏泄,故心与肝的关系主要是在血液运行和精神、情志调节方面。心气推动血液运行,肝藏血并调节全身血量以助心行血,肝的条畅气机,也有利于血液的运行。心藏神,为五脏六腑之大主,肝主疏泄以条畅情志。

(4) **心与肾** 心阳为君火,肾阳为相火;心主血而藏神,肾藏精。故心与肾的关系,主要表现在心肾相交、精血相生、精神互用几方面。

(5) **肺与脾** 肺司呼吸,主一身之气,脾主运化,为气血生化之源;肺主通调水道,脾主运化水液。故气的生成和水液代谢输布依靠肺脾的配合。

(6) **肺与肝** 肝主升发,肺主肃降,二者相互协调,调节全身气机,并推动全身气血运行。

(7) **肺与肾** 肺为水之上源,肾为主水之脏;肺主呼吸,肾主纳气,二者协调调节水液代谢与呼吸运动。

(8) **肝与脾** 肝藏血,主疏泄,脾统血,为气血生化之源,肝主疏泄与脾主运化相互影响,藏血与生血之间相互协调,使血生有源,血行脉中。

(9) **肝与肾** 肝主藏血,肾藏精,精血同源互生。肝主疏泄与肾主闭藏相互制约,藏泄互用。

(10) **脾与肾** 肾为先天之本,脾为后天之本,先天与后天相互促进,相互补充。肾主水,脾主运化水液,二者相互协调,共同促进水液的代谢。肾藏元阴元阳,脾的阳气需要肾阳的补助与支持。

2. 六腑之间的关系 六腑,以"传化物"为生理特点,以通为用,以通为补。六腑之间主要体现于饮食物的消化、吸收和排泄过程中的相互联系与密切配合。

3. 脏与腑之间的关系 脏与腑之间是阴阳表里关系,脏为阴,腑为阳,阴阳互为表里,相互络属。如心与小肠,肺与大肠,脾与胃,肝与胆,肾与膀胱,心包络与三焦互为表里络属,其功能上相互促进协调,病理上相互影响,脏病可移腑,腑病可传脏。

四、脏腑学说在治未病中的应用

(一)辨识人体的生理功能

人体由各种脏腑、组织器官等组成,藏象学说即是说明脏腑功能、组织器官相互关系的学说。人体的生理功能的发挥,离不开脏腑和组织器官,治未病也建立在藏象学说的基础上。通过藏象学说可以辨识人体的生理功能及各功能之间的相互关系,了解脏腑的功能状况。

五脏系统中,心有主血脉的生理功能,若血脉通畅,气血充足,面色红润,则心主血脉功能正常;若出现血脉运行不畅,则舌尖(心开窍于舌)可出现瘀斑瘀点,或有胸部刺痛等血瘀症状;若心血不足,则会有心悸、失眠等心血亏虚的表现。如此就辨识出心主血脉的生理功能是否发生了异常。再如思维情绪是心藏神生理功能的体现,也受肝主疏泄功能的影响,其功能正常表明心主神的功能协调,还可推断肝主疏泄功能的基本正常。反之,若患者呈现出精神抑郁,善太息,或脾气暴躁,易怒,或伴有胁肋疼痛等,则可辨识出心主神功能失调、肝主疏泄的生理功能失常。六腑系统中,胃有受纳腐熟水谷的生理功能,其功能正常,则胃口良好,无特殊不适;若出现食少、腹胀、脘痞或者胃中冷痛等,则有胃气虚弱或胃阳损伤,据此可以辨识出胃的生理功能发生异常。

脏腑精气充足,脏腑功能健全,才能维持人体正常的生理功能,其中五脏系统为藏象学说的核心,如《灵枢·本神》说:"五脏主藏精也,不可伤,伤则失守而阴虚,阴虚则无气,无气则死矣。"因而在治未病中,必须辨识出五脏系统生理功能是否协调,这样才能更好地帮助维持脏腑生理活动的正常有序,做到对生理功能失调早发现,早干预。

(二)预测疾病的发生发展

中医学通过"司外揣内"的方法来认识、研究脏腑活动。通过外在的现象可以推测内在机体的变化,中医治未病善于通过局部的征象来预测疾病的发生、变化等情况。如《素问·刺热》说:"肝热病者,左颊先赤;心热病者,颜先赤;脾热病者,鼻先赤;肺热病者,右颊先赤;肾热病者,颐先赤。病虽未发,见赤色者刺之,名曰治未病。"这表明五脏在将要发生疾病之前都有相应的外候。此外,中医舌诊也是这一方法的体现。根据中医理论,五脏分属于舌面的不同部位,如舌尖候心、舌根候肾、舌中候脾等。通过舌象的异常变化可以预测脏腑的相关异常,如舌尖红赤点刺,即有心火旺盛,易出现心烦、小便黄等症状,甚至发展成失眠、口舌生疮等病证。运用于治未病中,观察其外候,可知五脏之善恶,预测脏腑疾病的发生和发展,据此见微知著,防患于未然。

(三)指导未病的调摄

1. 调整脏腑阴阳偏颇　藏象学说是以阴阳学说为基础的系统学说,脏腑病变虽千变万化,但归根结底无非是脏腑阴阳失衡的结果。把握脏腑的阴阳偏胜偏衰、气血之变化,对治未病掌握疾病本质有重要意义。若脏腑阴阳偏胜,则"损其有余",运用清泻或温散等方法,治疗阴阳偏胜引起的实热或实寒证候;若脏腑阴阳偏衰,则"补其不足",运用清补或温补等方法,治疗阴阳偏衰引起的虚热或虚寒以及气血不足等证候。如肝阳上亢,会出现头痛、头晕等,可运用平肝潜阳的方法调整肝脏阴阳;肾阳不足,则有畏寒怕冷等,可运用温补肾阳的方法来调整肾脏阴阳。调整好脏腑的阴阳偏颇,使脏腑恢复到"阴平阳秘"的生理平衡状态,是治未病的最终要求。

2. 依据脏腑特点,促进功能恢复　五行学说将脏腑归属于不同的五行属性,脏腑功能则具有相应五行属性的特点。依据脏腑特点的不同,针对脏腑的喜恶采取相应的调摄,可以顺应脏腑特点,促进脏腑功能的恢复。如肝在五行属木,主生发,喜条达,恶抑郁。因此在调理肝脏气血失调方面的问题时,除了柔养肝血之外,还要关注肝脏的特性,适当佐以疏肝之品,使气血同治,养肝血而不滞,柔肝而不抑肝。在疾病的恢复期,尤其需要顺应脏腑的生理特性进行调养,不仅可以加速疾病的痊愈,还可以促进脏腑功能恢复,防止复发。

3. 把握脏腑联系,整体干预　人体是一个整体,脏腑也是以五脏为中心相互联系的整体,脏腑之间在生理上相互协调,相互促进,在病理上相互影响。一脏患病,常常会影响到其他脏腑的功能。因此在防治脏腑病变时,要考虑到脏腑之间的相互影响,防止传变。如

《金匮要略·脏腑经络先后病脉证》说："夫治未病者,见肝之病,知肝传脾,当先实脾。"

除了整体调整脏腑,防止疾病的传变外,病后的调养也需注意脏腑功能的联系。如肺系疾病病后恢复期,当注意调理脾胃,脾是后天之本,气血生化之源,调理脾胃可以促进诸脏的恢复;且脾与肺在五行上存在相生关系,培土可生金,对肺系疾病的恢复有一定的指导意义。同样,其他脏腑的功能失调,也可以根据各脏腑之间的生理、病理联系,从整体上干预以促进功能恢复如常。

第五节　经络学说

经络学说是研究人体经络的生理病理及其与脏腑之间关系的学说,是中医基础理论体系的重要组成部分。经络学说补充了脏腑、气血津液及病因学说等基础理论,使得对人体生理、病理的阐释更加完整。其对临床的诊断治疗、未病的防治、调摄有着重要的指导作用。

一、经络的含义和基本内容

经络是"经脉"和"络脉"的统称,是人体气血运行的通路。"经"有路径之意;"络"有网络之意。"经"和"络"虽有区别,但两者循行、分布是紧密相连、彼此衔接,沟通了人体的上下、内外,构成一个有机整体,经络分为经脉和络脉两大类,包括十二经脉、十二经别、奇经八脉、十五络脉、十二经筋、十二皮部和难以计数的孙络等。

(一)经脉

经脉可分为十二经脉、十二经别和奇经八脉3种。

1. 十二经脉　十二经脉,即手足三阴经和手足三阳经的合称,又名十二正经。其通过经别与别络互相沟通,组成以三阴三阳命名的表里关系,共12条。在上、下肢体内侧的经脉为属脏的阴经,称手三阴和足三阴,联络互为表里的腑;在上、下肢外侧的经脉为属腑的阳经,称手三阳和足三阳,联络互为表里的脏。十二经脉的循行和分布都有一定的规律。循行方向为:手三阴从胸走手,手三阳从手走头,足三阳从头走足,足三阴从足走胸或腹。手足三阴和手足三阳构成了太阴与阳明、厥阴与少阳、少阴与太阳的表里关系。十二经脉在体表的分布和循行见下表(表7、表8)。

表7　十二经脉体表分布和相互关系

经别	阴经(内侧)(里)		阳经(外侧)(表)	
部位	名　称	络属关系	名　称	络属关系
前	手太阴肺经	属肺,络大肠	手阳明大肠经	属大肠,络肺
中(侧)	手厥阴心包经	属心包,络三焦	手少阳三焦经	属三焦,络心包

续 表

经别	阴经（内侧）（里）		阳经（外侧）（表）	
部位	名 称	络属关系	名 称	络属关系
后	手少阴心经	属心,络小肠	手太阳小肠经	属小肠,络心
前	足太阴脾经	属脾,络胃	足阳明胃经	属胃,络脾
中（侧）	足厥阴肝经	属肝,络胆	足少阳胆经	属胆,络肝
后	足少阴肾经	属肾,络膀胱	足太阳膀胱经	属膀胱,络肾

表8 十二经脉体表循行与分布

手三阴经	手太阴肺经	从胸→手臂内侧前缘→手拇指
	手厥阴心包经	从胸→手臂内侧中间→手中指
	手少阴心经	从胸→手臂内侧后缘→手小指
手三阳经	手阳明大肠经	从示指→手臂外侧前缘→肩→颈→头面
	手少阳三焦经	从无名指→手臂外侧中间→肩→颈→头侧面→与耳、眼眶联系
	手太阳小肠经	从小指→手臂外侧后缘→肩→头面→眼耳
足三阳经	足阳明胃经	从头面→胸腹→腿外侧前缘→足次趾
	足少阳胆经	从头侧→胸胁→腿外侧中间→足第四趾
	足太阳膀胱经	从目内眦→头→头后→背→腿后外侧→足小趾
足三阴经	足太阴脾经	从大趾→腿内侧中间→大腿内侧前缘→腹、胸
	足厥阴肝经	从大趾→腿内侧→腹、胸胁
	足少阴肾经	从小趾→足心→腿内侧后缘→腹、胸

2. 十二经别 十二经别是从十二经脉中分出,循行于胸、腹及头部的重要支脉。它是在四肢肘膝以上部位分出,然后由浅入深,进入体腔内部,再浅出于体表。阳经经别在浅出于体表到头、颈等部位时,仍旧入同名的经络,而阴经经别在浅出体表后,则与其相为表里的阳经经别相会合。这种关系,进一步加强了十二经脉表里两经的联系,沟通了十二经脉与机体各组织器官的联系。

3. 奇经八脉 奇经八脉是指督脉、任脉、冲脉、带脉、阳跷、阴跷、阳维、阴维等八脉。它们的分布不像十二经脉那样规则,和脏腑没有直接的相互络属,相互之间也没有表里配合关系,故称为"奇经"。奇经八脉加强了十二经脉的相互联系。督脉总督一身阳经;任脉总督一身阴经;冲脉通行上下,有"十二经之海""血海"之称;带脉约束诸脉,沟通腰腹部的经脉。阳维、阴维脉有维系人体阳经、阴经的功能;阴跷、阳跷脉分别主一身左右之阴阳,并司眼睑开合和主下肢运动。奇经八脉还有调节人体气血的功能,且与人体的生殖功能密切相关。

（二）络脉

络脉是经脉的分支，包括别络、浮络、孙络等。别络是较大的和主要的络脉，由十二经脉的络脉加上任、督两脉的络脉和脾之大络所组成。别络从十二经脉中分出，阴经别络走向阳经，阳经别络走向阴经，沟通和加强了互为表里的两条经脉之间在体表的联系。任脉散布于腹部，联络各条阴经；督脉散布于背部，并与背部两侧的足太阳膀胱经联系，联络各条阳经；脾之大络散布于胸胁部。因此，别络还加强了人体前、后、侧面的联系。

孙络是从络脉分出的细小支脉；浮脉是浮现于体表的络脉，两者遍布全身，呈网状分布，广泛地接触周身组织，这使得经脉中的气血能够全面地弥散，达到濡养全身的作用。

（三）经筋和皮部

经筋是十二经脉连属于筋肉的体系，其功能活动有赖于经络气血的濡养，并受十二经脉的调节，故划分为十二个部分，称为"十二经筋"。经筋一般分布于四肢末端，走向头身，一般结聚于四肢关节和骨骼附近，不络属脏腑。经筋有着约束骨骼、司关节的作用。

皮部是指体表的皮肤按经络的分布部位分区。十二经络在体表都有一定的分布范围，与之相应的全身皮肤划分为十二部分，称为"十二皮部"。十二皮部是十二经脉之气的散布所在，通过观察皮肤的色泽和形态变化对临床诊断有一定的参考意义。

二、经络的生理功能

经络的主要生理功能体现在沟通表里上下，联系脏腑器官；通行气血，濡养脏腑组织；感应传导及调节功能平衡等方面。

（一）沟通表里上下，联系脏腑器官

人体是由五脏六腑、五官九窍、四肢百骸、皮肉筋骨等组成的复杂有机体。其各部位具有各不相同的生理功能，同时又共同组成有机的整体活动。这种有机配合与相互联系，主要是靠经络的沟通、联络作用实现的。由于十二经脉及其分支的纵横交错、入里出表、通达上下，相互络属于脏腑；奇经八脉联系沟通于十二经脉；十二经筋、十二皮部联络筋脉皮肉。这样，就使人体脏腑与体表之间、脏腑与官窍之间、脏腑与脏腑之间、经脉与经脉之间有机地联系起来，构成一个内外、表里、左右、上下彼此之间紧密联系、协调共济的统一整体。

（二）通行气血，濡养脏腑组织

经络是气血运行的主要通道。人体的各个脏腑组织器官，均需要气血的濡养，才能维持其正常的生理活动。而气血之所以能通达全身，发挥其营养组织器官、抗御外邪、保卫机体的作用，必须依赖于经络的传注。故《灵枢·本脏》说："经脉者，所以行血气而营阴

阳,濡筋骨,利关节者也。"

（三）感应传导

感应传导是指经络系统对于针刺或其他刺激的感觉传递和通导作用。当体表受到某种刺激时,如针刺等,就是通过经络传导于脏腑,以达到调整脏腑功能的目的。在针刺治疗中的"得气"现象,就是经络传导感应作用的具体表现。脏腑功能活动的变化,亦可通过经络的传导反映于体表。

（四）调节功能平衡

经络能运行气血和协调阴阳,使人体功能活动保持相对的平衡和稳定。若人体的气血阴阳失去协调平衡,通过经络系统的自我调节,可以恢复基本正常。若仍不能恢复正常者,则发生疾病。当人体发生疾病时,即可针对气血失和、阴阳盛衰的具体证候,运用针灸、推拿等方法,通过对相应的穴位施以适量的刺激,激发经络的调节作用,以"泻其有余,补其不足,阴阳平复",促使人体功能活动恢复到正常的平衡状态。

三、经络学说在治未病中的应用

（一）辨识人体的生理功能状况

经络有着通行气血,濡养脏腑的功能。当经络通行气血的功能正常时,机体没有异常的改变;若机体的生理功能异常,就会出现气血运行不畅的表现,虽未发病,但会出现身体的沉重、酸痛肿胀等不适症状。这时通过针灸、按摩等,使气血通畅;刺激经络的调节功能,可以使身体恢复到平衡的状态。正如《金匮要略·脏腑经络先后病脉证》说:"……适中经络,未传脏腑,即医治之;四肢才觉重滞,即导引、吐纳、针灸、膏摩,勿令九窍闭塞。"

（二）预测未病的发生、发展

经络都有一定的循行部位和络属脏腑,并与体表的特定部位相联系,体现了中医学的整体观念。因此,可以通过相关经络失调在体表的表现来预测相关脏腑可能发生的疾病。当脏腑出现了功能失调还没有反映出相应的病证时,相应的经络循行的某些经气聚集的地方,往往就有明显的压痛,或者结节状、条索状反应物。如胆腑瘀阻时,则会在背部胆俞穴有明显压痛;女性伴有痛经时,内踝上三阴交穴处可有压痛;罹患肠痈时,则在膝外阳陵泉穴处可有压痛等。如此,根据经络在体表的反应点,可以判断相应脏腑的功能失调,从而预测相应的脏腑可能发生疾病。

此外,经络也是疾病传注的途径,通过经络的传经规律可以预测疾病的进一步发展传变。正如《素问·缪刺论》所说"夫邪之客于形也,必先舍于皮毛,留而不去,入舍于孙脉,留而不去,入舍于络脉,留而不去,入舍于经脉,内连五脏,散于肠胃。"而脏腑间也可通过经络传变,如足少阴肾经入肺、络心,当肾虚导致水泛水肿时,则有可能通过经络传输,出现水饮射心或水饮凌肺的咳喘。

（三）指导未病的调摄

1. 疏通气血，促进疾病向愈   经络学说是针灸、推拿疗法的主要指导理论，经络有运行气血的功能。针灸、推拿治疗主要是根据某一经络或者脏腑失调，通过经络与脏腑之间的联系，在相应的穴位进行操作，达到疏通相关经络气血的作用，从而改善因经络气血不通畅而出现的经络或脏腑失调。如脾胃失调出现胃胀、消化不良等不适时，针刺或者按摩足阳明胃经足三里穴，可以起到调理脾胃功能的作用。

经络有调节机体平衡的作用。当机体出现功能失调，但尚未发病时，通过经络的调节功能可以使失衡状态得到改善，从而不会发病。一些传统导引功法，如太极拳、五禽戏、八段锦、易筋经等都是通过身体的活动，刺激经络，通过经络的调节功能来疏通气血，恢复机体功能的平衡，从而发挥治未病的作用。

2. 指导经络用药   中药学根据经络学说形成了药物的归经理论，使每味药物均有一定的归经，从而通过药物的归经理论，针对相应的经络使用特定的药物达到疏通经络的目的，提高临床疗效。如头痛而言，痛在前额多与阳明经有关；痛在两侧多与少阳经有关；痛在颠顶，多与厥阴经有关；痛在头项部，多与太阳经有关。治疗头痛就可以选用相关的经络的药物，从而提高疗效。如羌活归太阳经，故治疗枕后牵及项部头痛可加羌活；白芷归阳明经，故治前额、眉棱骨头痛可加白芷等。另如脾胃不适尽量选入归脾胃经的药物，外感风寒尽量选入归肺经的药物等。

第六节   精气血津液神理论

精、气、血、津液、神对于维持人体生命活动具有极其重要的作用，《灵枢·本脏》说："人之血气精神者，所以奉生而周于性命者也。"早在《黄帝内经》对其已有较全面的认识，其理论是藏象学说的重要组成部分。精、气、血、津液是构成人体和维持人体生命活动的基本物质。神是人体生命活动及其外在表现的统称。神的产生以精、气、血、津液为物质基础，而精、气、血、津液的运动变化和相互作用又以神为主宰。因此，了解精气血津液神的亏损与充足对于治未病的辨识与调摄具有重要意义。

一、精气血津液神的基本内容

（一）精的基本内容

1. 精的基本概念   人体之精，是禀受于父母的生命物质与后天水谷之精相合而成的一种精华物质，是人体生命的本原，是构成和维持人体生命活动的最基本物质。精，在中医学中有多种含义。其本始含义，是指具有繁衍后代作用的生殖之精，亦即狭义之精。而广义之精,则指人体一切精微物质的总称,一般来讲,先天之精、水谷之精、生殖之精及脏腑之精等均包含于其中。

2. 精的生成　人之精根源于先天而充养于后天,从精的来源而言,有先天与后天之分。先天之精禀受于父母,是构成胚胎的原始物质,故《灵枢·天年》认为人之始生,"以母为基,以父为楯"。可见,父母遗传、与生俱来的生命物质,被称之为先天之精。后天之精,又称水谷之精,是通过人体脾胃之运化将饮食物化生而成的精微物质。

人体之精的来源,以先天之精为根本,并得到后天之精的不断充养,而且先、后天之精互相滋生,人体之精才能不断充盛。

3. 精的功能　精主秘藏,静谧于内,与气之运行不息比较而言,其性属阴。精除了繁衍生命的重要作用以外,还具有濡养、化血、化气、化神等功能。

(1)**繁衍生殖**　生殖之精与生俱来,具有生殖以繁衍后代的作用。这种具有生殖能力的精称之为天癸。男子二八天癸至,精气溢泻,女子二七而天癸至,月事应时而下,男女媾精,阴阳和调,故能有子而繁衍后代,俟至老年,天癸竭而地道不通,则丧失了生殖繁衍能力。

(2)**生长发育**　人之生始于精,由精而成形,精是胚胎形成和发育的物质基础。人出生之后,犹赖精的充养,才能维持正常的生长发育。随着精气由盛而衰的变化,人则从幼年到青年至壮年而步入老年,呈现出生长壮老已的生命运动规律,这是治未病补肾以预防早衰的理论依据。

(3)**生髓化血**　肾藏精,精生髓,脑为髓海。故肾精充盛,则脑髓充足而肢体行动灵活,耳目聪敏。精盈髓充则脑自健,脑健则能生智慧,强意志,利耳目,轻身延年。故防治老年性痴呆多从补肾益髓入手。精生髓,髓可化血,精足则血充,故有精血同源之说。

(4)**濡润脏腑**　人以水谷为本,受水谷之气以生;饮食经脾胃消化吸收,转化为精;水谷精微不断地输布到五脏六腑等全身各组织器官之中,起着滋养作用,维持人体的正常生理活动。其剩余部分则归藏于肾,储以备用:肾中所藏之精,既贮藏又输泄,如此生生不息。中医有"久病必穷肾"之说,故疾病后期常兼以补益肾之阴精以防病邪传变及肾。

(二)气的基本内容

1. 气的基本概念　气,是人体内活力很强、运行不息的极其细微的物质,是构成人体和维持人体生命活动的基本物质之一。气运行不息,推动和调控着人体的新陈代谢,维系着人体的生命过程。气的运动停息意味着生命的终止。

2. 气的生成　人体之气的生成,主要来源于先天之气、水谷之气与自然界清气。三者相合即形成《黄帝内经》所谓的"人气"。来源于父母的先天之精气藏于肾,是人体之气生成的根本,也是人体生命活动的原动力,故中医学称之为"元气"或"原气";来源于饮食物的水谷精气,简称"谷气",由脾胃吸收、播散全身后成为人体之气的主要部分;自然界的清气有赖于肺的吸气功能和肾的纳气功能才能吸收入体内,参与人体之气的生成,并不断吐故纳新,成为人体之气生成的重要来源。可见人体之气的生成与肾、脾胃、肺的功能状态密切相关。

3. 气的功能 气对于人体生命活动主要有以下五方面的作用。

(1) **推动作用** 气是活力很强的精微物质,能激发和促进人体的生长发育及各脏腑经络的生理功能。人体的生长发育、脏腑经络的生理活动、血液津液等液态物质的生成与运行等都依赖于气的推动。

(2) **温煦作用** 人体之气通过气化产生热量,恒定体温。若气虚,温煦功能减退,可出现畏寒肢冷、体温下降、脏腑功能减弱、血液津液运行迟缓等虚寒性病变。

(3) **防御作用** 气能护卫肌表,防御外邪入侵,又有在病邪入侵的状态下祛邪外出的能力。

(4) **固摄作用** 气的固摄作用是指气对人体血液、津液等液态物质具有固护、统摄和控制的作用,从而防止这些物质无故流失,保证它们在体内发挥正常的生理功能。

(5) **气化作用** 所谓气化,是指通过气的运动而产生的各种变化。如维持人体生命活动所必须的物质与物质之间的变化,物质与功能之间的变化等,均有赖于气化作用。

4. 气的运动 气的运动,称为气机。人体之气是不断运动着的活力很强的极细微物质,内至五脏六腑,外达筋骨皮毛,推动激发人体的生理功能。

气的运动形式从理论上概括为升、降、出、入。从某个脏腑的局部生理特点来看,升降出入各有侧重,但就整个机体的生理活动而言,升与降、出与入之间必须协调平衡。因此,维持气的正常运行是治未病保障健康的前提。

5. 气的分类 由于人体之气所在部位、生成来源及功能侧重的不同,中医学理论中有许多不同名称的气,如元气、宗气、营气、卫气、脏腑之气、经络之气等。

(三)血的基本内容

1. 血的基本概念 血是循行于脉中而富有营养的红色液态物质,也是构成人体和维持人体生命活动的基本物质之一。血液在脉中运行于全身,故脉被称为"血府"。若血液溢出脉外,则形成出血,称为"离经之血"。离经之血若不能及时排出或消散,即形成瘀血。

2. 血的生成 血液主要由营气和津液所组成,而营气和津液都是由脾胃运化、转输饮食水谷精微所产生,因此脾胃是血液生化之源。脾胃运化功能的强弱,饮食营养的充足与否均直接影响着血液的化生。中医临床预防或治疗血虚,首先强调调其脾胃,助其化源,理论依据就在于此。

此外,肺、肾在化生血源过程中也起着重要作用。在血液生成过程中,必须与肺吸入的清气相结合,方能化而为赤。肾藏精,精能化血。精之于血,一荣俱荣,一损俱损。

3. 血的功能 血液主要由水谷精微所化生,其在脉中循行,内至五脏六腑,外达皮毛筋骨,起着濡养和滋润作用,即所谓"血主濡之"。

血是机体精神活动的主要物质基础。人体的精神活动必须得到血液的营养,才能产生充沛的精神情志活动。

4. 血的运行 血属阴而主静,全赖于气的推动作用和温煦作用。其正常运行与心、肺、肝、脾等脏腑功能密切相关：心主行血，心气的充沛与否在血液运行中起着主导作用；肺朝百脉，肺气的宣发肃降调节全身气机，并推动血液运行，协助心脏推动血液运行；肝主疏泄，调畅气机，肝主藏血，调节血量，也是保证血行通畅的重要环节；脾主统血，控制血液在脉中运行，以防止血溢脉外。

（四）津液的基本内容

1. 津液的基本概念　津液，是机体一切正常水液的总称，包括各脏腑组织的内在液体及其正常的分泌液，如胃液、肠液、唾液、涕、泪等。在机体内除血液之外，其他所有正常的液体都属于津液范畴。津液广泛存在于脏腑、形体、官窍等机体组织之中，起着滋润濡养作用。

津和液虽同属于正常水液，但在性状、功能及其分布部位等方面尚有一定的区别。一般地说，质地较清稀，流动性较差，主要敷布于体表、皮肤、肌肉和孔窍等部位，并能渗入血脉，化为汗液，起滋润濡养作用者称为津；质地较厚稠，流动性较小，灌注于骨节、脏腑、脑、髓等组织，起濡养作用者称为液。

2. 津液的生成、输布和排泄

(1) **津液的生成**　津液来源于饮食水谷，通过脾胃、小肠和大肠吸收饮食水谷中的水分和营养而生成。其中脾主运化功能最为重要，胃肠有赖于脾主运化的功能才能吸收津液上输于肺，而后输布于全身。小肠主液、大肠主津的功能也直接参与津液的生成。

(2) **津液的输布**　津液的输布主要依赖脾、肺、肾、肝和三焦等脏腑生理功能的综合作用而完成。

脾主运化水谷精微，通过其转输作用一方面将津液上输于肺，通过肺的宣发肃降，使津液布散全身。另一方面又可直接将津液向各脏腑组织播散，即《黄帝内经》所说的"脾主为胃行其津液"。肺主行水，通调水道，为水之上源。肺接受从脾转输而来的津液之后，一方面通过宣发作用，将津液输布至人体上部和体表，化为汗液；另一方面通过肃降作用将津液输布至肾与膀胱，并由其化为尿液，排出体外。肾主水液，对津液输布的作用主要表现在两方面。一是肾中精气的蒸腾气化是脾主运化、肺主行水、肝主疏泄、三焦决渎等作用的动力，推动激发着津液的输布；二是由肺下输至肾的津液在肾的气化作用下，清者蒸腾上升，浊者化为尿液。肝主疏泄，调畅气机，气行则津行，促进津液的输布环流。三焦为决渎之官，是津液在体内流注输布的通道。

(3) **津液的排泄**　出汗、呼气、排尿、排便等是津液代谢产物排出的主要形式。

汗液主要有赖于肺气宣发，将津液输布至体表皮毛而成。肺主呼吸，肺在呼吸时也带走一部分水分。尿液为津液代谢的最终产物，其形成和排泄与肾的气化作用最为密切。大肠排出的粪便中也带走一些津液，故严重腹泻易引起伤津。

3. 津液的功能

(1) **滋润濡养**　津液富含营养成分，又是液态物质，故既有滋润作用，又有濡养作用。若津液不足，可见肌肤毛发干枯、口鼻咽喉干燥，甚至肌肤甲错、筋惕肉瞤。

（2）**化生血液**　津液是血液的基本成分之一,起着化生血液和滑利血脉的作用。故临床可见因津枯而导致血燥的病理表现。

（五）神的基本内容

1. 神的基本概念　神既是中医学中的重要概念,也是中国古代哲学中的重要命题。中医学中的神,是人体生命活动的主宰及其外在总体表现的统称。广义的神,是指一切生理活动、心理活动的主宰,又包括了生命活动的外在体现。狭义的神,专指精神、意识、思维活动。

2. 神的生成　精、气、血、津液是化神、养神的物质基础。神的产生,不仅与这些精微物质的充盛及相关脏腑功能的正常发挥有关,而且与脏腑精气对外界刺激的应答反应密切相关。中医学将神分为神、魂、魄、意、志,分别归藏于"五神脏",即心藏神,肝藏魂,肺藏魄,脾藏意,肾藏志。"五神"产生的物质基础是五脏所藏的精气,五脏精气充盛,则五神安藏守舍而神识清晰、思维敏捷、反应灵敏、睡眠安然。

3. 神的作用　神是生命活动的主宰,又是生命活动的表现,对人体生命活动具有重要的调控作用。

（1）**调节精气血津液的代谢**　神既由精、气、血、津液等作为物质基础而产生,但能反作用于这些物质。神具有统领、调控这些物质在体内进行正常代谢的作用。

（2）**调节脏腑的生理功能**　以五脏精气为基础物质产生的精神情志活动,在正常情况下对脏腑之气的运行起到调控作用,使之升降出入运行协调有序。神的存在是脏腑生理功能正常与否的反映。

（3）**主宰人体的生理功能**　神的盛衰是生命力盛衰的综合体现。因此,神的存在是人体生理活动和心理活动的主宰。总之,物质转化与能量转化的代谢平衡,脏腑功能的发挥及相互协调,情志活动的产生与调畅,心理状态的宁静怡然,治未病的养生之道,都离不开神的统率和调节。形与神俱,神为主宰。

二、精气血津液神的相互关系

（一）气与血的关系

气之与血相对而言,气属阳,血属阴;气主煦之,血主濡之;气为血之帅,血为气之母;两者俱有互根互用的关系。

1. 气为血之帅　包括气能生血,气能行血,气能摄血三方面。

气能生血:是指血液的化生离不开气的作用,如营气具有化生血液的功能。而血液的化生过程更离不开相应脏腑推动及激发作用。若营气亏虚或脾胃等脏腑气虚,极易导致血虚的病变。

气能行血:是指血液的正常运行离不开气的推动作用。如有赖于心气的推动、肺气的敷布、肝气的疏泄,等等。所谓气行则血行。若气虚推动无力,或气滞行血不畅,可导致血瘀的病变。如出现血液妄行的病变时,气逆则血随气升,气陷则血随气下。

气能摄血:是指血液能够正常运行于脉中,有赖于气的固摄作用。若气虚,可导致出血倾向。

2. 血为气之母　血为气之母包括血能养气和血能载气两方面。

血能养气:是指气的充盛与功能的正常的发挥离不开血液的濡养。

血能载气:是指气依附于血不致散失,赖血运载而运行全身。

(二)气与津液的关系

津液与血液均为液态物质,故气与津液的关系类似于气与血的关系。

1. 气能生津　津液的生成有赖于气的推动。津液生成的一系列气化过程中,诸多脏腑之气尤其是脾胃之气,起着重要作用。

2. 气能行津　津液在体内正常运输、输布、运行有赖于气的推动作用和升降出入的气机运动。津液由脾胃化生之后,经过脾、肺、肾及三焦的升降出入运动,推动津液输布到全身各处,以发挥其生理作用。

3. 气能摄津　津液不致无故流失,全赖于气的固摄作用。

4. 津能载气　津液是气运行的载体之一,脉外之气依附于津液才不致漂浮散失而无所归依。

(三)精血津液之间的关系

精血津液的关系集中体现在"精血同源"和"津血同源"的理论之中。

1. 精血同源　精与血都由水谷精微所化生,两者又可互相资生、互相转化。故有"精血同源"之说。由于肾藏精,肝藏血,肾精充足则血有所化。肝血足则精有所滋。故又有"肝肾同源"之称。

2. 津血同源　津液和血都由饮食水谷精微所化生,均具有滋润濡养作用,两者可互相资生,互相转化。这种关系称为"精血同源"。

(四)精气神之间的关系

精、气、神三者之间存在着相互依存、相互为用的关系。精可化气,气能生精,精气生神,神又统驭精与气。因此,精、气、神三者之间可分不可离。

1. 气能生精　精的化生依赖于气的充盛。全身脏腑之气充足,则五脏六腑之精充盈,可流注于肾而藏之。故临床常有补气生精、补气固精的预防及调治法。

2. 精能化气　精为气化生的本源,精足则人身之气得以充盛。故精足则气旺,精亏则气衰。临床中精虚及失精患者常有气虚的病理表现。

3. 精气化神　精与气都是神得以化生的物质基础,神必须得到精和气的滋养才能发挥正常作用,精盈则神明,精亏则神疲,故《黄帝内经》倡导"积精全神"以养生。

4. 神驭精气　人体脏腑形体官窍的功能活动及精气血等物质的新陈代谢,都必须受神的调控和主宰。形是神之宅,神乃形之主,神安则精固气畅,神荡则精失气衰,故"得神者昌,失神者亡"。

总之,精、气与神的辩证关系是对立统一关系。中医学的形神统一观是养生防病、延年益寿、诊断治疗、推测病势的重要理论依据。

三、精气血津液神理论在治未病中的应用

(一)辨识人体生理功能

精、气、血、津液,既是脏腑经络及组织器官生理活动的产物,又是脏腑经络及组织器官生理活动的物质基础;神是生命活动的主宰,又是生命活动的表现。因此,通过精气血津液与神的状态可以辨识人体的生理功能正常与否。

精气血津液中,若人体之精充实则人体生殖繁衍能力强盛,各脏腑得精之滋养濡润而协调有序,反之,则生殖繁衍能力减退,各脏腑生理功能紊乱低下。如肾精不足,则生长迟缓、发育低下,或早衰早亡;肝精不足,则视力模糊眩晕、筋膜拘挛。当体内之气充沛、运行正常时,气能发挥其固摄作用,使气、血、津液及其他各种液态物质得以约束,以防止其无故流失。若患者出现多汗、多尿、尿失禁、遗精、滑泄及各种出血症时,可考虑为气虚以致气的固摄作用失常。当血液充足时,血能充分发挥濡养和滋润作用,则使人面色红润,肌肉丰满壮实,筋骨劲强。若血液亏虚,则会出现面色萎黄、肌肉瘦削、妇女经血量少色淡、愆期甚或闭经等病理改变。又津液充足则官窍滋润、毛发光泽,若津液亏虚,则患者会有口渴尿少、口鼻唇舌皮肤干燥等症状。

神是人体生命活动的整体表现,通过神的辨识,可以对人整体的生理状态进行评估。若正气充足,体健神旺,则两目灵活、明亮有神、神志清晰;神气不足则两目晦滞、目光乏神、思维迟钝;当精气大伤、功能衰减以致精亏神衰而失神时,可表现为两目晦暗、目光无神、精神委靡、意识模糊;当精气失调、邪盛神乱而失神时,可有神昏谵语、循衣摸床、搓空理线等表现。

因此,通过精气血津液神状态的辨识,人体的生理功能及其改变得以明晰,这为未病的预防、欲病先防及既病防变提供了重要参考依据。

(二)预测人体疾病的发生及转化

精、气、血、津液、神与脏腑经络及组织器官的生理和病理皆有着密切的联系,因此,脏腑经络及组织器官的病变可以通过精、气、血、津液、神的变化表现出来,通过精气血津液神的改变可以预测疾病的发生与转变。如脾胃的纳运功能正常,肾藏之精生髓化血功能正常,则血液充足,能充分发挥濡养和滋润作用,使面色红润,皮毛光泽,故当出现面色萎黄、皮毛枯槁等血虚症状时,可考虑为脾虚运化、统血失常或肾精亏虚以致生髓化血失常,若及时补脾健运、填精生髓化血,则可避免血虚加重,阻止脾虚运化失常及肾精亏虚的进一步发展。再如津液的生成、输布和排泄过程,有赖于肺气宣发、大肠传化糟粕、肾司膀胱

开合与气化作用，因此若当出现津液亏虚或水湿、痰饮等津液代谢障碍病理产物，可考虑为肺、脾、肾的功能失常，及时运脾、补肺、益肾，使肺、脾、肾功能正常，津液又可以正常输布、排泄。

精、气、血、津液、神在生理上相互为用、相互转化，在病理上相互影响，因此根据其中一者的变化还可以推断其他物质的变化，从而能对疾病的发生和转化进行预测，做到未病先防、既病防变。气能生血，故气虚常可导致血虚，而见气短乏力、面色无华等临床表现，因此临床治疗气虚疾患时应注意补气养血，预防血虚；气能行血，气虚推动无力或气机郁滞等都可引起血行迟缓，甚可凝涩而成瘀血，故临床预防或治疗血行失常的病变，常采用理气之法，包括补气、行气、降气等；血能养气，预防或治疗血虚日久而致气虚或气血两虚者，常需补气与养血兼顾。精可化气，气可化精，精气互化，精亏则气无生化之源可见少气、乏力、气喘、懒言等气虚之候，气虚则精乏化生之力，可见腰膝酸软、阳痿等肾精亏虚之象；精能化神，精盛则神旺，精伤则神失所养，精衰则神无所舍，临床上常见神疲倦怠、精神恍惚、反应迟钝、思维障碍等；神能御精，临床上用脑过度，或情志刺激，或异常的心理状态和行为，都会导致精血亏虚，产生各种病证；气能生神，气虚则神衰，临床上常见气虚出现心悸怔忡、意识不清、记忆减退、健忘等病变；神为气主，良好的情绪情感是维持气的生成、运动变化的重要条件，强烈的情志刺激，是导致气机紊乱的基本病机。精、气、神三者相互依存，相互为用，治之原不相离，如于滑泄、梦遗等精病，必本于神治；于怔忡、惊悸等神病，必本于气治，补精必安其神，安神必益其气。

（三）指导治未病的调摄

1. 指导未病先防 精、气、血、津液是人体生命活动的物质基础，神是生命活动的主宰，故治未病以未病先防应注重保障精、气、血、津液的产生和运行及神的统驭功能正常。无病时对精气血津液神应进行合理补益，予以填精益髓、培补元气、补益营血、生津润燥、补精益气以安神。欲病时应通过精气血津液神的变化辨识出疾病的迹象，把握治疗时机进行适宜的干预，防止疾病的发生。如出现尿频、尿清长等津液代谢异常时，及时辨识出肾精亏虚以致肾失封藏，适当补益肾精以使肾的封藏功能正常，则能有效预防肾脏疾病的发生。又如当出现抑郁寡欢、多疑善虑等情志异常时，辨识出为气血不畅、肝气郁结以致肝的疏泄功能减退，予以畅达气血，疏肝解郁，可以防止肝脏疏泄功能异常变生疾病。

2. 指导既病防变 精气血津液神之间存在着相互为用、相互转化的关系，因此其中一种物质的缺少或异常都会对其他物质产生不利的影响，因此当其中一种物质发生病变时应及时固护其他物质以免变生他病。如根据"津血同源"理论，如失血过多，脉外津液大量渗入脉内，补偿有效血量的不足，可造成脉外津液的相对亏损，出现口干、咽燥、尿少、肌肤干燥等症；反之，津液大量耗损时，脉内的液态成分大量释出，可使血液总量骤减，血液相对变稠，因此失血者不宜用汗法，津亏者不可妄行破血、耗血等疗法。《灵枢·营卫生会》指出："夺血者无汗，夺汗者无血。"根据"精血同源"理论，血虚证可填精益髓以生血防止血虚证的进展。"气能摄血"，大出血时，急投大剂补气之品，冀气复旺以收摄其血，即"有形之血难以速生,无形之气所当急固"之意。人的神志活动以气血为其物质基础,因此当人的气血活动异常,亦必然会出现神志的改变,如血虚,血不养心,可见心悸、健忘、失眠、多梦,补益心血可防止神志病变的进展。

第七节 体 质 学 说

中医体质学说是以中医理论为指导,研究人体各种类型体质的基本概念、形成、特征、及其和疾病的发生、发展、诊断、治疗、预防间的关系的理论。中医体质学说认为,体质是在先天禀赋和后天获得的基础上形成的相对稳定的个体特性。体质学说被广泛应用于临床的诊断、辨证和治疗中。体质及其与疾病的相关性为治未病提供了理论和实践依据。

一、体质的概念和形成

(一)体质的基本概念

体质是指获得于先天,定型于后天的个体在形态结构、生理功能和心理因素方面综合的、相对稳定的特性。中医体质的概念起源于《黄帝内经》。《黄帝内经》尚未形成"体质"这一名词,多用"素""质"等来描述体质。如《素问·逆调论》说:"是人者,素肾气胜。"《素问·厥论》说:"此人者质壮,以秋冬夺于所用。"历代医家提出了不同的名词来阐述体质,如"禀质""气禀""形质"等,至清代人们才逐步使用了"体质"这一概念。先天禀赋是体质形成的基本要素,并受后天影响。不同体质之间存在共性,即脏腑经络、形体官窍、精气血津液等相同的形态和功能;也存在特性,并通过形态结构、生理病理等体现,如形体的壮弱差异;生理上功能、代谢及对外界刺激反应的个体差异性;病理上对病邪的易感性、发病的倾向性、疾病的发展转归等的差异。未病的预防调摄,临床的诊断、治疗都要把握体质的特殊性。

(二)体质的形成因素

体质主要是先天禀赋和后天影响相互作用的结果,还受性别、年龄等因素的影响。脏腑、经络、精气血津液是构成体质的生理基础。凡是影响人体脏腑、经络、精气血津液的因素,均可以影响体质的形成。

1. 先天禀赋 先天禀赋是指秉承自父母的一切特征,其获得主要取决于父母。先天禀赋是构成生命个体的物质基础,是体质形成的先决因素。先天禀赋强,则个体出生后体质强壮、脏腑功能强盛、气血津液充足,对疾病的抵抗力强。相反,先天禀赋弱,则个体的体质多弱,脏腑功能不足或易偏颇,更易患病,甚至带来先天性的生理缺陷。如《论衡·气寿》说:"禀气渥则其体强,体强则命长;气薄则其体弱,体弱则命短,命短则多病,寿短。始生而死,未产而伤,禀之薄弱也。渥强之人,不卒其寿。"

2. 后天影响　体质秉承于先天,补养于后天。体质可以在后天各种因素的影响下而演变,使机体体质类型发生改变,这使得体质具有可塑性。后天对体质的影响主要包括饮食居所的影响和劳作、情志等的调摄。

(1) **饮食居所**　饮食各有不同的成分和性味,一方面,若对饮食长期偏嗜,则易导致脏腑的偏胜或偏衰,引起体质的改变。如嗜食肥甘厚腻则易助痰生湿,易形成痰湿或湿热体质。此外,饮食的不均衡,饥饱不定,也会影响体质。另一方面,若先天脏腑、气血不足,可以通过饮食调养,补益后天,达到对先天禀赋不足的弥补,增强体质。

居所的优劣、气候特点、水土性质也会影响体质的形成。东南之人体型瘦弱,腠理偏疏松,病后易转化为阴虚湿热;滨海临湖之人,多湿多痰等。如《素问·异法方宜论》说:"东方之域……海滨傍水其民食鱼而嗜咸……故其民皆黑色疏理。"

(2) **劳作情志**　体质还受劳作、锻炼、情志等因素的影响。适当的劳作锻炼可以增强筋骨,通利关节,疏通气血,达到增强体质的作用;如果劳作不节或锻炼过度,则会劳伤筋骨,消耗气血,从而使脏腑功能减弱,削弱体质。一般生活优越的人,体力劳动较少,体丰表疏,易受外感;生活贫苦的人,体力劳动较多,体瘦表密,但易劳伤。

情志是指喜、怒、忧、思、悲、恐、惊等心理活动。精气血津液、脏腑功能是情志活动产生的基础,故情志的变化可以通过对气血津液和脏腑功能的影响而影响体质的形成。情志调和,则气血通畅,脏腑功能协调,体质强壮;反之,情志过激,则气血不和,脏腑易失调,临床中常见的气郁型、血瘀型、阴虚火旺型等体质,多与情志相关。如情志抑郁则易伤肝,久郁易导致气血停滞,从而形成气郁、血瘀的病理体质。

3. 性别年龄　性别、年龄也可以影响体质,男女有别,老少有异。性别的不同,先天禀赋、形态结构也会有所差异。女性多禀赋阴柔,脏腑功能偏赖阴血,体格娇小;男性多禀赋阳刚,脏腑功能偏赖阳气,体格健壮魁梧。年龄的变化也会对体质有一定的影响,改变体质特征。如小儿脏腑娇嫩,形气未充,易虚易实,易寒易热;成年人脏腑充实,体质特征稳定;老年人脏腑功能衰退,易虚实夹杂。

二、体质的分类

中医体质的分类主要是根据中医学阴阳、五行、藏象、精气血津液等基本理论来进行。如《灵枢·通天》根据人体阴阳的盛衰,把体质分为太阳、少阳、阴阳平和、少阴、太阴等"五态"之人;《灵枢·阴阳二十五人》根据五行学说,将体质划分为木型质、火型质、土型质、金型质、水型质5种类型;《中华中医药学会标准·中医体质分类与判定》根据人体的生理和病理性质,将中国人体质分为平和质、气虚质、阳虚质、阴虚质、痰湿质、湿热质、血瘀质、气郁质、特禀质等9种体质类型。

（一）阴阳分类

1. 太阴之人　太阴之人,多阴而无阳,其阴血浊,其卫气涩,阴阳不和,缓筋而厚皮。情态上,太阴之人面色黯黑,身材高大,喜卑躬屈膝。性情贪而不仁厚,好进恶出,遏制内心不外露,好见风使舵。

2. 少阴之人　少阴之人,多阴少阳,小胃大肠,阳明脉小,太阳脉大。情态上,少阴之人看似清高但行为鬼祟,站立时躁动不安,行走时伏身向前。爱幸灾乐祸,心怀嫉妒没有感恩之心。

3. 太阳之人　太阳之人,多阳少阴。情态上,外貌宽悦,仰腰挺腹。傲慢自用,好高骛远,自以为是,做错了事常常没有悔改之心。

4. 少阳之人　少阳之人,经小络大,血在中而气在外,实阴而虚阳。情态上,立则好仰,行时好摇,多动少静。对事审慎,好抬高自己,善于外交。

5. 阴阳平和之人　阴阳平和之人,阴阳之气和,血脉调。情态上,稳重大方,待人和善,办事条理分明。性情和顺,无私无畏,恬淡虚无,位高而谦逊,有很好的治理才能。

(二)五行分类

1. 木形之人　木形之人,皮肤苍色,小头长面,大肩背直身小,手足小。有才劳心,少力多忧,劳于事。经得住春夏,经不住秋冬,感受秋冬不正之气容易生病。

2. 火形之人　火形之人,皮肤赤色,小头尖面,肩背髀腹匀称,手足小,步履稳重,肩背肌肉丰满。有气魄,轻钱财,说话少信多虑。不能享受高龄,容易暴亡。经得住春夏,经不住秋冬,感受秋冬不正之气容易生病。

3. 土形之人　土形之人,皮肤黄色,面圆头大,肩背、大腹、股胫较健壮,肌肉丰满,上下匀称。做事足以取信于人,不喜攀附权贵。经得住秋冬,经不住春夏,感受春夏不正之气容易生病。

4. 金形之人　金形之人,皮肤白色,头小,肩背腹小,手足小,动作敏捷,精悍瘦小。为人清廉,性情急躁果断,喜欢做官吏。经得住秋冬,经不住春夏,感受春夏不正之气容易生病。

5. 水形之人　水形之人,皮肤黑色,面部不平整,大头宽腮,肩小腹大,手足大,行走时身体摇摆。无所畏惧,善于欺人。经得住秋冬,经不住春夏,感受春夏不正之气容易生病。

(三)按生理、病理性质分类

1. 平和质

(1) **总体特征**　阴阳气血调和,以体态适中、面色红润、精力充沛等为主要特征。

(2) **形体特征**　体形匀称健壮。

(3) **常见表现**　面色、肤色润泽,头发稠密有光泽,目光有神,鼻色明润,嗅觉通利,唇色红润,不易疲劳,精力充沛,耐受寒热,睡眠良好,胃纳佳,二便正常,舌色淡红,苔薄白,脉和缓有力。

(4) **心理特征**　性格随和开朗。

(5) **对外界环境适应能力**　对自然环境和社会环境适应能力较强。

2. 气虚质

(1) **总体特征**　一身之气不足,以气息低弱、脏腑功能状态低下等表现为主要特征。

(2) **形体特征**　肌肉松软不实。

(3) **常见表现**　平素语音低弱,气短懒言,容易疲乏,精神不振,易出汗,舌淡红,舌边有齿痕,脉弱。

(4) **心理特征**　性格内向,不喜冒险。

(5) **对外界环境适应能力**　不耐受风、寒、暑、湿邪。

3. 阳虚质

(1) **总体特征**　阳气不足,失于温煦,以形寒肢冷等虚寒表现为主要特征。

(2) **形体特征**　肌肉松软不实。

(3) **常见表现**　平素畏冷,手足不温,喜热饮食,精神不振,舌淡胖嫩,脉沉迟。

(4) **心理特征**　性格多沉静、内向。

(5) **对外界环境适应能力**　耐夏不耐冬;易感风、寒、湿邪。

4. 阴虚质

(1) **总体特征**　阴液亏少,以阴虚内热等表现为主要特征。

(2) **形体特征**　体形偏瘦。

(3) **常见表现**　手足心热,口燥咽干,鼻微干,喜冷饮,大便干燥,舌红少津,脉细数。

(4) **心理特征**　性情急躁,外向好动,活泼。

(5) **对外界环境适应能力**　耐冬不耐夏;不耐受暑、热、燥邪。

5. 痰湿质

(1) **总体特征**　痰湿凝聚,以黏滞重浊为主要特征。

(2) **形体特征**　体形肥胖,腹部肥满松软。

(3) **常见表现**　面部皮肤油脂较多,多汗且黏,胸闷,痰多,口黏腻或甜,喜食肥甘甜黏,苔腻,脉滑。

(4) **心理特征**　性格偏温和、稳重,多善于忍耐。

(5) **对外界环境适应能力**　对梅雨季节及湿重环境适应能力差。

6. 湿热质

(1) **总体特征**　湿热内蕴,以湿热表现为主要特征。

(2) **形体特征**　形体中等或偏瘦。

(3) **常见表现**　面垢油光,易生痤疮,口苦口干,身重困倦,大便黏滞不畅或燥结,小便短黄,男性易阴囊潮湿,女性易带下增多,舌质偏红,苔黄腻,脉滑数。

(4) **心理特征**　容易心烦急躁。

(5) **对外界环境适应能力**　对夏末秋初湿热气候,湿重或气温偏高环境较难适应。

7. 血瘀质

(1) **总体特征**　有血行不畅的潜在倾向或瘀血内阻的病理基础,以血瘀表现为主要特征。

(2) **形体特征**　胖瘦均见。

(3) **常见表现**　肤色晦黯,色素沉着,容易出现瘀斑,口唇黯淡,舌黯或有瘀点,舌下络脉紫黯或增粗,脉涩。

(4) **心理特征**　易烦,健忘。

(5) **对外界环境适应能力**　不耐受寒邪。

8. 气郁质

(1) **总体特征**　长期情志不畅、气机郁滞,以性格内向不稳定、忧郁脆弱、敏感多疑为主要特征。

(2) **形体特征**　形体瘦者较多见。

(3) **常见表现**　神情抑郁,情感脆弱,烦闷不乐,舌淡红,苔薄白,脉弦。

(4) **心理特征**　性格内向不稳定、敏感多虑。

(5) **对外界环境适应能力**　对精神刺激适应能力较差;不适应阴雨天气。

9. 特禀质

(1) **总体特征**　先天禀赋不足,以先天性、遗传性生理缺陷与疾病、过敏反应等为主要特征。

(2) **形体特征**　过敏体质者一般无特殊;先天禀赋异常者或有畸形,或有生理缺陷。

(3) **常见表现**　过敏体质者常见哮喘、风团、咽痒、鼻塞、喷嚏等;患遗传性疾病者有垂直遗传、先天性、家族性特征;患胎传性疾病者具有母体影响胎儿个体生长发育及相关疾病特征。

(4) **心理特征**　随禀赋不同情况各异。

(5) **对外界环境适应能力**　适应能力差,如过敏体质者对易致过敏季节适应能力差,易引发宿疾。

三、体质学说在治未病中的应用

(一)指导未病的辨识

不同个体的体质特征有着不同的形成因素,这与许多特定的疾病有着密切的关联,体质与疾病的相关性为治未病提供了很好的辨证依据。

一方面,个体体质的差异和某些致病因素有着关联性,表现出对某些疾病的易感性、倾向性,或具备了某些疾病的发生条件或基础。从体质9种分类来看,若平素气短、易疲乏,多是气虚体质,则易患感冒、自汗;若平素畏冷,喜热饮食,多是阳虚体质,则易患痰饮、痹证等;若平素见手足心热,口燥咽干,多是阴虚体质,则易患便秘、阴虚消渴等;若平素胸闷、痰多、喜食肥甘,多是痰湿体质,易患中风、眩晕等;若平素口苦口干、身重困倦、大便黏滞,多为湿热体质,则易患黄疸、痤疮等;若肤色晦黯、易出现瘀斑,多为血瘀体质,则易患瘀血疼痛、女性易痛经等;若平素神情抑郁,多为气郁体质,则易患郁证、梅核气等;若平素易过敏,则是特禀体质,则易患哮喘、风疹等过敏性疾病。

此外,体质的五行分类对未病的辨识也有一定的指导意义。五行之人各有不同的体型肤色情态特点,在其五行相克的时岁则有易患病的倾向。如木型人,易适应春季气候,不适应秋季气候,故春季不容易患病,而秋季则容易患病。正如《灵枢·阴阳二十五人》所说:"形胜色,色胜形者,至其胜时年加,感则病形,失则忧矣。形色相得者,富贵大乐。"

另一方面,体质的差异可影响疾病的发病性质。如阳性体质的人易受风、暑、热邪的侵袭,易形成风热证、暑热证、火热证;阴性体质的人易受寒、湿之邪侵袭,易形成阴寒证、寒湿证。因此把握体质特征,可以指导辨识未病的性质以及特定体质的易感病证,做到对未病的整体把握。对未病及其性质的尽早辨识,是未病先防的前提。

(二)干预疾病的发生与传变

疾病的发生、传变与体质密切相关。虽然疾病的传变与是否及时治疗、是否治疗得当有关,但也离不开体质因素的影响。体质的强弱一定程度上决定了疾病是否发展和传变。如体质强壮者,正气旺盛,气血充足,抗病能力强,平时不易患病,即使患病之后,正气也足以与致病邪气抗衡,生理功能恢复迅速,病证一般不会发生传变或加重。相反,体质较弱的人,抗病能力弱,疾病易传变或迁延。因此,增强患者的体质,可以改善机体抗病能力,从根本上干预疾病的发生和传变可能,这是未病先防、既病防变的重要方法。

通过体质学说辨识出不同人群的体质类型,根据体质的偏颇可以进行适当的干预,防止疾病发生,保持未病健康状态。如辨识为阴虚体质,则少食辛辣燥烈的食物,多食鳖、百合等养阴的食物,保证充足的睡眠,避免耗伤阴液;辨识为痰湿体质,则避免寒凉饮食,应经常锻炼,促进痰湿代谢;辨识为湿热体质,则可多食赤小豆、绿豆等清热利湿的食物,舒缓情绪,避免躁怒化热;辨识为血瘀体质,可多食生山楂等有活血效果的食物,少食乌梅等收涩食物,注意保暖,防止血得寒凝;辨识为气郁体质的,则应少吃乌梅、石榴等酸涩的食物,避免阻碍气机。

由于不同患者的体质往往表现出阴阳的偏胜或偏衰,这种阴阳的偏性表现为长期相对稳定。当感受邪气的属性与人体的阴阳偏性相同时,则疾病的阴阳属性一般不会发生转变;当感受的邪气的属性与人体阴阳偏性相对时,则可出现"从化"。如阳热体质的人,若感受风寒之邪而患风寒性的感冒,由于体质素来阳热较盛,则感冒可能会迅速"化热",出现发热、咽喉疼痛、口干等热象。即《医宗金鉴》所说:"人感邪气难一,因其形藏不同,或从寒化,或从虚化,或从实化,故多端不齐也。"此类体质的人,可根据其体质少佐清热解毒的药物,进行适当干预,可防止病邪的迅速传变。

根据患者体质的偏颇,采用温清补泄的不同手段以兼顾体质因素,及早干预疾病的传变,以防止寒证热化,热证寒化,实证虚化,虚证实化,从而干预疾病的发展,防止传变,这是治未病以早治防变的重要手段。

（三）指导未病的调摄

体质可因后天多种因素的影响而演变，这使得体质具有可塑性。体质的可塑性为中医治未病提供了很好的调摄依据，即通过合理的调摄可以达到体质改善，可预防疾病或促进疾病痊愈。

1. 顺应自然，规避邪气　中医治未病强调未病先防，其中重要的一方面就是规避自然界的不正之气，防止感受六淫邪气的侵袭，故《素问·上古天真论》说："虚邪贼风，避之有时。"《灵枢·百病始生》说："风雨寒暑，不得虚，邪不能独伤人。"说明了体质的虚弱、正气的不足，是感受外来邪气的内在因素，故先天体质偏虚的人，尤其需要注意规避自然不正之气。如气虚体质的人，卫气抗邪力量不足，容易感受六淫邪气，因此这类体质的人更应避免当风冒寒及暴露于强烈的自然环境中。

规避邪气还体现在居所环境的选择上。人的居住环境受自然环境、地理位置的影响，如《素问·异法方宜论》说："北方者，天地所闭藏之域也。其地高陵居，风寒凌冽"；"南方者，天地所长养，阳之所盛处也。其地下，水土弱，雾露之所聚也"。因而如阳虚体质者，不适宜居住在北方地势较高的地方，这样更易感受外来的寒邪之气；痰湿体质的人，不适宜居住在南方地势低洼、湿气较重的地方。根据体质的不同，选择适宜的居所，可以减少不利的环境因素对体质的负面影响，以保养正气，达到预防疾病的作用。

2. 合理药食，适当锻炼　良好体质的形成虽取决于先天禀赋，也靠后天的补养。中医学认为肾为先天之本，脾为后天之本，先天之不足可以通过后天的饮食调养得到补足。后天的饮食调养，一方面要合理饮食，避免饮食偏嗜，如嗜食肥甘，易生湿生痰，易形成痰湿体质，则易患消渴、中风等；嗜食辛辣，易生热生火，易形成湿热体质，则易患痤疮、热淋等。此外还要避免暴饮暴食或者饥饱不定，以防损伤胃气，有损脾胃后天之本。另一方面，先天气血不足者，可以通过饮食的摄入，达到补养气血，改善体质的作用。如气虚体质者，可以多食山药、芡实等益气的食物，少食槟榔、生萝卜等耗气的食物；阳虚体质者，可以多食羊肉、韭菜等养阳的食物，少食生冷、苦寒等伤阳的食物。饮食调养是后天改善体质的主要途径之一，既可以增强体质，预防疾病发生，又可以促进病后体质的恢复，防止复发，贯穿了治未病中未病先防、病后防复两个重要方面。

适当的锻炼可以增强筋骨，通利关节，疏通气血，达到增强体质的作用。同时传统中医学中还有一些针对性的运动项目，可以起到改善体质的辅助作用。如气虚体质的人，可以尝试吐纳、太极拳等气功功法，可以调理身体气行状态，并且这类运动大多较柔缓，不易对身体造成过多的负荷。又如阳虚体质的人可以练习五禽戏中的虎戏，可以起到益肾阳、强腰膝等作用。有针对性的、适当的锻炼可以改善体质状态，增强机体抗病能力，这是未病先防的重要环节。

3. 调整心理，安定情绪　心理和情绪因素属于中医学"神"的范畴，是影响体质形成的重要因素之一。情志的调摄是中医学的特色之一，也是未病调摄的重要部分。如气虚体质的人性格多内向，情绪不稳定，容易多思气结，多悲则伤肺，多思则伤脾。故此类体质的人可以多参加社交活动,培养乐观向上的生活态度。

第八节　发病理论

人体是一个有机的整体,人体各脏腑组织之间,以及人体内环境与外环境之间处于不断地产生矛盾和解决矛盾的过程中,维持着对立又统一的动态平衡状态,从而保持着人体正常的生理活动。当这种动态平衡因某种原因遭到破坏,而又不能立即自行调节恢复时,人体就会发生疾病。将破坏人体相对平衡状态而引起疾病的原因称为病因,又名"致病因素""病原""病邪""邪气"等。各种致病因素作用于人体,引起疾病发生、发展的变化机制称为病机。中医学对之有着深刻的认识,并形成了系统理论,有效地指导了临床疾病的诊断与未病的辨识与防治。

一、病因

疾病发生与否取决于正邪相争的结果。正气是存在于人体内的具有抗邪愈病作用的各种物质的总称。正气的作用表现在两方面,一是抗御外邪,预防疾病,或疾病发生后祛邪外出;二是自身调节控制,以适应环境的变化,维持生理平衡,或病后自我修复,恢复健康。邪气是存在于外在环境中的或人体内部产生的具有致病作用的各种因素的总称。邪气包括六淫、疠气、七情、饮食劳逸、痰饮、瘀血及其他。如果正气不足,则病邪易侵入人体而发病;反之,正气充足,病邪不易伤人。正如《黄帝内经》所谓"正气存内,邪不可干"。故在疾病未发之时重视正气的固护、邪气的规避是中医治未病的重要内容。

(一) 六淫

六淫,即风、寒、暑、湿、燥、火6种外感病邪的统称,在正常情况下,称为"六气",是自然界6种不同的气候变化。"六气"对于人体是无害的,人体生理活动与六气变化规律相适应,对气候的变化具有一定的适应能力。当气候变化异常,六气发生太过或不及,或非其时而有其气,以及气候变化过于急骤,在人体正气不足,或抵抗力下降,不能适应气候变化,六气才成为致病因素,侵犯人体发生疾病,这种情况下的六气称为"六淫"。是属于外感病的一类致病因素。

1. 风邪　风为春季的主气,但四季皆有风,故风邪引起的疾病虽以春季为多,但不限于春季,其他季节也可发生。风邪多从皮毛肌腠侵袭人体,是外感发病中一种较为重要和广泛的致病因素。风为阳邪,其性开泄,易袭阳位;风性善行而数变;风为百病之长,为六淫病邪的首要致病因素,其余寒、暑、湿、燥、火诸邪多依附于风邪侵犯人体致病。

2. 寒邪　寒为冬季的主气。在气温较低的冬季,或由于气温骤降,人体防寒保暖不当,常易感受寒邪。此外,淋雨涉水,或汗出当风或贪凉露宿,亦为感受寒邪的重要途径。

寒为阴邪,易伤阳气;寒性收引凝滞,即寒邪侵犯人体,使阳气受损,往往会使经脉气血凝结、气机收敛。

3. 暑邪 暑乃夏季主气,为火热所化。暑邪致病有明显的季节性,主要发生于夏至之后,立秋之前。暑邪纯属外邪,无内暑之说,这与六淫中其余五邪有所不同。暑为阳邪,其性炎热,暑邪侵犯人体迅速出现一派热势弛张的症状;暑性升散,耗气伤津,暑邪侵犯人体常致腠理开泄而多汗,汗出过多则伤津耗液,津液亏损。同时常气随津泄而致气虚;暑多夹湿,故暑邪多夹湿邪为病。

4. 湿邪 湿为长夏主气。湿有内湿、外湿之分。内湿由脾失健运,水湿停聚所致,外湿多因气候潮湿、涉水淋雨或久居潮湿所致。湿为阴邪,易阻气机,损伤阳气;湿性重浊黏滞;湿性趋下,易袭阳位,湿邪致病每易伤及人体下部。

5. 燥邪 燥为秋季之主气,秋天天气干燥故多燥病。外燥为燥邪从口鼻而入,侵犯肺卫,有温燥、凉燥之别。初秋高热,有夏热之余气,多为温燥,深秋已凉,有近冬之寒气,多为凉燥。内燥的产生,多因体内阴津亏损所致。燥邪干涩,易伤津液;燥易伤肺。

6. 火邪 火热为阳盛所生,故火热常可混称。但火与温热,程度有所不同,热为温之渐,火为热之极。火热之邪一般旺于夏季,在气温较高的夏季,或其他季节由于气温骤升,人体不注意适时调理,通风降温,易感受热邪而形成外感热病。火邪有内火、外火之分。风、寒、暑、湿、燥诸邪,均能在其病理过程中郁而化火,故有"五气皆能化火"之说,这些多见于外感热病,属于外火。内火的产生,多因脏腑阴阳气血失调和情志过激变化所致,故又有"五志化火"之说。火(热)为阳邪,其性炎上,火邪伤人,多见阳热症状,火邪还有向上升腾之特性;火(热)易伤津耗气;火(热)易生风动血;火(热)易致肿疡。

(二)疠气

疠气,是一类具有强烈传染性的病邪,又称为"疫气""毒气"等。疠气引起的一类疾病,总称为"疫疠"。疠气有别于六淫,具有强烈的传染性。疠气主要是通过空气传染,多从口鼻侵入人体致病。也可随饮食接触、蚊虫叮咬及其他途径侵入人体而致病。疠气具有以下特点:传染性强,易于流行;发病急骤,病情危重;致病专一,症状相似。

疫疠的致病原因是疠气,疫疠的发生与流行,除与人群的正气强弱有关外,也与气候因素、环境和饮食因素、预防因素、社会因素等有关。

(三)七情

七情是指人的喜、怒、忧、思、悲、恐、惊7种情志变化,是人体对客观事物和现象所作出的7种不同的情志反映,在正常情况下,一般不会使人发病。只有突然、强烈或长期持久的情志刺激,超过了人体生理活动的范围和耐受能力,使人体气机紊乱,脏腑阴阳气血失调,才会导致疾病的发生。由于它是造成内伤性疾病的重要致病因素,故称为"内伤七情"。七情致病,具有直接伤及内脏、影响脏腑气机、影响病情变化等特点。

（四）饮食、劳逸

饮食、劳动和休息,是人类生存和保持健康的必要条件,但饮食要有一定的节制,劳逸需要合理安排,否则会影响人体生理功能,使气机紊乱或正气损伤,而成为致病因素。

1. 饮食失宜　饮食是摄取营养食物,在体内化生为水谷精微、气血津液,以维持生命活动必需的物质。如果饮食失节,饮食不洁,或饮食偏嗜,常常可导致疾病的发生。

2. 劳逸失度　劳逸,是指过量的劳累和过度的安逸两方面。正常的劳动和体育锻炼,有助于气血流通,增强体质。必要的休息,可以消除疲劳,恢复体力和脑力,不会使人致病。只有过劳、过逸、劳逸不能结合,劳逸才成为致病因素而使人发病。故避免过劳、过逸,有利于保持身体的康健,方能形与神俱,度百岁乃去。

（五）痰饮

痰饮是水液代谢障碍所形成的病理产物。一般较稠浊者称为痰,较清稀者称为饮。痰不仅指咯吐出来有形可见的痰液,称之为"有形之痰"。亦包括瘰疬、痰核和停滞于脏腑经络中未被排出的痰湿,临床上可通过其表观的证候来确定,这种痰称为"无形之痰"。

1. 痰饮的形成　痰饮多由外感六淫,或七情内伤及饮食等,使肺、脾、肾及三焦等脏腑功能失常,水液代谢障碍,以致水津停滞而成。

2. 痰饮致病特点　痰饮可随气而行,全身内外上下无所不至。痰饮证的临床症状复杂多样,分为痰证和饮证。

(1) **痰证**　痰浊上犯于头,眩晕昏冒;痰气凝结于咽喉,咽中形成如有物梗塞的梅核气;痰浊蕴阻于肺,咳喘咯痰;痰阻于心,胸闷心悸;痰迷心窍,神昏痴呆;痰阻于胃,恶心呕吐,胃脘痞满;痰在经脉筋骨,可生瘰疬、痰核,或阴疽流注,或半身不遂等;痰在四肢,麻木疼痛。

(2) **饮证**　饮留肠间,则肠鸣沥沥有声;饮停胸胁,则胸胁胀满,咳唾引痛;饮在胸膈,则胸闷、咳喘,不能平卧;饮溢肌肤,则肢体浮肿,身体疼重。

（六）瘀血

瘀血,是指体内有血液停滞,包括离经之血积存体内,或血行不畅,阻滞于血脉、经络及脏腑内的血液,均称为瘀血。

1. 瘀血的形成　瘀血主要由两方面原因形成的:一是气虚、气滞、血寒、血热等原因,使血行不畅而凝滞;二是由于外伤、气虚失摄等或血热妄行等原因造成血离经脉,积存于体内而形成瘀血。

2. 瘀血的致病特点　瘀血所致的病证极为广泛,其临床表现常因瘀血阻滞的部位不同而异。其共同特点归纳起来有六方面。

(1) **疼痛**　以刺痛为主,痛处固定不移、拒按,夜间痛甚。

(2) **肿块**　固定不移。在体表,则局部青紫肿胀;在体内,则多为痞块或积块,按之痞硬。

(3) **出血**　血色多呈紫黯色,或夹有血块。

(4) **面色、皮肤**　面色黧黑,肌肤甲错,皮下紫斑或青筋暴露,口唇紫绀,爪甲青紫。

(5) **舌象**　舌质紫黯,或有瘀点瘀斑,舌下脉络青紫、粗张迂曲。

(6) **脉象**　多见细涩、沉弦或结代。

(七)其他

其他致病因素主要有外伤、烧烫伤、冻伤、虫兽伤等。

二、病机

病机,是指疾病发生、发展与变化的机制。病邪作用于人体后,正气奋起抗邪,正邪相争破坏了人体的阴阳相对平衡,使脏腑、经络、气血的功能失常,从而产生各种病理变化。不同的病证有不同的病机,但总体来说,离不开正邪相争、阴阳失调、气机失常的基本规律。

(一)正邪相争

正气,是指人体的功能活动及其产生的抗病康复能力;邪气,泛指各种致病因素。正邪相争,是指疾病发生及其演变过程中,机体的抗病能力与致病邪气之间的相互斗争,正能胜邪则不发病,正不能胜邪则发病。从某种意义上说,疾病的过程也就是邪正斗争及其盛衰变化的过程,这对于治未病做到未病先防、既病防变有重要的理论指导意义。

1. 正邪相争与发病

(1) **正气不足是发病的内在因素**　正气旺盛,气血充盈,卫外功能固密,则病邪难以侵入,疾病无从发生,而当人体正气相对虚弱,卫外不固,防御能力相对低下时,邪气才能趁虚而入,从而发生疾病。

(2) **邪气侵袭是发病的重要条件**　正气在发病过程中占有主导地位,邪气是发病重要的条件,在某些情况下,甚至可能起主导作用,如烧伤、冻伤、疫疠、毒蛇咬伤、食物中毒等,此时即使正气强盛亦难免不被伤害。

(3) **正邪相争的结果决定是否发病**　正能胜邪则不病,病邪难以侵入,即使侵入,正气亦能奋起抗邪以祛邪外出,及时消除对人体的伤害,不致产生病理改变,疾病则无从发生。

正不胜邪则发病,邪气乘虚而入则发病。若感邪毒烈,正气显得相对不足,亦可导致疾病的发生。

2. 正邪盛衰与病邪出入

疾病发展变化过程中,正、邪两种力量不是固定不变的,而是发生着力量对比上的消长盛衰变化。正邪之间的此种变化,导致疾病发展趋势上表现为表邪入里,或里邪出表的病理变化过程。

3. 正邪盛衰与虚实变化　在疾病的发展变化过程中,邪正力量对比的消长盛衰变化决定了病证的虚实变化。

"邪气盛则实",致病邪气的毒力和机体的抗病能力都比较强盛,或是邪气虽盛而机体的正气未衰,能积极与邪抗争,故正邪相搏,斗争强烈。

"精气夺则虚",主要指正气不足,即机体的气血、津液亏少和脏腑经络的生理功能减退,抗病力低下,因而机体正气对于致病邪气的斗争,难以出现较剧烈的病理反应。

邪气的消长盛衰,不仅可以产生单纯的虚实病机,而且在长期的、复杂的疾病中,往往引起虚实病机之间的多种变化,主要包括虚实错杂、虚实转化及虚实真假等。

（二）阴阳失调

阴阳失调,是指机体在疾病的发展过程中,由于各种致病因素的影响,导致机体的阴阳消长失去相对平衡,从而形成阴阳偏盛、偏衰,或阴不制阳、阳不制阴的病理状态。同时,阴阳失调又是脏腑、经络、气血等相互关系失调,以及表里出入、上下升降等气机失常的概括。由于各种致病因素作用于人体必须通过机体内部阴阳失调才形成疾病,所以阴阳失调又是疾病发生、发展的内在根据。

阴阳失调的病理变化甚为复杂,但其主要表现不外乎阴阳的偏胜、偏衰、阴阳互损、阴阳格拒以及阴阳亡失等几方面。

1. 阴阳偏胜 阴或阳的偏胜,主要是指"邪气盛则实"的实证。阳邪侵入人体,可形成阳偏胜,阴邪侵入人体,可形成阴偏胜。阴阳是相互制约的。阳长则阴消,阴长则阳消,阳偏盛必然会制约阴,而导致阴偏衰,阴偏盛也必然会制约阳导致阳偏衰,故《素问·阴阳应象大论》说:"阳胜则阴病,阴胜则阳病。"

2. 阴阳偏衰 阴或阳的偏衰,主要是指"精气夺则虚"的虚证。这里的"精气夺"指的是包括了机体的气、血、津液等基本物质的不足及其生理功能的减退,同时也包括脏腑经络等生理功能的减退和失调。在正常的生理情况下,它们维持着相对的动态平衡状态。如果由于某种原因出现阴或阳某一方面物质减少或功能减退时,必然不能制约对方而引起对方的相对亢盛,形成"阳虚则阴盛""阳虚则寒""阴虚则阳亢""阴虚则热"的病理现象。

3. 阴阳互损

(1) **阴损及阳** 指由于阴液亏损,累及阳气生化不足或无所依附而耗散,从而在阴虚的基础上引起阳虚,形成了以阴虚为主的阴阳两虚病理状态。

(2) **阳损及阴** 指由于阳气虚损,导致阴液的生化不足,从而在阳虚的基础上引起阴虚,形成了以阳虚为主的阴阳两虚的病理状态。

4. 阴阳格拒 阴阳格拒,指由于某些原因引起阴或阳的一方偏盛至极,因而壅遏于内,将另一方排斥格拒于外,迫使阴阳之间不相维系,从而出现真寒假热或真热假寒等复杂的病理现象。阴阳格拒包括阴盛格阳和阳盛格阴两方面。

阴盛格阳是指阴寒之邪壅盛于内,逼迫阳气浮越于外,使阴阳之气不相顺接。阳盛格阴是指邪热内盛,深伏于里,阳气被遏郁闭于内、不能外达于肢体而格阴于外。

5. 阴阳亡失　阴阳亡失,包括亡阳和亡阴。指机体的阴液或阳气突然大量的亡失,导致生命垂危的一种病理状态。由于阴阳互根互用,阴亡则阳无所依附而散越,阳亡则阴无所化生而耗竭,故亡阴可以迅速导致亡阳,亡阳可继而出现亡阴,最终导致"阴阳离决,精气乃绝"。

阴阳失调是疾病的基本病机。因而调整阴阳,补其不足,损其有余,使之保持或恢复相对平衡,达到阴平阳秘,是防治疾病的基本原则,也是中医治未病学的重要理念。

(三)气机失常

气机失常又称气机失调,是指在疾病的发生发展过程中,由于致病因素的作用,而引起机体内气的升降出入运动的紊乱,导致机体出现气滞、气逆、气陷、气闭、气脱的病理状态。气机失常是人体生理功能及其相互关系出现紊乱的概括,也是疾病发生、发展、变化与转归的内在表现。故维持气的升降出入功能正常是治未病保障健康的重要内容。

三、发病理论在治未病中的应用

(一)辨识导致人体病理状态的原因和机制

1. 辨识发病原因　病因病机学说总结和归纳了各种病因作用于人体所导致的疾病的特点,同时也揭示了疾病发生、转化过程中的一般规律,从而有利于医者可以通过外在症状和体征的性质特点来分析疾病的致病原因,并推求疾病可能发生及变化的趋势,为预防和治疗提供依据。若出现以干燥、涩滞为特点的症状,见口鼻干燥、咽干口渴、皮肤干燥、甚则皲裂、毛发不荣等,可辨识为六淫中燥邪伤人;若患者在发病前有过激烈的情绪波动,如大怒、大悲、大喜等时,可辨识为七情致病;若患者发病前曾到达过流行病疫区,或到达过山瘴之地,则可辨识为疠气致病。因而在治未病中,如果能通过外在症状和体征辨识出各种致病因素是否侵犯人体,则对尽早预防和干预起到极为重要的作用。

2. 辨识病理机制　病邪作用于人体后,正气奋起抗邪,正邪相争使人体的阴阳失衡,出现脏腑、经络、气血的功能异常,从而产生各种病理变化,因此疾病的不同时期会表现出不同的症状。例如温热阳邪侵入人体,造成机体阳邪偏盛,可表现出如壮热、面红、目赤等热象。而当机体感受寒湿阴邪,机体阳不制阴,则可表现出如形寒、肢冷、舌淡等阴寒内盛之象。此即所谓"阳盛则热,阴盛则寒"。中医的病机理论告诉我们,当不同的致病因素作用于不同人体时会产生不同的病理变化及过程,能辨识在体内产生的不同机制,则对预防和干预疾病有着重要的指导意义。

(二)预测人体疾病的发生和转化

因为病因病机理论揭示了疾病发生、发展的一般规律,故而通过观察机体症状与体征可测知正气之虚实、邪气之浅深、阴阳之盛衰,从而推测出病情轻笃及其传变趋势。例如外感风寒之邪侵袭人体时,初起表现为发热恶寒、头痛鼻塞等风寒邪气在表的症状,若未及时治疗表邪可入里化热,进一步发展为发热不恶寒、口渴汗出、咳嗽胸痛、咯痰黄稠、脉滑数等邪热壅肺症状。肾阴精亏虚的患者病至末期,若病情进一步发展,肾中精气的损耗累及肾阳,即阴损及阳,则可能出现畏寒、肢冷等阳虚症状,或转化为阴阳两虚之证。因此根据"由表入里""由虚致实""阴损及阳""阳损及阴"等转化规律,在未病或疾病的初期,就可以预测出疾病的可能发生和可能出现的传化,及时给予干预措施,则能有效防止疾病的发生,或阻止病情转化。

(三)指导治未病的调摄

1. 养正避邪 "正气存内,邪不可干。"因此,固护正气是预防疾病的根本途径。注重邪气的规避、七情的调畅、欲望的控制也是预防疾病的重要内容,正如《素问·上古天真论》所说:"虚邪贼风,避之有时,恬淡虚无,真气从之,精神内守,病安从来。"如此养生调摄治未病便可"春秋皆度百岁而动作不衰"。

2. 早期调摄 由于疾病过程中的邪正斗争,疾病的发展可能会出现由浅入深、由轻到重、由单纯到复杂的变化过程。在疾病初期,大多病位较浅,病情多轻,正气未衰,传变较少,病较易治。若早期诊治,则能有效控制疾病的发生及加重与转化。故《素问·阴阳应象大论》说:"故邪风之至,疾如风雨,故善治者治皮毛,其次治肌肤,其次治筋脉,其次治六腑,其次治五脏。治五脏者,半死半生也。"

3. 防止传变 病机理论阐述了疾病的发生、发展及传变趋势,了解这种趋势便能合理地辨识未病及预测疾病的可能进展,进而为调摄提供有力的理论指导。如《金匮要略·脏腑经络先后病脉证》说:"见肝之病,知肝传脾,当先实脾。"临床上在治疗肝病的同时,常配以调理脾胃的药物,使脾气旺盛而不受邪,确可收到良效。又如温热病伤及胃阴时,其病变发展趋势将耗及肾阴,清代医家叶天士据此传变规律提出了"务在先安未受邪之地"的防治原则,主张在甘寒以养胃阴的方药中,加入咸寒滋养肾阴的药物,以防止肾阴的耗损。

第九节 防治理论

防治,即预防和治疗。中医防治的基本原则就是在整体观念和辨证论治精神指导下制定的反映中医预防和治疗学规律和特色的理论知识,是中医学理论体系的重要组成部分,也是中医调治未病的重要内容。

中医防治未病具有悠久历史,早在《黄帝内经》中就提出了"治未病"的预防思想,强调了"防患于未然"。《素问·四气调神大论》所说的"圣人不治已病治未病,不治已乱治未乱",明确了"无病先防"的指导思想。随着几千年中医的发展,后世历代医家从临床实践出发对此不断发挥,极大地丰富了治未病理论的内涵,逐渐形成完整的内容体系,预防包括了未病先防、既病防变、瘥后防复等内容。中医的治疗有着独特的方法和思想,其中辨证调治和辨病调治在中医疾病的治疗和未病的防治中起了重要作用。

一、未病先防

（一）基本概念

未病先防，就是针对疾病未形成前的各种状态，采取各种养生保健方法，达到保养身体、增强免疫、预防疾病之目的。

《黄帝内经》对未病养生提出经典的论述，《素问·上古天真论》说："其知道者，法于阴阳，和于术数，食饮有节，起居有常，不妄作劳，故能形与神俱，而尽终其天年。"指出平素生活中，注重道法自然，讲究人与自然的统一，人体自身阴阳的平衡，饮食起居得当，才能颐养形神，防病于先。

（二）常人防病的基本方法

1. 法于四时 道法自然，顺应四时气候变化规律，是养生保健的重要环节。春夏秋冬对人的情志变化、气血运行、脏腑经络功能、疾病发生等方面均产生影响。法于四时，就是要随着春夏秋冬四时之气，调心肝脾肺肾所主情志，调阴阳气血，依四时防病。

人的阴阳气血随四季气候阴阳的变化而变化。《素问·四气调神大论》专篇讨论顺应四时养生的问题。春季天地俱生、万物以荣，主张升发以应春气，保持情志条达，心情愉悦，作息则宜夜卧早起，广步于庭；夏季天地气交、万物华实，主张宣泄以应夏气，宜夜卧早起；秋季则宜收敛，以应秋气之肃静，作息则早卧早起；冬季宜闭藏，早卧晚起。又因为春夏阳气发泄，气血易趋向于表，故皮肤松弛、疏泄多汗等；秋冬阳气收藏，气血易趋向于里，表现为皮肤致密少汗，从而提出"春夏养阳，秋冬养阴"的四时养生大法。顺从万物浮沉的生长之道，使阴阳气血协调，是万物的根本。

四时气候不同，一些季节性常见的多发病往往也是有规律可循的，如春季多温病，夏季多腹泻，秋季多疟疾，冬季多痹病等。某些慢性疾病，往往在季节变化和节气交换之时发作或增剧，如心肺疾患常在秋末初冬发作，癫狂易在春秋季发作等。因而，依四时防病，掌握和了解四季与疾病的关系以及疾病的流行情况，具有重要的治未病意义。

2. 调畅情志 在形神关系中，"神"起着主导作用，"神明则形安"。治未病必须充分重视"神"的调养。调神主要在于调节情志，情志活动不可压抑，也不可太过，贵在有节适度。《素问·灵兰秘典论》说："凡怒、忿、悲、思、恐惧，皆损元气"，提出七情可损伤元气。华佗也提倡"宜节忧思以养气，慎喜怒以全真"，意即保持心情舒畅，精神愉快，避免不良的精神刺激和过度的情志波动，可减少疾病的发生。总之，通过修身怡神，优化性格，增强对来自内外环境的不良刺激的化解能力，排除客观事物对自己主观意识的负面干扰，增强心理健康，才能保护形体健康。

3. 节制饮食 一直以来，饮食养生在中国人民保健活动中，起着不可替代的作用。节制饮食治未病，包括饮食的宜与忌。

孙思邈在《备急千金要方·食治方》说："安身之本,必资于食……是故食能排邪而安脏腑,悦神爽志,以资血气……"提出饮食对人体的重要影响,反对暴饮暴食,提倡少食多餐,饮食有度。李东垣在《脾胃论》提及"白粥、粳米、绿豆、小豆、盐豉之类,皆淡渗利小便",认为淡渗之品可泻阳气,不建议常服,尚提出禁饮酒太过等。食物同药物一样具有五气五味,食可疗疾,亦可致病,因而饮食的禁忌也是预防疾病中不可忽视的一部分。

4. 慎护起居　居所是人们生存的主要场所,调护起居对于预防疾病、延年益寿有重要的影响。张仲景在《金匮要略·脏腑经络先后病脉证》中说:"若人能养慎,不令邪风干忤经络……更能无犯王法,禽兽灾伤,房事勿令竭之……不遗形体有衰,病则无由入其腠理",强调平素重在摄生以防病。李东垣于《脾胃论·摄养》篇中说:"忌浴当风,汗当风";"如衣薄而气短,则添衣……气尚短,则以沸汤一碗熏其口鼻,即不短也……如久居高屋或天寒阴湿所遏,令气短者,亦如前法熏之……凡气短皆宜食滋味汤饮,令胃调和";"饥而睡不安,则宜少食,饱而睡不安,则少行坐";"大抵宜温暖,避风寒,省语,少劳役为上",详细指出了生活细节的调护。故起居养生应当劳逸结合,着衣适寒温,防寒保暖,汗忌当风等,以保养阳气,调和气血。

（三）特殊人群防病的基本方法

人体有阴阳、气血盛衰之异,老幼之殊,生长阶段不同,生理特点差异较大。针对不同生长时期的人群,防病保健的重点和方法不同。下面着重介绍儿童期、青春期和老年期的防病基本方法。

1. 儿童期　中医学认为,小儿的生理特点是脏腑娇嫩,形气未充,生机蓬勃,发育迅速。《颅囟经》言小儿为"纯阳之体",《温病条辨》言小儿"稚阴稚阳"。儿童时期,机体各种生理功能尚未健全,对病邪侵袭、药物攻伐和耐受能力都较低。小儿脏腑娇嫩,以肺、脾、肾三脏不足更为突出,表现为呼吸不匀、息数较促,容易感冒、咳喘;运化力弱,易出现食积、吐泻;肾精未充,婴幼儿二便不能自控或自控能力较弱等。而心、肝二脏不足则表现为脉数,易受惊吓,思维及行为的约束能力较差;好动,易发惊惕、抽风等症。此外,小儿还具有生机蓬勃、发展迅速的特点。无论在形态结构方面,还是在生理功能方面,都在不断地、迅速地发育成长。

基于小儿的生理特点,小儿在病理表现为"发病容易,传变迅速",感染病邪之后,若调治得当,则"脏气清灵,易趋康复",否则可能迅速传变导致病情加重。

中医药在儿童时期的防病养生,需要结合生理、病理的特点,保障儿童的健康成长。饮食调养方面,幼儿哺乳要提高乳母的身体健康水平和乳汁质量,养成良好的哺乳习惯,防止过多的乳食给小儿柔弱的脾胃造成负担。婴幼儿的食物宜细、软、烂、碎,利于吸收;品种多样,保证生长需要的营养。儿童要养成良好的饮食习惯,按时进食,提倡"三分饥",避免偏食,节制零食。起居调养方面,小儿要保证充足的睡眠,逐步养成良好的作息习惯,以促进生长发育。经常进行户外活动,增强体质,衣着适寒温,春季不要过早脱棉衣,夏季纳凉要适度,秋季提倡"三分寒",冬季室内不宜过度密闭保暖,应适当通风。此外,小儿脏气清灵,不耐药物,中医刺激腧穴的方法简便易行,可通过小儿推拿如摩腹、捏脊、揉穴等激发经脉之气,调节阴阳,健脾益胃。

2. 青春期　青少年12~24岁这一阶段,称为青春期,是人体开始出现第二性征到性发育成熟、生长发育的时期,表现为阳气旺盛,多动而少静,心性未定,独立性和依赖性交错,可塑性强。青春期的防病养生既要着重于生理,更要着重于心理。

这一时期,由于体格发育第二次增快,身高及体重迅速增长,脑力劳动和体力活动消耗大,必须增加各种营养素的摄入,以满足成长的需求。同时要防治这一时期的好发疾病,如女孩常见的良性甲状腺肿大、月经不调、痛经等。饮食要均衡,健运脾胃,全面地摄取营养;起居调摄要劳逸结合,睡眠充足,积极进行体育锻炼,促进生长发育。心理保健方面,要进行青春期生理卫生教育,使其正确认识并从容应对身体的正常生理变化。由于青春期神经内分泌调节不够稳定,常引起心理、行为、精神方面的不稳定,加之生理方面的不断变化可能造成心理不安或易于冲动,环境改变、接触社会面增多也会带来适应社会的心理问题。要根据其心理、精神方面的特点,加强教育与引导,使之认识自我,了解自己的哪些变化属于正常现象,避免过分紧张;认识社会,正确处理好人际关系,养成良好的思想素质。

3. 老年期　人到老年期时,脏腑功能虚损,气血津液不足,身心逐渐衰老。这一时期,人体抗病能力差,自我调节能力不足,阴阳平衡失调,常表现为:多病相兼、正虚邪实、症状复杂,且易发生突变。因而老年期的防病养生重点在于"谨查阴阳所在而调之,以平为期",即和调阴阳、补益气血、调整脏腑、扶正祛邪,以期达到防病健身、延年益寿的目的。

饮食调养方面,食物宜清淡、易消化,以素为主,荤素合理搭配,要食饮有节,做到定时定量;严格控制油、盐摄入,合理补充微量营养素,如钙、铁、锌、维生素D等。起居方面,老年人阳气已衰,更要根据四时规律,顺应自然,适寒暑,"春夏养阳,秋冬养阴",预防季节转换、气候变化的高发病。此外,老年人常气血不足,精神不济,而肢怠少动,孙思邈指出"流水不腐,户枢不蠹,以其运动故也",适当的运动对老人保持健康非常必要。常见的适宜老年人的运动有散步、太极拳、气功、导引、跳舞等。老年人五脏俱虚,脏腑功能失调,常夹痰湿、瘀血等病邪,故平时还可采用中药调理,"损其有余,补其不足"。如阳虚者当温阳,用桂附八味丸;阴虚者当滋阴,用六味地黄丸等;若气血俱虚,则须气血双补,用八珍汤、十全大补丸等;还可选用药膳、针灸、推拿、足疗、药浴等传统方法调理。

二、既病防变

(一)基本概念

既病防变,是指在疾病发生之后,争取早期诊断,早期治疗,以防止疾病的发展和传变。

《难经·七十七难》说:"所谓治未病者,见肝之病,则知肝当传之于脾,故先实其脾气,无令得受肝之邪,故曰治未病焉。中工治已病,见肝之病,不晓相传,但一心治肝,故曰治已病也。"指出治已病的重要内涵是防止疾病的发展。

（二）常用方法

既病防变，是"已病"后临床治疗的重要指导思想。一般来说，疾病发生之后传变与否，与患者的抗病能力、受邪的轻重、脏腑之间的生克规律及治疗正确与否等都有密切联系。这一阶段强调正确的医治方式，包含有两方面内容：首先是早诊早治，在疾病处于萌芽阶段或病情初期尚未加剧之时，及时采取有效的治疗，防微杜渐；其次还要求把握疾病的传变规律，正确施治，谨防变证。

1. 早诊早治　疾病一旦发生，可能会迅速传变，导致病情加剧而增大治疗难度，所以早期发现疾病是有效治疗的前提，必须早诊早治，在疾病之初不失时机地给予正确治疗，将疾病消灭在萌芽阶段。

刘完素在《素问病机气宜保命集·中风论》中说："盖祸患之机，藏于细微，非常人之豫见，及其至也，虽智者不能善其后。"指出重视疾病发病之前的征兆具有重要防治意义，并说若有中风之先兆，则"宜先服八风散、愈风汤、天麻丸各一料为效"，可见刘完素治疗中风注重早服预防之药的治未病方法。

张介宾于《景岳全书·瘴气》中说："外人入南必一病，但有轻重之异，若久而与之俱化则免矣。此说固若有理，但备之以将养之法，解之以平易之药，决保无病，纵病易愈。"认为外人居瘴地者，需常备药物以早预防，稍觉不适即以药解之，可见张介宾亦提倡疾病征兆之初即要尽早用药，以防微杜渐。

早期诊断和及时治疗，尤其对一些难治性疾病意义更为重大，这些疾病在未得到确诊之前，往往已经有气色、饮食、体力、精神状态等异常表现，根据中医四诊观察进行辨证论治，就会大大减少难治性疾病的发生。如临床常见的脑血栓病，其发生前期的"高凝状态"，常见有不同程度的嗜睡、头晕、疲倦等，对此若早期辨证治疗，就会在一定程度上减少偏瘫、语言障碍等重症的发生。

2. 重视五脏相生相克　人体是一个有机整体，脏腑经络在生理上相互联系，必然成为在病理状态下疾病传变的内在依据。所以，把握这些内在的联系和规律，是实现"既病防变"的前提，也是正确施治的关键。张仲景即十分重视脏腑的传变，《金匮要略·脏腑经络先后病脉证》说："见肝之病，知肝传脾，当先实脾。"认为这是上工治未病的重要体现。在《伤寒论》中列举了大量临床上因为医家误治而引发严重不良后果的例子以警示后人，如"淋家不可发汗，发汗则必便血"等。其指导意义在于临证时必须照顾整体，治疗未病之脏，以防疾病传变。临床上很多疾病如慢性肝炎、黄疸、失眠、抑郁症等，均可隶属于中医"肝病范畴"，都可依"肝病实脾"的防治理念，展开临证思维。

3. 掌握疾病传变规律　疾病发生后，或以五行生克为第，或以气血津液为序，必须掌握疾病的传变规律，准确预测病邪的传变趋向，采取预防措施，以终止发展。清代叶天士根据温病的发病规律，即热邪伤及胃阴，进一步发展可损及肾阴，因而主张在甘寒养胃的同时加入咸寒滋肾之品，以防肾阴被损，并提出了"先安未受邪之地"的防治原则，这可以说是既病防变的典范。

4. 把握病因病机 正确施治，还重在对疾病之病因病机的把握。吴又可在《温疫论》中指出："温疫可下者，约三十余证，不必悉具……大凡客邪贵乎早逐，乘人气血未乱，肌肉未消，津液未耗，患者不至危殆，投剂不至掣肘，愈后亦易平复。欲为万全之策者，不过知邪之所在，早拔去病根为要。"认为温病之邪下之不嫌早，在病者正气仍盛时及早祛邪是防止疾病加剧的重要举措。这种"逐邪宜早"的学术观点，集中体现了其对温疫病因病机的把握。

5. 重视体质用药 "已病"之后，在确立治则治法的思维中，尚要考虑患者的体质类型，既要在药味和剂量上加减变化，也要根据患者的体质类型预测疾病的发展趋势，并采取相应的措施阻止其发展。如素体阳气不足者，治疗上要注意顾护阳气，而不可过用寒凉；素体阴液不足者，则须顾其津液，而不可过用温燥。这种辨体质用药以防传变的方法，体现出中医临床治疗中"既病防变"的预防思想，对临床治疗决策思维具有重要的指导意义。

三、瘥后防复

（一）基本概念

瘥后防复，是指疾病痊愈之后，要重视调养和防护，以防止疾病的复发。

（二）基本方法

1. 防止新邪外感 疾病初愈，此时人体邪气未尽、阴阳未平，正气尚且虚弱，若调摄不慎，极易因新邪外感而引发他病。所以，在疾病初愈，脏腑功能尚未恢复的情况下，必须注意生活调摄，避免劳力、劳心、劳神过度，还要慎戒房事、合理饮食、调护起居，做好善后治疗和调理。

2. 防止旧病复发 原有疾病的恢复期和稳定期也可以看作是"愈后"阶段，很多常见的慢性病临床治愈后，尚有较长时间的恢复期，若日常调摄不慎，或因季节气候变化等因素，往往会引起病情反复。如临床常见的慢性咳喘病，多是由于肺脾肾虚损，水湿输运不利而致痰饮停聚，其发病往往有明显的季节性，多是在作业冬季感寒而引发咳喘，符合《灵枢·邪气脏腑病形》篇"形寒寒饮则伤肺，以其两寒相感，中外皆伤，故气逆而上行"的发病机制。所以，这类患者尤其要注意秋冬季节的调摄，避免因外感而引起宿疾发作。另外，根据《素问·四气调神大论》"春夏养阳，秋冬养阴"的精神，可在夏季采取一定的预防性治疗，如"三伏贴"等。

《黄帝内经》对于某些疾病定时发作或在缓解期，强调治疗时机的选择，如《素问·刺疟》说："凡治疟，先发如食顷，乃可以治，过之则失时也。"《灵枢·逆顺》说："方其盛也，勿敢毁伤，刺其已衰，事必大昌。故曰：上工治未病，不治已病，此之谓也。"这里所谓"治未病"，是指在疾病的缓解期或未发作之时进行治疗，是取邪气已衰而正气来复的有利时机,促使正胜邪退,防止疾病复发。

张仲景认为,某些病证经恰当治疗进入恢复期后,往往存在余邪未尽或正气未复的情况,所以要"瘥后防复"。此时,若调摄失宜,极易复发或复感新邪。《伤寒论》专篇《辨阴阳易差后劳复病脉证并治》列有:"大病差后劳复者,枳实栀子豉汤主之";"伤寒差以后,更发热,小柴胡汤主之";"大病差后,从腰以下有水气者,牡蛎泽泻散主之";"大病差后,喜唾,久不了了,胸上有寒,当以丸药温之,宜理中丸",等等,以示后人注重病后调治。并主张疾病初愈,应慎起居、节饮食、勿作劳,做好疾病后期的善后治疗与调理,方能巩固疗效,防止疾病复发。

四、辨证调治

(一)基本概念

证,即证候,是疾病过程中某一阶段或某一类型的病理概括,由反映疾病阶段性本质的症状和体征所组成。辨证调治即是将四诊(望、闻、问、切)所收集的症状和体征,通过综合、辨析以确定证候的原因、性质和病位,从而根据证来确立治法,据法处方以治疗疾病。

在不同状态下,证是不一样的,具有应时、应地、应人而变化的特征。《素问·三部九候论》强调致病必先辨别虚实,提出:"必先度其形之肥瘦,以调其气之虚实,实则泻之,虚则补之,必先去其血脉而后调之,无问其病,以平为期。"《伤寒论》说:"太阳之为病,脉浮,头项强痛而恶寒。""阳明之为病,胃家实是也。""少阳之为病,口苦、咽干、目眩也……"于此张仲景提出六经辨证。喻嘉言在《医门法律·胀病论》中说:"凡治水肿病,不察寸口脉之浮沉迟数,弦紧微涩,以及趺阳脉之浮数微迟紧,则无从辨证用药,动罹凶祸,医之罪也。"认为不细察辨证,用药不仅无效反而可能加重病情,是医者的罪过。

可见辨证调治是中医治疗疾病的一大特色,是治未病的关键环节。根据望闻问切四诊的资料,进行分析判断病者的寒热虚实病性以及在脏在腑之病位,从而施治用药,才能正确治疗疾病,以防疾病的加重或病及其他脏腑。

(二)辨证方法对未病调治的指导

在长期的医疗实践中,中医理论不断发展,对辨证的认识也不断深入,逐渐建立了多种行之有效的辨证方法,包括八纲辨证、病因辨证、气血津液辨证、脏腑辨证、六经辨证、卫气营血辨证、三焦辨证和经络辨证等。以上8种中医常见的辨证方法各有其特点和应用范围,相互补充而不能相互取代,形成了辨证体系纵横交叉的网络。下面着重介绍几种常见辨证方法对未病调治所起的指导作用。

1. 八纲辨证对未病调治的指导　八纲即阴阳、表里、虚实、寒热八个辨证的纲领。八纲辨证就是运用八纲对四诊获得的病情资料进行分析综合,从而初步获得关于病位、病性、邪正斗争盛衰和病症类别的总体辨证方法。

通过八纲辨证,可在一定程度上探求疾病的本质,掌握其要领,确定其类型,预测其趋势,从而为治疗和预防疾病指明方向。《素问·至真要大论》说:"谨察阴阳所在而调之,以平为期。"即辨别阴阳、表里、寒热、虚实,调整人体的气血阴阳,恢复阴阳的协调平衡。八纲中又以阴阳辨证尤为重要。《素问·生气通天论》说:"阴平阳秘,精神乃治。"中医治未病的根本目的在于维护阴阳平衡,守之则健,失之则病。阴阳偏盛,治宜遵循"损其有余"及"寒者热之""热者寒之"的原则;阴阳偏衰,治宜遵循"补其不足"的原则。如对于阴虚阳亢者,治宜育阴涵阳,所谓"壮水之主,以制阳光";对于阳虚寒盛者,治宜温阳抑阴,所谓"益火之源,以消阴翳"。由于阴阳互根,故在温阳时需结合"阴中求阳",滋阴时需结合"阳中求阴",此即"阳得阴助而生化无穷,阴得阳升而泉源不竭"之意。总之,调整阴阳,补其不足,损其有余,使之保持或恢复相对平衡,达到阴平阳秘,是防治疾病的基本原则,也是中医治未病学的重要理念。

2. 病因辨证对未病调治的指导　病因辨证,是在中医学基础理论,尤其是中医病因学的指导下,对患者的症状、体征、病史等进行辨别、分析、判断、综合,以确定患者具体病因的思维过程和辨证方法。从病因的来源和发病的病位看,病因可分为外感、内伤和其他。病因辨证是八纲辨证在病因方面的深化和具体化。

病因辨证在中医治未病中的指导体现在:① 辨识发病原因。中医学的病因包括外感六淫、疠气,内伤七情、饮食劳逸、痰饮、瘀血以及其他导致机体疾病的原因。病因的辨识有利于指导疾病的预防。② 辨识病理机制。病邪作用于人体后,正气奋起抗邪,正邪相争使人体的阴阳失衡,脏腑、经络、气血的功能异常并产生各种病理变化,因此疾病的不同时期会表现出不同的症状。例如风寒之邪侵袭人体,人体卫阳奋力抗邪,可表现出如发热恶寒、无汗、脉浮等寒凝之象;如风寒之邪郁而化热,可表现出发热、汗出、口渴等热郁之象。③ 预测人体疾病的发生和转化。病因病机理论揭示了疾病发生、发展的一般规律,故通过观察机体症状与体征可测知正气之虚实、邪气之浅深、阴阳之盛衰,从而推测出病情轻笃及其传变趋势。例如情志不遂者,初起可见胸胁胀满、喜太息等肝气郁滞症状,若未及时治疗,进一步发展又可见心烦、口渴、失眠等心火偏盛,和(或)纳谷不香、腹胀喜按等脾胃虚弱症状。根据这些规律,若在疾病的初期加以干预则能有效阻止病情的恶化。

3. 脏腑辨证对未病调治的指导　脏腑辨证是在认识脏腑生理功能和病理变化的基础上,对四诊所获得的临床资料进行综合分析,以判断疾病的病因病机,确定脏腑证型的一种辨证方法。

脏腑辨证是中医诊察、识别疾病证候的基本方法,已成为临床各科辨证的基础,在中医辨证体系中处于核心地位。尽管八纲辨证、病因辨证、气血津液辨证及六经辨证等各具特色,但均与脏腑定位密切相关,最终大多要落实到脏腑辨证上来。通过观察外在征象进行脏腑辨证,可达到未病先防。《素问·刺热》说:"肝热病者,左颊先赤;心热病者,颜先赤;脾热病者,鼻先赤;肺热病者,右颊先赤;肾热病者,颐先赤。病虽未发,见赤色者刺之,名曰治未病。"表明根据五脏所主外候,可测知五脏的可能的病理变化,据此见外知内,未病先防。

此外，人体是一个有机整体，当某一脏腑发生病变时，会影响别的脏腑功能。故在治疗脏腑病变时，不能单纯考虑一个脏腑，而应注意调整各脏腑之间的关系。如肺的病变，既可因本脏受邪而发病，亦可因心、肝、脾、肾及大肠的病变所引起，如因心气不足，心脉瘀阻，可致肺气失降的喘咳，应温心阳为主。同样，其他脏腑的病变，也要根据各脏腑生理、病理上相互联系相互影响的道理，使其功能协调，通过调理脏腑来起到治未病的作用。

4. 六经辨证对未病调治的指导　六经，即太阳经、阳明经、少阳经、太阴经、少阴经、厥阴经。六经辨证中六经的含义与经络学说中的六经含义不尽相同，它是外感病过程中所出现的六类证型的名称，是疾病部位、性质、人体抗病能力等多种概念的高度综合。

六经辨证是总结外感病发生发展过程所概括出的辨证方法，对于治未病中外感病及外感病发展过程中相关的疾病的辨证防治有着重要的指导意义。其一，六经病都有一定的特征性临床特点。通过对六经病特征性症状的掌握和理解，可以辨识出疾病所处何经，做到对疾病整体情况的把握，从而针对性地及早治疗，防止疾病继续发展。如外感初期，见头项强痛、恶寒、脉浮等，可辨识出病在太阳，如此针对性地使用发汗散邪的治法，则可使邪气在太阳经即解，避免变生他经病证。其二，六经具有一定的传经发展规律。通过对其规律的把握，可以预测疾病的传变。如太阳病可传阳明，《伤寒论》第48条载："二阳并病，太阳初得病时，发其汗，汗先出不彻，因转属阳明，续自微汗出，不恶寒。"又太阳与少阴相表里，少阴病可传太阳，《伤寒论》第293条载："少阴病八九日，一身手足尽热者，以热在膀胱，必便血也。"

五、辨病调治

（一）基本概念

病，即疾病，具有特定的病因、病机和症状，疾病全过程包含不同的发展阶段。辨病调治即是通过对疾病的辨析，根据不同疾病的各自特征，做出相应疾病的诊断，从而确定治疗的具体方法。

辨病调治也是中医学的一种论治方法，殷墟甲骨文记载了疟、疥、蛊等20余种疾病的名称，西周《山海经》有瘿、痔、痈、疽等23种固定病名；长沙《五十二病方》共载医方280多个，所治疾患涉及内、外、妇、儿、五官各种疾病100多种。

（二）辨病调治对未病的指导

1. 辨识疾病，总揽病变全局　任何疾病，均有自身的临床特点和演变规律。辨病论治可以完整地把握疾病的病程和发展规律，从而整体上预防疾病的传变，对治未病可发挥明显优势。

准确的辨别、诊断疾病是正确辨病调治的前提。《黄帝内经》里就有对病名病机的描述，《素问·奇病论》说："帝曰：有病口甘者，病名为何？何以得之？岐伯曰：此五气之溢也，名曰脾瘅。夫五味入口，藏于胃，脾为之行其精气，津液在脾，故令人口甘也。此肥美之所发也。此人必数食甘美而多肥也,肥者令人内热,甘者令人中满,故其气上溢,转为消渴。治之以兰,除陈气也。"表明辨病"脾瘅",需"治之以兰",以"除陈气",但还需慎食"甘美而多肥"以治未病,方能把握病变全局。

2. 调治方便,干预直接明了 以辨病为主所进行的专方专药治疗,是中医学术发展和中医临证的重要内容之一。专病专方,如少阳病用小柴胡汤,百合病用百合类方,肠痈用大黄牡丹汤或薏苡附子败酱散,郁病用逍遥散,脏躁用甘麦大枣汤,蛔厥用乌梅丸等;专病专药,如海藻、昆布消瘿,水银、硫黄疗疥,常山、青蒿截疟,黄连、鸦胆子止痢等,都有很强的针对性,其临床疗效是辨证处方及其随证加减所代替不了的。通过辨病调治,干预直接,针对性强,可迅扫病灶,消除病邪传变之机。

第三章 中医治未病的方法与技术

第一节 情 志 调 治

情志属于人的精神活动,是指人们在外在环境的各种刺激下引起的心理状态,即个体受客观事物刺激后所做出的一种内心反应。中医将人的情志活动归纳为"七情",即喜、怒、忧、思、悲、恐、惊7种,并认为:喜为心志,怒为肝志,悲(忧)为肺志,思为脾志,恐(惊)为肾志。七情的变化既可以改变人的行为活动方式,又可以改变人的脏腑功能状态,从而导致人体发生相应的生理、病理变化。

一、操作方法

1. 清静养神法 调神摄生,首贵静养。静养是指使人的精神情志活动保持在淡泊宁静的状态。要做到少思寡欲,须赖于正确的思想。要做到心神宁静,需注意闭目定志。眼为心灵之窗,闭目养神有利于心静神凝,尤其在精神紧张、情绪激动、身心疲劳的情况下,闭目养神片刻,往往能使人心平气和、思绪冷静、精神内守、坦然舒畅。

2. 以情制情法 中医根据情志及五脏间五行生克的理论,用互相制约的情志来干扰和转移对机体有害的情志,达到协调情志的目的,即为以情制情法。如喜伤心者,以恐(惊)胜之;思伤脾者,以怒胜之;悲(忧)伤肺者,以喜胜之;恐(惊)伤肾者,以思胜之;怒伤肝者,以悲(忧)胜之。以情制情法特别是对癫狂、郁证、瘿病、高血压病、冠心病、癌症、奔豚气等受情志影响尤为显著的疾病,精神疗法是重要的辅助治疗手段。

3. 移情法 通过一定的方法和措施转移人的情绪以解脱不良情绪刺激的方法叫移情法,又称转移法。有些人患病后,整天围绕着疾病胡思乱想,陷入苦闷、忧愁,甚至紧张、恐惧之中。在这种情况下,要分散患者对疾病的注意力,使其思想焦点从疾病转移于他处;或改变周围环境,使患者避免与不良刺激的接触。"移情易性"的具体方法很多,应用时当根据不同人的心理、环境和条件等,采取不同的措施灵活运用。如琴棋书画移情法、运动移情法。

4. 升华超脱法   升华超脱法是指用理智战胜不良情绪的干扰,并投身到事业生活中。养成个人良好的性格,把身、心的创伤等不良刺激转变为奋发向上的行动。

5. 暗示法   暗示不仅影响人的心理与行为,而且影响人体的生理功能。暗示法一般多采用语言,也可采用手势、表情、暗号或药物等。

6. 开导法   开导法是用解释、鼓励、安慰、保证的方法解除患者的思想顾虑,提高战胜病痛的信心,从而配合治疗,促进康复。心理开导最常用的方法是解释、鼓励、安慰、保证。解释是开导法的基础,它是向患者讲明疾病的前因后果,解除其思想顾虑,从而达到康复的目的。而鼓励和安慰则是在患者心理受到创伤、情绪低落之时实行的康复方法。保证则是在患者出现疑心、忧愁、不解之时,医者以充足的信心做出许诺、担负责任以消除患者的紧张与焦虑。

二、适宜人群

情志内伤是中医的内因之一,七情失调可影响其相应脏腑导致各种疾病,因此情志养生的适宜人群很广,既包括健康人群,也包括心理亚健康状态的人群和心理疾病患者。

三、注意事项

1. 以情胜情疗法是属于以一种过激情志去调节另一种失调情志的方法,因此对于施术者要求较高,要求施术者有丰富的临床经验,且要掌握好时机、地点和幅度,不能一味为了疗效而滥施此术,以免引起医源性的情志失调。

2. 由机体器质性疾病所引起的情志失调,不适合应用本法调养。

3. 精神分裂症等精神病,不属情志调理范畴。

第二节 起 居 调 治

起居养生是要求人们注重生活中的衣食住行、日常琐事,从小事做起,养成习惯,形成良好规律并一直坚持。这一规律要顺应自然环境、四时气候的变化,主动调整自我,保持与自然界的平衡而达到养生目的。

一、操作方法

建立科学而有规律的作息方式,是起居养生的基本要求。《黄帝内经》指出"起居有常,不妄作劳",能"度百岁乃去"。反过来,若"以妄为常",则"半百而衰"。人与自然相应,起居也应根据四时变化而变化。例如每日凌晨是大地阳气回升的时间,5~7点正是阳气最盛的时候,此时起床,外出散步或做些轻微的运动,就自然而然地补充了阳气。劳逸结合有利于活动筋骨,通畅气血,强健体魄,增强体质。同样,适当休息,也是生命活动的需求,适度安逸,能消除疲劳,调节心身,恢复体力和精力。

二、适宜人群

适宜气血亏虚等不宜做剧烈锻炼的亚健康人群,尤其是老人、慢性疾病患者、手术后气血不足人群。

三、注意事项

1. 起居治未病需要养成良好的与自然相适的作息规律,防止熬夜、晚起等。
2. 防止过度劳累或过度安逸。

第三节 饮 食 调 治

饮食治未病是在中医药理论指导下,通过合理选择食物,改善饮食习惯,注意饮食宜忌,科学摄取食物,以达到促进健康,预防疾病,益寿延年的目的。饮食既指饮料和食物,又包含与吃喝相关的文化和行为,如烹饪、饮食艺术等。人体通过饮食补给机体赖以生存的营养物质,维持人体正常生长、发育,完成各项生理功能,保证生存。

一、操作方法

自然界除了某些食物能够被人们直接食用外,大部分食物需要通过一定的烹饪加工才能食用。食物的烹饪方法很多,不同的烹饪方法对食物的色、香、味、形、效都可产生不同的影响。常用的食物烹饪方法主要有蒸、煮、炖、焖、煨、熬、卤、炒、炸等。

1. 蒸 将食材加或不加调料,装入碗中上笼屉用蒸汽蒸熟的烹制方法。具有保持原汁原味、形状完整、鲜嫩爽口的特点。

2. 煮 将食材全部放在锅内,加汤汁或清水适量,先用武火煮沸,再文火烧熟的烹调方法。

3. 炖 将食材全部下锅,加水适量,置武火上烧沸,撇去浮沫,再置文火上烧1～2小时,直至酥烂的烹制方法。

4. 焖 将锅烧热,加植物油适量,将食材放入,炒成半成品后,再加入葱、姜、花椒、盐等调味品和少量高汤,盖上锅盖,用文火焖熟的烹制方法。

5. 煨 将质地较老的食材加入调味料和汤汁,用文火或炭火长时间加热至熟烂的烹调方法。

6. 熬 将主料和其他食材初步加工后,放入锅内,加水,适当调味,置武火上烧沸,再用文火烧至汁稠味浓、食物熟烂的烹调方法,如银耳莲子羹。

7. 卤 先将食材初加工,放入卤汁中,用中火加热烹制,使其慢慢渗透卤汁直至成熟的烹调方法。此类菜肴特点是口味纯厚,香气浓郁。

8. 炒 将食材备好,锅烧热,放入适量食用油,一般先用武火滑锅,待油温升至八成时,放入原料,用手勺不断翻拌,断生即成的烹调方法。

9. 炸　将食材准备好,先在锅内放入大量食用油,待油熟后,将食材入锅用武火烹制炸熟即起锅的烹调方法。此类菜肴具有外酥里嫩、口感酥脆、香气浓郁的特点。但是油炸过程一般油温较高,可达250～300℃,食物中很多营养物质会受到破坏,甚至产生有毒有害成分,于人体健康不利。在烹饪方法中应尽量少选油炸法。

二、适宜人群

饮食是活人之道、生存之本。所有人都需要通过正常饮食,从食物中获得对人体有用的各种营养物质以滋养全身,保持健康,因此,饮食治未病广泛适用于各类人群。

三、注意事项

1. 平衡膳食　注意主食搭配蔬菜、肉、蛋、豆制品等,避免偏食、挑食等不良饮食习惯。

2. 饮食有节　根据各人的实际情况做到定时、定量饮食。进食过程专心、细嚼慢咽,既有利于各种消化液的分泌,又能避免饮食过快,保护肠胃。

3. 顾护脾胃　一方面,对于脾胃功能较薄弱者,平时选择一些具有益胃健脾功效的饮食物来增强脾胃之气,如谷芽、红枣、茯苓、山药等。另一方面,要根据脾胃特点、喜好,从食物的质地、食物温度、进食速度等方面护脾养胃。

第四节　药 物 调 治

药物调治,是指在中医理论的指导下,使用具有防衰抗老作用的单味中药或者多种中药配伍组成处方,达到调治未病的目的。

一、操作方法

汤剂煎煮是使用药物调治最常用的方法,先将药材快速冲洗后,浸泡30～60分钟,水量以高出药面为度。然后以沙锅等器具,根据需要,对药物进行文火、武火煎煮。一般中药煎煮两次,第二煎加水量为第一煎的1/3～1/2,两次煎液去渣滤净混合后分两次服用。也可以制作成丸剂、散剂、粉剂、膏剂等进行使用。

二、常用调治药物

(一)补气类

1. 人参　性味功效:甘、微苦,平。归肺、脾、心经。大补元气,补脾益肺,生津,安神益智。

2. 西洋参　性味功效：甘、微苦，凉。归肺、心、肾、脾经。补气养阴，清热生津。

3. 党参　性味功效：甘，平。归脾、肺经。补脾肺气，补血，生津。

4. 太子参　性味功效：甘、微苦，平。归脾、肺经。补气健脾，生津润肺。

5. 黄芪　性味功效：甘，微温。归脾、肺经。健脾补中，升阳举陷，益卫固表。

6. 白术　性味功效：甘、苦，温。归脾、胃经。健脾益气，燥湿利尿，止汗，安胎。

7. 山药（别名：薯蓣）　性味功效：甘，平。归脾、肺、肾经。健脾益胃，助消化，延年益寿，生津益肺，补肾涩精。

8. 白扁豆　性味功效：甘，微温。归脾、胃经。健脾和中，化湿。

9. 甘草（别名：甜草根、红甘草、粉甘草）　性味功效：甘，平。归心、肺、脾、胃经。补脾益气，祛痰止咳，缓急止痛，清热解毒，调和诸药。

10. 大枣　性味功效：甘，温。归脾、胃、心经。久服或入药膳可补中益气，养血安神，润肤养颜，强志延年。

11. 饴糖　性味功效：甘，温。归脾、胃、肺经。补益中气，缓急止痛，润肺止咳。

12. 蜂蜜　性味功效：甘，平。归肺、脾、大肠经。补中，润燥，止痛，解毒。

（二）补血药

1. 当归　性味功效：甘、辛，温。归肝、心、脾经。补血调经，活血止痛，润肠通便。

2. 熟地黄　性味功效：甘，微温。归肝、肾经。补血养阴，填精益髓。

3. 白芍　性味功效：苦、酸，微寒。归肝、脾经。养血敛阴，柔肝止痛，平抑肝阳。

4. 阿胶　性味功效：甘，平。归肺、肝、肾经。补血，滋阴，润肺，止血。

5. 何首乌　性味功效：苦、甘、涩，微温。归肝、肾经。补肝肾，益精血，乌须发，强筋骨。

6. 龙眼肉（别名：桂圆肉、亚荔枝）　性味功效：甘，温。归心、脾经。补益心脾，养血安神。

（三）补阳药

1. 鹿茸　性味功效：甘、咸，温。归肾、肝经。补肾阳，益精血，强筋骨，调冲任。

2. 紫河车　性味功效：甘、咸，温。归肺、肝、肾经。补肾益精，养血益气。

3. 淫羊藿　性味功效：辛、甘，温。归肾、肝经。补肾壮阳，祛风除湿。

4. 杜仲　性味功效：甘，温。归肝、肾经。补肝肾，强筋骨，安胎，降血压。

5. 续断　性味功效：苦、辛，微温。归肝、肾经。补益肝肾，强筋健骨，止血安胎，疗伤续折。

6. 肉苁蓉　性味功效：甘、咸，温。归肾、大肠经。补肾助阳，润肠通便。

7. 核桃仁　性味功效：甘，温。归肾、肺、大肠经。滋补强壮，延年益寿，润肠通便。

8. 冬虫夏草　性味功效：甘，温。归肾、肺经。补肾益肺，止血化痰。

（四）补阴药

1. 北沙参 性味功效：甘、微苦，微寒。归肺、胃经。养阴清肺，益胃生津。

2. 南沙参 性味功效：甘，微寒。归肺、胃经。养阴清肺，清胃生津，补气，化痰。

3. 百合 性味功效：甘，微寒。归肺、心、胃经。养阴润肺，清心安神。

4. 麦冬 性味功效：甘、微苦，微寒。归胃、肺、心经。养阴生津，润肺养胃，清心益脉。

5. 石斛 性味功效：甘，微寒。归胃、肾经。益胃生津，滋阴清热，补肾益精，强壮筋骨。

6. 黄精 性味功效：甘，平。归脾、肺、肾经。补气养阴，健脾，润肺，益肾。

7. 枸杞子 性味功效：甘，平。归肝、肾经。滋补肝肾，益精明目。

8. 女贞子 性味功效：甘、苦，凉。归肝、肾经。滋补肝肾，乌须明目。

9. 桑椹 性味功效：甘、酸，寒。归肝、肾经。补肝益肾，安神益智，滋阴补血，生津润燥，润肠通便。

10. 黑芝麻 性味功效：甘，平。归肝、肾、大肠经。补肝肾，润肠燥。

11. 龟甲胶 性味功效：甘，寒。归肾、肝、心经。滋阴潜阳，益肾健骨，养血补心。

（五）化痰（止咳平喘）类

1. 半夏 性味功效：辛，温；有毒。归脾、胃、肺经。燥湿化痰，降逆止呕，消痞散结；外用消肿止痛。

2. 白芥子 性味功效：辛，温。归肺、胃经。温肺化痰，利气，散结消肿。

3. 川贝母 性味功效：苦、甘，微寒。归肺、心经。清热化痰，润肺止咳，散结消肿。

4. 浙贝母 性味功效：苦，寒。归肺、心经。清热化痰，散结消痈。

5. 瓜蒌 性味功效：甘、微苦，寒。归肺、胃、大肠经。清热化痰，宽胸散结，润肠通便。

6. 竹沥 性味功效：甘，寒。归心、肺、肝经。清热豁痰，定惊利窍。

7. 桔梗 性味功效：苦、辛，平。归肺经。宣肺，祛痰，利咽，排脓。

8. 苦杏仁 性味功效：苦，微温；有小毒。归肺、大肠经。止咳平喘，润肠通便，驱虫。

9. 紫菀 性味功效：苦、辛、甘，微温。归肺经。润肺化痰止咳。

10. 枇杷叶 性味功效：苦，微寒。归肺、胃经。清肺止咳，降逆止呕。

（六）活血（化瘀）类

1. 川芎 性味功效：辛，温。归肝、胆、心包经。活血行气，祛风止痛。

2. 丹参（别名：赤参、山参、紫丹参） 性味功效：苦，微寒。归心、心包、肝经。活血调经，祛瘀止痛，凉血消痈，除烦安神。

3. 红花（别名：红蓝花、刺红花） 性味功效：辛，温。归心、肝经。活血通经，祛瘀止痛。

　　4. 桃仁　性味功效：苦、甘，平；有小毒。归心、肝、大肠经。活血祛瘀,润肠通便,止咳平喘。

　　5. 益母草　性味功效：辛、苦,微寒。归心、肝、膀胱经。活血调经,利水消肿,清热解毒,养颜美容。

　　6. 月季花　性味功效：甘、淡、微苦,平。归肝经。活血调经,疏肝解郁,消肿解毒。

　　7. 穿山甲　性味功效：咸,微寒。归肝、胃经。活血消癥,通经,下乳,消肿排脓。

（七）清热类

　　1. 桑叶　性味功效：甘、苦,寒。归肺、肝经。疏散风热,清肺润燥,平抑肝阳,清肝明目。

　　2. 菊花　性味功效：辛、甘、苦,微寒。归肺、肝经。疏散风热,平抑肝阳,清肝明目,清热解毒。

　　3. 知母　性味功效：苦、甘,寒。归肺、胃、肾经。清热泻火,生津润燥。

　　4. 芦根　性味功效：甘,寒。归肺、胃经。清热泻火,生津止渴,除烦,止呕,利尿。

　　5. 天花粉　性味功效：甘、微苦,微寒。归肺、胃经。清热泻火,生津止渴,消肿排脓。

　　6. 夏枯草　性味功效：甘、微苦,微寒。归肺、胃经。清肝明目,散结消肿。

　　7. 决明子　性味功效：甘、苦、咸,微寒。归肝、大肠经。清热明目,润肠通便。

　　8. 黄芩　性味功效：苦,寒。归肺、胆、脾、胃、大肠、小肠经。清热燥湿,泻火解毒,止血,安胎。

　　9. 黄连　性味功效：苦,寒。归心、脾、胃、胆、大肠经。清热燥湿,泻火解毒。

　　10. 黄柏　性味功效：苦,寒。归肾、膀胱、大肠经。清热燥湿,泻火除蒸,解毒疗疮。

　　11. 金银花　性味功效：甘,寒。归肺、心、胃经。清热解毒,疏散风热。

　　12. 连翘　性味功效：苦,微寒。归肺、心、小肠经。清热解毒,消肿散结,疏散风热。

　　13. 板蓝根　性味功效：苦,寒。归心、胃经。清热解毒,凉血,利咽。

　　14. 蒲公英　性味功效：苦、甘,寒。归肝、胃经。清热解毒,消肿散结,利湿通淋。

　　15. 鱼腥草　性味功效：辛,微寒。归肺经。清热解毒,消痈排脓,利尿通淋。

　　16. 金荞麦　性味功效：微辛、涩,凉。归肺经。清热解毒,排脓祛瘀。

　　17. 生地黄（别名：地黄、生地）　性味功效：甘、苦,寒。归心、肝、肾经。清热凉血,养阴生津。

　　18. 玄参　性味功效：甘、苦、咸,微寒。归肺、胃、肾经。清热凉血,泻火解毒,滋阴。

　　19. 牡丹皮　性味功效：苦、甘,微寒。归心、肝、肾经。清热凉血,活血祛瘀。

　　20. 青蒿　性味功效：苦、辛,寒。归肝、胆经。清透虚热,凉血除蒸,解暑,截疟。

（八）泻下类

　　1. 大黄　性味功效：苦,寒。归脾、胃、大肠、肝、心包经。泻下攻积,清热泻火,凉血解毒,逐瘀通经。

2. 番泻叶 性味功效:甘、苦,寒。归大肠经。泻下通便。

3. 火麻仁 性味功效:甘,平。归脾、胃、大肠经。润肠通便。

4. 郁李仁 性味功效:辛、苦、甘,平。归脾、大肠、小肠经。润肠通便,利水消肿。

5. 松子仁 性味功效:甘,温。归肺、肝、大肠经。润肠通便,润肺止咳。

(九)祛风湿类

1. 独活 性味功效:辛、苦,微温。归肾、膀胱经。祛风湿,止痛,解表。

2. 威灵仙 性味功效:辛、咸,温。归膀胱经。祛风湿,通络止痛,消骨鲠。

3. 木瓜 性味功效:酸,温。归肝、脾经。舒筋活络,和胃化湿。

4. 秦艽 性味功效:辛、苦,平。归胃、肝、胆经。祛风湿,通络止痛,退虚热,清湿热。

5. 五加皮 性味功效:辛、苦,温。归肝、肾经。祛风湿,补肝肾,强筋骨,利水。

6. 桑寄生 性味功效:苦、甘,平。归肝、肾经。祛风湿,补肝肾,强筋骨,安胎。

7. 狗脊 性味功效:苦、甘,温。归肝、肾经。祛风湿,补肝肾,强腰膝。

(十)化湿类

1. 广藿香 性味功效:辛,微温。归脾、胃、肺经。化湿,止呕,解暑。

2. 佩兰 性味功效:辛,平。归脾、胃、肺经。化湿,解暑。

3. 苍术 性味功效:辛、苦,温。归脾、胃、肝经。燥湿健脾,祛风散寒。

4. 砂仁 性味功效:辛,温。归脾、胃、肾经。化湿行气,温中止泻,安胎。

(十一)利水渗湿类

1. 茯苓 性味功效:甘、淡,平。归心、脾、肾经。利水消肿,渗湿健脾,宁心。

2. 薏苡仁 性味功效:甘、淡,凉。归脾、胃、肺经。利水消肿,渗湿健脾,除痹,清热排脓。

3. 玉米须 性味功效:甘,平。归膀胱、肝、胆经。利水消肿,利湿退黄。

4. 车前子 性味功效:甘,微寒。归肝、肾、肺、小肠经。利尿通淋,渗湿止泻,明目,祛痰。

5. 茵陈蒿 性味功效:苦、辛,微寒。归脾、胃、肝、胆经。利湿退黄,解毒疗疮。

6. 金钱草 性味功效:甘、咸,微寒。归肝、胆、肾、膀胱经。利湿退黄,利尿通淋,解毒消肿。

(十二)理气药

1. 薄荷 性味功效:辛,凉。归肺、肝经。疏散风热,清利头目,利咽透疹,疏肝行气。

2. 柴胡 性味功效:苦、辛,微寒。归肝、胆经。解表退热,疏肝解郁,升举阳气。

3. 陈皮 性味功效:辛、苦,温。归脾、肺经。理气健脾,燥湿化痰。

4. 木香　性味功效：辛、苦,温。归脾、胃、大肠、胆、三焦经。行气止痛,健脾消食。

5. 香附　性味功效：辛、微苦、微甘,平。归肝、脾、三焦经。疏肝解郁,调经止痛,理气和中。

6. 玫瑰花　性味功效：甘、微苦,温。归肝、脾经。疏肝解郁,活血止痛。

（十三）消食类

1. 山楂　性味功效：酸、甘,微温。归脾、胃、肝经。消食化积,行气散瘀。

2. 麦芽　性味功效：甘,平。归脾、胃、肝经。消食健胃,回乳消胀。

3. 莱菔子（别名：萝卜子）　性味功效：辛、甘,平。归肺、脾、胃经。消食除胀,降气化痰。

4. 鸡内金　性味功效：甘,平。归脾、胃、小肠、膀胱经。消食健胃,涩精止遗。

（十四）安神类

1. 龙骨　性味功效：甘、涩,平。归心、肝、肾经。镇惊安神,平肝潜阳,收敛固涩。

2. 酸枣仁　性味功效：甘、酸,平。归心、肝、胆经。养心益肝,安神,敛汗。

3. 柏子仁　性味功效：甘,平。归心、肾、大肠经。养心安神,润肠通便。

4. 灵芝　性味功效：甘,平。归心、肺、肝、肾经。补气安神,止咳平喘。

5. 夜交藤　性味功效：甘,平。归心、肝经。养血安神,祛风通络。

6. 合欢皮　性味功效：甘,平。归心、肝、肺经。解郁安神,活血消肿。

三、适宜人群

药物调治适用于体质较弱类或者有疾患的人群。

四、注意事项

1. 药物调治必须在医生指导下使用,不可擅自使用。
2. 在使用时不可随意加大药物剂量或延长用药时间。
3. 药物注意合理配伍使用。
4. 部分药物在使用时,应该避免辛辣等刺激性食物、油腻食物等。

第五节　针　灸　调　治

针灸由"针"和"灸"构成,采用针刺或火灸人体穴位来治疗疾病。针刺是把针具按照一定的角度刺入患者的穴位或者部位,运用捻转与提插等手法刺激人体特定部位,从而达到防治疾病的目的。灸法是以预制的灸炷或灸草在体表穴位上烧灼、熏熨,利用热的刺激来预防和治疗疾病。

一、操作方法

（一）针刺调治操作方法

1. 进针方法

(1) **单手进针法**　术者以拇指、示指夹持针柄,中指端抵住腧穴,指腹紧靠针身下段。当拇、示指向下用力按压时,中指随之屈曲,将针刺入皮肤,然后刺到一定的深度。

(2) **双手进针法**　即左右双手配合,协同进针。

1）指切进针法　以左手拇指或示指指甲切压在穴位上,右手持针,紧靠指甲缘将针刺入皮肤,然后刺到一定的深度。

2）夹持进针法　用左手拇、示两指夹持棉球,裹住针尖,直对腧穴,当押手两指下按时刺手顺势将针刺入皮肤,然后刺到一定的深度。

3）舒张进针法　用押手拇、示指将穴区皮肤撑开绷紧,右手持针从两指间刺入皮肤,然后刺到一定的深度。

4）提捏进针法　用押手拇、示指将穴区皮肤捏起,刺手持针从捏起部侧面或上端刺入皮肤,然后刺到一定的深度。

(3) **管针进针法**　选平柄毫针装入针管,上端露出针柄2～3分,然后快速将针拍入穴位内,再将针管抽去,将针刺入到一定的深度。

2. 补泻操作　当针刺入到一定深度后,根据需要施行提插法和捻转法,以使得气。得气后,视患者需要进行补泻手法操作。① 捻转补泻。针下得气后,捻转角度小,手法轻,频率慢,操作时间短者为补。先深后浅,轻插重提,提插幅度大,频率快,操作时间长为泻法。② 提插补泻。针下得气后,先浅后深,重插轻提、提插幅度小,频率慢,操作时间短为补法。进针时疾速刺入、多捻转,徐徐出针为泻。③ 迎随补泻。进针时针尖随经脉循行去的方向刺入为补法。针尖迎着经脉循行来的方向刺入为泻。④ 呼吸补泻。患者呼气时进针,吸气时出针为补。吸气时进针,呼气时出针为泻。⑤ 开阖补泻。出针后迅速按揉针孔为补。出针时摇大针孔而不立即揉按为泻。⑥ 平补平泻。进针得气后均匀地提插捻转后,即可出针。

（二）灸疗调治操作方法

1. 温和灸施灸　将艾条燃着的一端对准应灸部位,与施灸处的皮肤保持1寸左右距离,使患者局部温热而无灼痛为宜。以皮肤出现红晕为度。也可将艾条点燃的一端与施灸部位皮肤的距离不固定,而是对准穴位,似鸟雀啄米状,一上一下地进行艾灸,至皮肤红晕为度。或者将点燃的艾条一端接近施灸部位,距皮肤1寸左右,不固定艾条,而是左右移动或反复旋转施灸,至皮肤红晕为度。一般每穴灸20分钟左右。

2. 艾炷隔物施灸　在艾炷与皮肤穴位之间隔垫上某种物品而进行施灸,常用的物品有生姜、附子饼、盐、药饼等,视患者体质而使用不同的物品。

3. 穴位贴敷　将药物粉碎成细末,用水、醋、酒、蛋清、蜂蜜、植物油、清凉油、药液等调成糊状,或用呈凝固状的油脂(如凡士林等)、黄蜡、枣泥制成软膏、丸剂或饼剂,或将中药汤剂熬成膏,或将药末散于膏药上,再直接贴敷穴位上。

二、针灸调治常用穴位

(一)头面部

1. 迎香　鼻翼旁0.5寸,鼻唇沟中。

2. 下关　闭口,颧弓与下颌切迹所形成的凹陷处。

3. 太阳　在眉梢与外眼角之间,向后约1寸凹陷处。

4. 印堂　两眉头连线中点。

5. 神庭　前发际正中直上0.5寸。

6. 睛明　闭目,在目内眦角上方0.1寸处。

7. 四白　眼平视,瞳孔直下1寸,正当眶下孔部。

8. 攒竹　眉毛之内侧端,即眶上切迹处。

9. 鱼腰　眉毛正中,眼平视,下对瞳孔处。

10. 丝竹空　眉梢外侧凹陷处。

11. 瞳子髎　眼外眦角外侧约0.5寸处。

12. 巨髎　面部,直视时当瞳孔的直下方,横平人中穴。

13. 颊车　下颌角前上方一横指,用力咬肌隆起处。

14. 人中　人中沟上1/3与下2/3交界处。

15. 地仓　口角外侧旁开0.4寸处。

16. 完骨　在头后部,当颞骨乳突尖后下方之凹陷处。

17. 翳风　耳垂后,乳突和下颌骨之间的凹陷处。

18. 百会　在头顶正中线与两耳尖连线的交点处。

19. 四神聪　百会穴前后左右各1寸处。

(二)项背部

1. 哑门　项部后正中线上,正当第一与第二颈椎棘突之间的凹陷处。

2. 风池　在枕骨粗隆直下凹陷处与乳突之间,当斜方肌和胸锁乳突肌之间取穴。

3. 风府　后发际正中上1寸,枕外粗隆直上凹陷处。

4. 人迎　喉结旁开1.5寸。

5. 缺盆　锁骨上缘中点凹陷处,前正中线旁开4寸。

6. 天突　颈前下部,当胸骨柄颈静脉切迹与左右胸锁乳突肌之间所形成的凹陷处。

7. 桥弓　从翳风穴至缺盆穴成一直线,胸锁乳突肌前缘。

8. 大椎　第七颈椎与第一胸椎棘突间正中处。

9. 大杼 第一胸椎棘突下旁开1.5寸处。

10. 肺俞 第三胸椎棘突下旁开1.5寸。

11. 心俞 第五胸椎棘突下旁开1.5寸。

12. 曲垣 肩胛骨冈上窝内侧端,约当臑俞与第二胸椎棘突连线的中点取之。

13. 肩外俞 第一胸椎棘突下旁开3寸。

14. 肩井 在肩胛骨上缘与斜方肌间扪得的凹陷处。

(三)胸腹部

1. 中府 锁骨外端下约1寸处。

2. 大包 腋中线直下6寸,当第六肋间。

3. 天池 胸侧部第四肋间隙,当乳头外侧1寸。

4. 乳根 乳头中央直下一肋间处。

5. 期门 腋中线,当第十一浮肋前端,屈肘合腋时正当肘尖尽处。

6. 日月 在腹上部乳头直下肋弓缘稍下方之凹陷处。适对腹内之胆囊(右)和胃(左)。

7. 渊腋 腋中线直下3寸,当第四肋间。

8. 章门 腋中线当第十一浮肋前端,屈肘合腋时正当肘尖尽处。

9. 神阙 脐窝正中。

10. 天枢 腹中部神阙穴外2寸处。

11. 巨阙 前正中线相当于脐上6寸处。

12. 鸠尾 脐上7寸,前正中线上。

13. 中脘 脐上4寸,前正中线上。

14. 关元 脐下3寸处。

15. 五枢 髂前上棘前方腹侧,平脐下3寸处。

16. 气冲 任脉曲骨外2寸处。

17. 气海 前正中线,脐下1.5寸。

18. 中极 前正中线,脐下4寸。

19. 冲门 耻骨联合上缘,曲骨穴旁开3.5寸

20. 带脉 第十一肋游离端直下与脐相平处。

(四)腰骶部

1. 肝俞 第九胸椎棘突下旁开1.5寸。

2. 胆俞 第十胸椎棘突下旁开1.5寸。

3. 脾俞 第十一胸椎棘突下旁开1.5寸。

4. 胃俞 第十二胸椎棘突下旁开1.5寸。

5. 三焦俞 第一腰椎棘突下旁开1.5寸。

6. 命门 在第二腰椎与第三腰椎棘突之间。

7. 肾俞　第二腰椎棘突下旁开1.5寸。

8. 志室　第二腰椎棘突下旁开3寸。

9. 腰阳关　在第四腰椎与第五腰椎棘突之间。

10. 大肠俞　第四腰椎棘突下旁开1.5寸。

11. 小肠俞　平第一骶后孔,背正中线旁开1.5寸。

12. 秩边　第四骶椎棘突旁开3寸。

13. 长强　在尾骨端与肛门之间。

14. 八髎　上、次、中、下髎,左右共八穴,合称八髎。上髎在第一骶后孔中;次髎在第二骶后孔中;中髎在第三骶后孔中,下髎在第四骶后孔中。

15. 京门　第十二肋骨游离端之下。

16. 腰眼　第四腰椎棘突下,旁开3～4寸凹陷中。

（五）上肢部

1. 肩贞　垂臂合腋,在腋后纹头上1寸。

2. 极泉　举臂开腋,在腋窝中间,腋动脉内侧。

3. 肩髃　三角肌上部的中点,肩峰与肱骨大结节之间,肩平举时,肩前呈现凹陷处。

4. 肩髎　在肩峰突起后端之下方凹陷处。

5. 巨骨　锁骨肩峰端与肩胛冈之间凹陷处。

6. 曲池　屈肘成直角时,肘横纹桡侧头与肱骨外上髁连线之中点。

7. 阳溪　拇指向上翘时,在伸拇长短肌健之间凹陷中。

8. 合谷　拇、示两指伸张时,当第一、第二掌骨之中点,稍偏示指处。

9. 外关　手背侧横纹上2寸,两骨间。

10. 阳池　俯掌,在第三、第四掌骨直上,腕横纹凹陷处,即伸指总肌腱与伸小指固有肌腱之间。

11. 尺泽　仰掌,肘部微屈,在肘窝横纹上,肱二头肌肌腱外侧处。

12. 少商　拇指桡侧距指甲角约0.1寸许。

13. 内关　伸臂仰掌腕横纹正中直上2寸,两筋之间。

14. 大陵　仰掌,腕关节横纹正中,两筋之间。

15. 劳宫　屈指握拳时中指指尖所点处(在第二、第三掌骨间)。

16. 少海　屈肘,当肘横纹尺侧端与肱骨内上髁之间的凹陷处。

17. 神门　仰掌,腕横纹尺侧端凹陷处。

18. 小海　屈肘,在尺骨鹰嘴与肱骨内上髁之间,正当尺神经沟处。

19. 液门　在手环指根部的尺侧,当第四、第五掌指关节与指缝缘间之中点处。

20. 落枕　手背,第二、第三掌骨间,指掌关节后约0.5寸。

21. 腰痛　手背,指总伸肌腱两侧,腕横纹上1寸处,一手两穴。

（六）下肢部

1. 环跳 在股骨大转子最高点与骶管裂孔（尾骶骨）连线的外1/3与内2/3交界处。

2. 承扶 大腿后侧正中线，臀横纹的中点。

3. 伏兔 髌骨外上缘直上6寸。

4. 梁丘 髌骨外上缘上2寸。

5. 膝眼 屈膝，髌骨下缘，髌骨韧带内、外侧凹陷处。

6. 足三里 外膝眼下3寸，胫骨外侧约一横指处。

7. 上巨虚 足三里穴下3寸。

8. 下巨虚 足三里穴下6寸。

9. 内庭 在第二、第三趾缝端。

10. 阳陵泉 屈膝，在腓骨小头前下方凹陷处。

11. 悬钟 外踝上3寸，当腓骨后缘和腓骨长肌腱之间。

12. 委中 腘窝横纹之中点。

13. 承山 俯卧，用力伸直足尖使足跟上提，当委中穴与足跟上之中点，出现"人"字形凹陷处。

14. 昆仑 外踝尖与跟腱中点凹陷处。

15. 血海 正坐屈膝，髌骨内上缘上2寸，当股内侧肌内侧缘。

16. 阴陵泉 屈膝，胫骨内侧髁下缘，胫骨后缘和腓肠肌间凹陷处。

17. 三阴交 内踝尖直上3寸，当胫骨后缘。

18. 曲泉 屈膝，在膝内侧横纹端有凹陷处。

19. 太溪 内踝尖与跟腱连线的中点。

20. 照海 内踝下缘凹陷处。

21. 涌泉 足掌心前1/3与后2/3交界处。

22. 陷谷 足背侧，当第二跖趾关节后外方。

23. 地机 阴陵泉下3寸，当胫骨外侧缘与小腿三头肌间的凹陷处。

24. 箕门 血海穴上6寸，当缝匠肌外侧缘与股内侧肌之间。

25. 鹤顶 髌骨上缘正中凹陷处。

三、适宜人群

针灸调治适宜于所有人群，特别是亚健康人群，广泛用于内、妇、儿科疾病的预防。

四、注意事项

1. 过度劳累、饥饿、空腹、惧针、精神紧张的患者，不宜立即针刺。

2. 身体极度虚弱，不能忍受针灸刺激的患者不宜针灸。

3. 对知觉减退者，在进行温和施灸时，术者可将示、中两指分开置于施灸部位两侧，以医者手指感知患者局部受热程度,以便及时调节艾条高度,防止灼伤。

4. 施灸时要注意防止烫伤患者皮肤,如果灸后发生的水泡较小可用针刺破排出内含之黄水,如果水泡较大则宜用注射器吸取水液后涂抹紫药水用绷带包扎,防止感染。

5. 针灸过程中注意观察患者,防止出现晕针、晕灸现象。

第六节　推 拿 调 治

推拿,又称按摩,古称按跷、折技、导引等,是以中医理论为指导,运用推拿手法或借助于一定的推拿工具作用于患者体表的特定部位或穴位来防治疾病的一种方法。中医学认为,通过手法的作用,可以起到调整阴阳、补虚泻实、活血化瘀、舒筋通络、理筋整复的功效。

一、操作方法

推拿手法操作的质量及熟练程度直接影响治未病的效果。推拿手法的基本要求是持久、有力、均匀、柔和、深透。"持久",是要求手法操作能持续一定的时间且动作规范不变形;"有力",是要求手法必须具有恰当的力度,并根据患者的体质、病情和治疗部位的不同进行调整;"均匀",是要求手法动作有节奏性,速度、压力在一定范围内维持恒定;"柔和",是要求手法轻柔缓和,不能生硬粗暴;"深透",是指手法作用达到组织深层。常用的推拿操作手法有数十种。

1. 一指禅推法　用大拇指指端、罗纹面或偏峰拇指桡侧面着力于经络穴位或部位上,肩肘关节及上肢肌肉放松,通过腕部的连续摆动和拇指关节的屈伸活动,使产生的力持续作用于经络、穴位或部位上,称为一指禅推法。

术者手握空拳,腕掌悬屈,拇指自然伸直,盖住拳眼,用拇指指端或末节罗纹面自然着实,吸定于施术部位或穴位上。沉肩、垂肘、悬腕,运用前臂摆动带动腕部的横向摆动及拇指关节的屈伸活动,使功力轻重交替、持续不断地作用于经络穴位上,频率每分钟120～160次。

2. 㨰法　用第五掌指关节背侧吸附于治疗部位上,以腕关节的屈伸动作与前臂的旋转运动相结合,使小鱼际与手背在治疗部位上做持续不断来回滚动的手法称为㨰法。

施术者两脚分开,上身稍前倾,肩关节放松,肘关节微屈,腕关节放松,手指要自然弯曲,以第五掌指关节背侧吸定于治疗部位,做腕关节的屈伸动作与前臂的旋转运动相结合的运动。频率每分钟120～160次。

3. 揉法　用手指罗纹面、掌根和手掌大鱼际着力吸定于一定治疗部位或某一穴位上,做轻柔缓和的环旋运动,并带动该处皮下组织一起揉动的方法,称为揉法。用手指罗纹面着力的,称为指揉法;用掌根着力的称为掌根揉法;用大鱼际着力的称为大鱼际揉法。频率每分钟120～160次。

4. 摩法　用手掌掌面或示、中、环三指相并指面附着于穴位或部位上,腕关节主动做有节律的环形抚摩运动,称为摩法。手指面着力的手法为指摩法,手掌面着力的手法为掌摩法。

5. 擦法　术者以手掌的掌根、大鱼际或小鱼际着力于施术部位,做直线往返摩擦运动,使摩擦产生的热量透过体表渗透至深层,称为擦法。在施擦法时,常在施术部位涂些润滑剂(如冬青膏、麻油之类),既可保护皮肤,又有利于热量深透到体内。

6. 推法　用指掌或其他部位着力于人体一定部位或穴位上,做单方向直线或弧线的移动,称为推法。推法操作时需用一定的压力,且用力要平稳,推进速度要缓慢。

7. 搓法　用双手掌面夹住躯干或肢体一定部位,相对用力交替或往返快速搓动,称为搓法。搓法操作时两掌协调用力,搓动要快速均匀,移动要缓慢。施力深沉,紧贴治疗部位,动作连续。

8. 按法　用拇指指面或掌面按压一定的部位或穴位,逐渐用力深压,按而留之,称为按法。指面着力的称指按法,用掌着力的称掌按法。按压时方向要垂直,用力要由轻到重,稳而持续,使刺激充分透达到机体组织的深部,然后逐渐减轻压力。

9. 拿法　用拇指与其他四指相对用力,提捏肢体肌筋,称为拿法。施术时用力缓慢柔和而均匀,由轻到重,再由重到轻,揉捏动作连贯。

10. 扳法　用双手向同一方向或相反方向用力,使关节伸展、屈曲或旋转的手法,称为扳法。术者要一手固定住患者关节的近端,另一手作用于关节的远端,然后双手做相反方向或同一方向相互用力,使关节慢慢被动活动至有阻力时,再做一短促的、稍增大幅度的、有控制的、突发性的扳动。

(1) **颈椎扳法**

1)颈椎斜扳法　患者取坐位,头略前俯,颈部放松,术者站于其侧后方,用一手扶住其后脑部,另一手托起下颏部,两手协同动作,使头向患侧慢慢旋转(即左侧病变,向左侧旋转;右侧病变向右侧旋转)。当旋转至一定幅度时(即有阻力时)稍微停顿片刻,随即用劲再做一个有控制的、稍增大幅度(5~10度)的快速振动,此时也常可听到"喀嗒"的响声,一达到目的,随即松手。

2)颈椎前屈扳法　患者取仰卧位,术者位于其头前,两前臂十字交叉,托起患者头部,两手分别抓住患者对侧肩部,然后缓慢抬起前臂,使患者颈椎做缓缓前屈运动,至极限位后放下,再前屈,如此反复3~5次。

(2) **胸椎扳法**

1)扩胸扳法　患者取坐位,令其双手十指交叉扣住,并抱住颈项部,术者站于其后,用一侧膝部顶住其背部,用双手掌托住患者两肘部,使患者身体缓缓地做前俯后仰被动动作,数次后,在做后伸运动同时,再作扩胸扳动(数次后做挺胸后伸扳动)。

2)胸椎对抗复位法　患者取坐位,双手交叉扣置于脑后项部,身体略前倾,术者站于其后,用一侧膝部顶住患部,用双手从患者腰部伸入其上臂之前,前臂之后,并握住前臂下段,而后嘱患者做前俯后仰运动,数次之后,在做后伸运动时,医生两手同时向上,向后牵拉,膝部同时将患椎向前、向下方顶按,上下协调动作,对抗用力,使其胸椎运动。

(3) *腰椎扳法*

1)直腰旋转扳法　患者取坐位,腰椎伸直,术者与其相对而立,用双腿夹住患者一侧下肢,一手抵住患者近术者侧的肩后部,另一手从患者另一侧腋下伸入,并抓住其肩前部,两手同时用力做相反方向扳动,使腰椎旋转到最大限度时,再做一个稍增大幅度、有控制的突发性扳动。

2)腰椎旋转定位扳法　患者取坐位,骑跨于治疗床上,或助手用双膝部夹住患者健侧的下肢,使骨盆相对固定,两手自然下垂或双手交叉相扣抱置于脑后颈项部。术者站于其侧后方,一手拇指按于需要扳动(偏歪)之棘突,另一手从患侧腋下穿出并按住其颈项部(或抓住对侧肩部),然后嘱患者主动慢慢弯腰,当前屈至术者拇指指上感到棘突活动时,即稳住此体位,然后向患侧侧弯至一定幅度,使病变节段被限制在这个脊柱曲线的顶点上,接着再做脊柱的旋转运动,将患者腰部向患侧旋转至最大限度,此时,术者按于颈项部的手用力下压,肩肘部上抬,做一个稍增大幅度的、有控制的突发性扳动,同时拇指用力顶推棘突,常可听到"喀嗒"的响声,并且拇指下有棘突的跳动感,表示手法复位成功。

3)腰椎斜扳法　患者取侧卧位,位于下面的下肢自然伸直,上面的下肢屈髋屈膝。术者面对患者而立,一手掌按住其肩前部,另一手用肘部或手掌抵住其臀部,而后双手协同用力,做相反方向上的缓缓推动(即手掌用力)将肩部向前推动,肘部用力将臀部向后按压),使其腰椎被动扭转,当旋转至最大限度时(有阻力时),再做一个稍增大幅度的、有控制的突发性扳动,此时可听到"喀嗒"的响声,显示手法成功。

二、适宜人群

推拿运用多种手法达到防病治病的作用,可以广泛应用于骨伤、内、外、儿等各科疾病的防治,适用人群广泛。

三、注意事项

推拿操作需注意以下情况:

1. 较重的急性损伤早期,肿痛严重者一般不宜在局部施以推拿手法治疗,以免加剧局部的内出血,24～72小时后方可在局部进行推拿手法操作。

2. 首次治疗者在治疗后12～24小时局部可能出现皮肤反应,甚至可能有症状一过性加重,2～3天可自行消失,应向患者事先说明,以免引起患者疑虑或紧张。在首次治疗时降低刺激量,以减轻可能的不良反应。

3. 医者接触患者前、后应及时根据规范进行"卫生洗手"。应保持手的温暖,勿带戒指,常修剪指甲,以免损伤患者皮肤。

4. 推拿医师态度要和蔼、严肃,谈吐文雅,且富有同情心。对初次接受推拿治疗和精神紧张的患者,应做好解释工作。

5. 在保持推拿诊室清洁安静的环境下,推拿医师还要全神贯注,做到手随意动,功从手出,同时密切观察患者对手法的反应,询问患者的自我感觉,根据具体情况随时调整手法刺激的方法与强度,以避免增加患者的痛苦和不必要的人为损伤。

6. 手法操作要选择适当的体位。

7. 操作者要手法准确。

8. 手法力量要适当。手法操作必须具备一定的力量,达到一定的刺激阈值,才能获得良好的治疗效果。

9. 手法操作需要有序。手法操作要有一定的顺序,一般自上而下,先左后右,从前到后,由浅入深,循序渐进,并可依具体病情进行适当调整。

10. 灵活掌握操作时间。操作的时间要根据患者的病情、体质、病变部位、所应用手法的特点等因素灵活确定,一般来说,每次治疗以10～20分钟为宜,对内科、妇科疾病可适当增加。

第七节 动 功 调 治

动功调治即将意念活动,各种调整呼吸的方法与肢体运动(包括自我按摩、拍击)结合起来的一类气功调治方法。

一、操作方法

动功调治有许多传统功法,本教材择部分常用功法介绍如下。

1. 养生功 养生功以自我按摩为主,辅以呼吸和意念活动的健身功法。

第一式 静坐

两腿盘膝而坐,头颈躯干端正,颈部肌肉放松,头微前倾,轻轻闭上双目,含胸,舌轻抵上腭,两上肢自然下垂,两手的四指轻握拇指,分别放在两侧的大腿上,意守丹田,用鼻呼50次。初练者可以采用自然呼吸,日久呼吸可以逐渐加深,也可以采用深呼吸或腹式呼吸。做完后将舌自然放下。

第二式 耳功

接上势,用搓热的两手心搓揉耳郭9～18次;两手交替经头顶拉扯对侧耳郭上部9～18次;用两手大鱼际压在耳屏处堵塞耳道,然后突然放开,如此反复9次;两手鱼际堵住耳道,手指自然位于后脑枕部,此时用示指稍稍用力按压中指并顺势滑下弹击后脑枕部24次,可听到"咚咚"的声响,古称鸣天鼓。

第三式 叩齿

上下牙齿轻轻叩击36次,不要用力过重。叩齿时可先叩门齿,再叩大齿,也可以同时一起叩。

第四式 舌功

本动作又称"搅海",用舌在口腔内上下牙齿外轻轻搅动顺时针和逆时针方向各18

次,产生的唾液暂时不要咽下,接着做漱津动作。

操作要点:搅舌时,次数可由少到多,不可强求一次到位,尤其是对高龄且有动风先兆的人,由于舌体较为僵硬,搅舌较困难,故更应注意。搅舌时可先搅3次,再反向3次,逐渐增加至以能承受为度。

第五式　漱津

闭口,将舌功产生的唾液鼓漱36次后分3次咽下,咽下时用意念引导着唾液慢慢到丹田。

操作要点:不论口中是否有津液,都做出津液很多状的鼓漱动作。

第六式　擦鼻

拇指微曲,用两手拇指第二节指背轻轻自上而下摩擦鼻翼两侧9～18次;再以指关节揉按迎香穴9～18次。

第七式　目功

闭目,微曲拇指,以指关节沿眉由内向外轻擦9～18次,再同样轻擦上下眼睑9～18次。然后两手互搓至热,用手心热烫眼珠3次,用两手中指指腹点揉"睛明""鱼腰""瞳子髎""承泣"等穴各9～18次。两目轻闭,眼球顺时针、逆时针各旋转9～18次,轻轻睁开双眼,由近至远眺望远处的绿色自然物。

第八式　擦面

用两手掌互相摩擦生热,两手由前额经鼻两侧往下擦,直至下颌为止,再由下颌反向上至前额,如此反复进行,共做36次。

第九式　项功

两手手指相互交叉抱于颈后部,仰头,两手向前用力,颈部向后用力,如此相互争力3～9次。然后以两掌大小鱼际交替揉按风池穴,顺、逆时针各9～18次。

第十式　揉肩

以左手掌揉右肩18次,再以右手掌揉左肩18次;以左手拇指或掌根部与余四指捏拿对侧肩井穴18次,交换用右手捏拿对侧肩井穴18次;肩关节按照前→上→后→下的方向旋转9～18次,再反向旋转9～18次。

第十一式　夹脊功

两手轻轻握拳,肘关节屈曲90°,两上肢前后交替摆动各18次。注意前后摆动时,两腋略收。

第十二式　搓腰

又称"搓内肾",先将两手互相搓热,然后两手上下搓腰部两侧各18次。

第十三式　搓尾骨

用两手的示指和中指搓尾骨部,两手各做36次。

第十四式　擦丹田

将两手掌搓热后,用左手手掌沿大肠蠕动方向绕脐作圆圈摩动,即由右下腹至右上腹、左上腹、左下腹而返右下腹,如此周而复始100次。再将两手掌搓热后用右手按上法擦丹田 100次。如有遗精、早泄、阳痿者,可一手兜阴囊,一手擦丹田,左右手交替进行各81次。

第十五式　揉膝

用两手掌分别揉两膝关节,两手同时进行,各揉100次。

第十六式　擦涌泉

用左手中、示指擦右足心100次,再用右手中、示指擦左足心100次。

第十七式　织布式

坐时两腿伸直并拢,足尖朝上,手掌向前,两手向足部做推的姿势,同时躯干前俯,并配合呼气。推到尽头后返回,返回时手掌朝里,并配合吸气,如此往返36次。

操作要点:初练时可自然呼吸,待动作熟练后再配合呼吸。前推幅度可从小到大,不必一步到位,以免拉伤腰部肌肉。

第十八式　和带脉

自然盘坐,两手在胸前互握,上身旋转,先自左向右转16次,再自右向左转16次,向前外侧探胸时吸气,缩胸时呼气。

2. 易筋经　易筋经是我国民间流传的健身锻炼方法。"易"指变易、改变也,"筋"指肌肉、经筋,"经"指规范、方法。"易筋经"就是通过形体的牵引伸展、抻筋拔骨来锻炼筋骨、筋膜,调节脏腑经络,强壮身形的一种治未病方法。

预备式

两脚并拢站立,两手自然垂于体侧;下颏微收,百会虚领,唇齿合拢,舌自然平贴于上腭;目视前方。

第一式　韦驮献杵第一势

(1)左脚向左侧开半步,约与肩同宽,两膝微屈,成开立姿势;两手自然垂于体侧。

(2)两臂自体侧向前抬至前平举,掌心相对,指尖向前。

(3)两臂屈肘,自然回收,指尖向上,两掌合于胸前,掌根与膻中穴同高,虚腋;目视前下方。

(4)两手分开,相距约15 cm,两掌相对于胸前抱球。

第二式　韦驮献杵第二势

(1)接上式;两肘抬起,两掌伸平,手指相对,掌心向下,掌臂约与肩呈水平。

(2)两掌向前伸展,掌心向下,指尖向前。

(3)两臂向左右分开至侧平举,掌心向下,指尖向外。

(4)五指自然并拢,坐腕立掌;目视前下方。

第三式　韦驮献杵第三势

(1)接上式;松腕,同时两臂向前平举内收至胸前平屈,掌心向下,掌与胸相距约一拳;目视前下方。

(2)两掌同时内旋,翻掌至耳垂下,掌心向上,虎口相对,两肘外展,约与肩平。

(3)身体重心前移至前脚掌支撑,提踵;同时两掌上托至头顶,掌心向上,展肩伸肘;

微收下颏,舌抵上腭,咬紧牙关。

第四式　摘星换斗势

左摘星换斗势

（1）接上式；两脚跟缓缓落地；同时两手握拳,拳心向外,两臂下落至侧上举；随后两拳缓缓伸开变掌,掌心斜向下,全身放松；目视前下方；身体左转,屈膝；同时右臂上举经体前下摆至左髋关节外侧"摘星",右掌自然张开；左臂经体侧下摆至体后,左手背轻贴命门；目视右掌。

（2）直膝,身体转正；同时右手经体前向额上摆至头顶右上方,松腕,肘微屈,掌心向下,手指向左,中指尖垂直于肩髃穴；左手背轻贴命门,意注命门；右臂上摆时眼随手走,定势后目视掌心；静立片刻,然后两臂向体侧自然伸展。

右摘星换斗势与左摘星换斗势动作相同,惟方向相反。

第五式　倒拽九牛尾势

右倒拽九牛尾势

（1）接上式；双膝微屈,身体重心右移,左脚向左侧后方约45°撤步；右脚跟内转,右腿屈膝成右弓步；同时左手内旋,向前、向下划弧后伸,小指到拇指逐个相握成拳,拳心向上；右手向前上方划弧,伸至与肩平时小指到拇指逐个相握成拳,拳心向上,稍高于肩；目视右拳。

（2）身体重心后移,左膝微屈；腰稍右转,以腰带肩,以肩带臂；右臂外旋,左臂内旋,屈肘内收；目视右拳。

（3）身体重心前移,屈膝成弓步；腰稍左转,以腰带肩,以肩带臂,两臂放松前后伸展；目视右拳。重复动作（2）、（3）进行3遍。

（4）身体重心前移至右脚,左脚收回,右脚尖转正,成开立姿势；同时两臂自然垂于体侧；目视前下方。

左倒拽九牛尾势与右倒拽九牛尾势动作、次数相同,惟方向相反。

操作要点：以腰带肩,以肩带臂,力贯双膀；腹部放松,目视拳心；前后拉伸,松紧适宜,并与腰的旋转紧密配合；后退步时,注意掌握重心,身体平稳。

第六式　出爪亮翅势

（1）接上式；身体重心移至左脚,右脚收回,成开立姿势；同时右臂外旋,左臂内旋,摆至侧平举,两掌心向前,环抱至体前,随之两臂内收,两手变柳叶掌立于云门穴前,掌心相对,指尖向上；目视前下方。

（2）展肩扩胸,然后松肩,两臂缓缓前伸,并逐渐转掌心向前,成荷叶掌,指尖向上；瞪目。

（3）松腕,屈肘,收臂,立柳叶掌于云门穴；目视前下方。重复动作（2）、（3）进行3～7遍。

操作要点：出掌时身体正直,瞪眼怒目,同时两掌运用内劲前伸,先轻如推窗,后重如排山,收掌时如海水还潮。注意出掌时为荷叶掌,收掌于云门穴时为柳叶掌；收掌时自然吸气,推掌时自然呼气。

第七式　九鬼拔马刀势

右九鬼拔马刀势

（1）接上式；躯干右转；同时右手外旋，掌心向上；左手内旋，掌心向下；随后右手由胸前内收经右腋下后伸，掌心向外；同时左手由胸前伸至前上方，掌心向外；躯干稍左转；同时右手经体侧向前上摆至头前上方后屈肘，由后向左绕头半周，掌心掩耳；左手经体左侧下摆至左后，屈肘，手背贴于脊柱，掌心向后，指尖向上；头右转，右手中指按压耳郭，手掌扶按玉枕；目随右手动，定势后视左后方。

（2）身体右转，展臂扩胸；目视右上方，动作稍停。

（3）屈膝；同时上体左转，右臂内收，含胸；左手沿脊柱尽量上推；目视右脚跟，动作稍停。重复动作（2）、（3）进行3遍。

（4）直膝，身体转正；右手向上经头顶上方向下至侧平举，同时左手经体侧向上至侧平举，两掌心向下；目视前下方。左九鬼拔马刀势与右九鬼拔马刀势动作、次数相同，惟方向相反。

操作要点：动作对拔拉伸，尽量用力；身体自然弯曲转动，协调一致。扩胸展臂时自然吸气，松肩合臂时自然呼气；两臂内合、上抬时自然呼气，起身展臂时自然吸气。高血压病、颈椎病患者和年老体弱者，头部转动的角度应小且轻缓。

第八式　三盘落地势

左脚向左侧开步，两脚距离约宽于肩，脚尖向前；目视前下方。

（1）屈膝下蹲；同时沉肩、坠肘，两掌逐渐用力下按至约与环跳穴同高，两肘微屈，掌心向下，指尖向外；目视前下方；同时口吐"嗨"音，音吐尽时，舌尖向前轻抵上下牙之间，终止吐音。

（2）翻掌心向上，肘微屈，上托至侧平举；同时缓缓起身直立；目视前方。重复动作（1）、（2）进行3遍。第1遍微蹲，第2遍半蹲，第3遍全蹲。

操作要点：下蹲时，松腰、裹臀、两掌如负重物；起身时，两掌如托千斤重物。下蹲依次增加幅度，年老和体弱者下蹲深度可灵活掌握，年轻体健者可半蹲或全蹲，下蹲与起身时，上体始终保持正直，不应前俯或后仰。吐"嗨"音时，口微张，上唇着力压龈交穴，下唇松，不着力于承浆穴，音从喉部发出。瞪眼闭口时，舌抵上腭，身体中正安舒。

第九式　青龙探爪势

左青龙探爪势

（1）接上式；左脚收回半步，约与肩同宽；两手握固，两臂屈肘内收至腰间，拳轮贴于章门穴，拳心向上；目视前下方；然后右拳变掌，右臂伸直，经下方向右侧外展，略低于肩，掌心向上；目随手动。

（2）右臂屈肘、屈腕，右掌变"龙爪"，指尖向左，经下颏向身体左侧水平伸出，目随手动；躯干随之向左转约90°；目视右掌所指方向。

（3）"右爪"变掌，随之身体左前屈，掌心向下按至左脚外侧；目视下方；躯干由左前屈转至右前屈，并带动右手经左膝或左脚前划弧至右膝或右脚外侧，手臂外旋，掌心向前，握固；目随手动视下方。

（4）上体抬起，直立；右拳随上体抬起收于章门穴，拳心向上；目视前下方。右青龙探爪势与左青龙探爪势动作相同，惟方向相反。

操作要点：伸臂探"爪"，下按划弧，力注肩背，动作自然、协调，一气呵成。目随"爪"走，意存"爪"心。年老和体弱者前俯下按或划弧时，可根据自身状况调整幅度。

第十式　卧虎扑食势

左卧虎扑食势

（1）接上式；右脚尖内扣约45°，左脚收至右脚内侧成"丁"字步；同时身体左转约90°；两手握固于腰间章门穴不变；目随体转视左前方。

（2）左脚向前迈一大步，成左弓步；同时两拳提至肩部云门穴，并内旋变"虎爪"，向前扑按，如虎扑食，肘稍屈；目视前方。

（3）躯干由腰到胸逐节屈伸，重心随之前后适度移动；同时两手随躯干屈伸向下、向后、向上、向前环绕一周；随后上体前俯，两"爪"下按，十指着地；后腿屈膝，脚趾着地；前脚跟稍抬起，随后塌腰、挺胸、抬头、瞪目；动作稍停，目视前上方；年老体弱者可俯身，两"爪"向前下按至左膝前两侧，顺势逐步塌腰、挺胸、抬头、瞪目；动作稍停。

（4）起身，双手握固收于腰间章门穴；身体重心后移，左脚尖内扣约135°；身体重心左移；同时身体右转180°，右脚收至左脚内侧成"丁"字步。右卧虎扑食势与左卧虎扑食势动作相同，惟方向相反。

第十一式　打躬势

（1）接上式；起身，身体重心后移，随之身体转正；右脚尖内扣，脚尖向前，左脚收回，成开立姿势；同时两手随身体左转放松，外旋，掌心向前，外展至侧平举后，两臂屈肘，两掌掩耳，十指扶按枕部，指尖相对，以两手示指弹拨中指击打枕部7次（即鸣天鼓）；目视前下方。

（2）身体前俯由头经颈椎、胸椎、腰椎、骶椎，由上向下逐节缓缓牵引前屈，两腿伸直；目视脚尖，停留片刻。

（3）由骶椎至腰椎、胸椎、颈椎、头，由下向上依次缓缓逐节伸直后成直立；同时两掌掩耳，十指扶按枕部，指尖相对；目视前下方。重复动作（2）、（3）进行3遍，逐渐加大身体前屈幅度并稍停。第1遍前屈小于90°，第2遍前屈约90°，第3遍前屈大于90°。年老体弱者可分别前屈约30°、45°、90°。

收势

（1）接上式；两手松开，两臂外旋；上体缓缓直立；同时两臂伸直外展成侧平举，掌心向上，随后两臂上举，肘微屈，掌心向下；目视前下方。

（2）松肩，屈肘，两臂内收，两掌经头、面、胸前下引至腹部，掌心向下；目视前下方。

重复动作（1）、（2）进行3遍。两臂放松还原，自然垂于体侧；左脚收回，并拢站立；舌抵上腭，目视前方。

3. 八段锦　八段锦名称的寓意是将该功法比喻为精美华贵的丝帛、绚丽多彩的锦绣，以显其珍贵,称颂其精炼完美的编排和良好的祛病健身作用。

预备式

(1)两脚并步站立;两臂自然垂于体侧;身体中正,目视前方。

(2)松腰沉髋,身体重心移至右腿;左脚向左侧开步,脚尖朝前,约与肩同宽;目视前方。

(3)两臂内旋,两掌分别向两侧摆起,约与髋同高,掌心向后;目视前方。

(4)接上一动作。两腿膝关节稍屈;同时两臂外旋,向前合抱于腹前呈圆弧形,与脐同高,掌心向内,两掌指间距约10 cm;目视前方。

第一式　两手托天理三焦

(1)接上式;两臂外旋微下落,两掌五指分开在腹前交叉,掌心向上;目视前方。

(2)上动不停;两腿徐缓挺膝伸直;同时两掌上托至胸前,随之两臂内旋向上托起,掌心向上;抬头,目视两掌。

(3)上动不停;两臂继续上托,肘关节伸直;同时下颏内收,动作略停;目视前方。

(4)身体重心缓缓下降;两腿膝关节微屈;同时十指慢慢分开,两臂分别向身体两侧下落,两掌捧于腹前,掌心向上;目视前方。

本式托举、下落为1遍,共做6遍。

第二式　左右开弓似射雕

(1)接上式;身体重心右移;左脚向左侧开步站立,两腿膝关节自然伸直;同时两掌向上交叉于胸前,左掌在外,两掌心向内;目视前方。

(2)上动不停;两腿徐缓屈膝半蹲成马步;同时右掌屈指成"爪",向右拉至肩前;左掌成八字掌,左臂内旋,向左侧推出,与肩同高,坐腕,掌心向左,犹如拉弓射箭之势;动作略停,目视左掌方向。

(3)身体重心右移;同时右手五指伸开成掌,向上、向右划弧,与肩同高,指尖朝上,掌心斜向前;左手指伸开成掌,掌心斜向后;目视右掌。

(4)上动不停;重心继续右移;左脚回收成并步站立;同时两掌分别由两侧下落,捧于腹前,指尖相对,掌心向上;目视前方。

本式一左一右为1遍,共做3遍。第3遍最后一个动作时,身体重心继续左移;右脚回收成开步站立,与肩同宽,膝关节微屈;同时两掌分别由两侧下落,捧于腹前,指尖相对,掌心向上;目视前方。

第三式　调理脾胃须单举

(1)接上式;两腿徐缓挺膝伸直;同时左掌上托,左臂外旋上穿过面前,随之臂内旋上举至头左上方,肘关节微屈,力达掌根,掌心向上,掌指向右;同时右掌微上托,随之臂内旋下按至右髋旁,肘关节微屈,力达掌根,掌心向下,掌指向前,动作略停;目视前方。

(2)松腰沉髋,身体重心缓缓下降;两腿膝关节微屈,同时左臂屈肘外旋,左掌经面前下落于腹前,掌心向上;右臂外旋,右掌向上捧于腹前,两掌指尖相对,相距约10 cm,掌心向上;目视前方。

本式一左一右为1遍,共做3遍。第3遍最后一动时,两腿膝关节微屈;同时右臂屈肘,右掌下按于右髋旁,掌心向下,掌指向前;目视前方。

第四式　五劳七伤往后瞧

(1)接上式;两腿徐缓挺膝伸直;同时两臂伸直,掌心向后,指尖向下,目视前方;然后上动不停,两臂充分外旋,掌心向外;头向左后转,动作略停;目视左斜后方。

(2)松腰沉髋,身体重心缓缓下降;两腿膝关节微屈;同时两臂内旋按于髋旁,掌心向下,指尖向前;目视前方。

本式一左一右为1遍,共做3遍。第3遍最后一动时,两腿膝关节微屈;同时两掌捧于腹前,指尖相对,掌心向上;目视前方。

第五式　摇头摆尾去心火

(1)接上式;身体重心左移;右脚向右开步站立,两腿膝关节自然伸直;同时两掌上托与胸同高时两臂内旋;两掌继续上托至头上方,肘关节微屈,掌心向上,指尖相对;目视前方。

(2)上动不停;两腿徐缓屈膝半蹲成马步;同时两臂向两侧下落,两掌扶于膝关节上方,肘关节微屈,小指侧向前;目视前方。

(3)身体重心向上稍升起,而后右移;上体先向右倾,随之俯身;目视右脚。

(4)上动不停;身体重心左移;同时上体由右向前、向左旋转;目视右脚。

(5)身体重心右移,成马步;同时头向后摇,上体立起,随之下颏微收;目视前方。

本式一左一右为1遍,共做3遍。做完3遍后,身体重心左移,右脚回收成开步站立,与肩同宽;同时两掌向外经两侧上举,掌心相对;目视前方;随后松腰沉髋,身体重心缓缓下降,两腿膝关节微屈;同时屈肘,两掌经面前下按至腹前,掌心向下,指尖相对;目视前方。

第六式　两手攀足固肾腰

(1)接上式;两腿挺膝伸直站立;同时两掌指尖向前,两臂向前、向上举起,肘关节伸直,掌心向前;目视前方。

(2)两臂外旋至掌心相对,屈肘,两掌下按于胸前,掌心向下,指尖相对;目视前方。

(3)上动不停;两臂外旋,两掌心向上,随之两掌掌指顺腋下向后插;目视前方。

(4)两掌心向内沿脊柱两侧向下摩运至臀部;随之上体前俯,两掌继续沿腿后向下摩运,经脚两侧置于脚面;抬头,动作略停,目视前下方。

本式一上一下为1遍,共做6遍。做完6遍后,上体立起;同时两臂向前、向上举起,肘关节伸直,掌心向前;目视前方;随后松腰沉髋,身体重心缓缓下降;两腿膝关节微屈;同时两掌向前下按至腹前,掌心向下,指尖向前;目视前方。

第七式　攒拳怒目增气力

接上式;身体重心右移,左脚向左开步;两腿徐缓屈膝半蹲成马步;同时两掌握固,抱于腰侧,拳眼朝上;目视前方。

(1)左拳缓慢用力向前冲出,与肩同高,拳眼朝上;瞪目,视左拳冲出方向。

(2)左臂内旋,左拳变掌,虎口朝下;目视左掌,左臂外旋,肘关节微屈;同时左掌向左缠绕,变掌心向上后握固;目视左拳。

（3）屈肘,回收左拳至腰侧,拳眼朝上;目视前方。

本式一左一右为1遍,共做3遍。做完3遍后,身体重心右移,左脚回收成并步站立;同时两拳变掌,自然垂于体侧;目视前方。

第八式　背后七颠百病消

（1）接上式;两脚跟提起;头上顶,动作略停;目视前方。

（2）两脚跟下落,轻震地面;目视前方。

本式一起一落为1遍,共做7遍。

收势

（1）接上式;两臂内旋,向两侧摆起,与髋同高,掌心向后;目视前方。

（2）两臂屈肘,两掌相叠置于丹田处(男性左手在内,女性右手在内);目视前方。

（3）两臂自然下落,两掌轻贴于腿外侧;目视前方。

二、适宜人群

适宜于体质较好的未病人群调治。

三、注意事项

1. "练养相兼"。所谓"养"就是指练功到一定的时候,把呼吸锻炼暂停掉,即暂时不要再注意呼吸,意念也放掉或只是把意念轻轻地放在丹田处。光练不养,火候太过,会伤及精、气、神,对强身治病不利,而且还会引起气功偏差;光养不练则功夫进展不大。

2. 在练功结束前,要做好收功。收功就是把全身的"气息"进一步引导归结到腹部丹田处,与练功的成效关系很大。

第八节　静　功　调　治

静功调治是以站、坐、卧等外表上静的姿势配合意念活动和各种呼吸方法的一类功法。

一、操作方法

静功调治有许多传统功法,本教材择部分常用功法介绍如下。

1. 放松功　放松功是20世纪50年代上海市气功疗养所的著名气功师蒋维乔在继承古人静坐意守之法的基础上总结和发展起来的。它通过形与神合,以意识导引全身各部分,把身体调整到自然、轻松、舒适的状态。

放松功的操作因放松部位和顺序的不一,可将其分为三线放松法、分段放松法、局部放松法、整体放松法等。

（1）**三线放松法**　三线放松法是将身体划分成两侧、前面、后面3条线,每条线均有9

个放松部位,练功时以意识导引及观想自上而下依次放松。初练者采用仰卧或坐式较易放松,熟练者可在各种姿势如站、坐、卧、行中练习。

第一条线:头部两侧→颈两侧→两肩→两上臂→两肘关节→两前臂→两手腕→两手,静养中指尖的中冲穴1～2分钟。

第二条线:面部→颈前→胸部→腹部→两大腿前面→两膝关节→两小腿前→足背→足大趾端,静养大脚趾大敦穴1～2分钟。

第三条线:后脑→后颈→背部→腰部→两大腿后面→两膝窝→两小腿后面→两足跟→两足心。注意力放在足心上,静养涌泉穴1～2分钟。

做完3条线的放松练习后,将意念收回,观想肚脐内丹田处,意守3～5分钟结束。练习时要注意:呼吸、意念和默念"松"字要协调配合,并且要细细体会"松"的感觉。如体会不到"松"感,可先使四肢肌肉紧张起来,再突然放松,体验"松"的感觉,这样可加速松弛反应的到来。

(2) **分段放松法** 分段放松法是把全身分成若干段,自上而下分段进行放松的方法。通常的分段有两种:

1)头部→肩臂手→胸部→腹部→两腿→两脚。

2)头部→颈部→两上肢→胸腹背腰→两大腿→两小腿及脚。

练功时先注意一段,默念"松"2～3遍,再注意下一段,周而复始,放松2～3个循环。本法适用于初练功,对三线放松法感到部位多,记忆有困难者。

(3) **局部放松法** 局部放松法是在三线放松的基础上,单独对身体的某一病变部位或某一紧张点进行放松的方法。本方法首先意想放松部位,默念"松"字20～30次。本法适用于对三线放松法掌握得比较好,而病变部位或紧张点有可能进行放松者。

(4) **整体放松法** 整体放松法就是将身体作为一整体来放松,通常有3种放松方法。

1)意想整个身体似流水喷淋般从头到足笼统地向下放松。

2)默念"松"字,意想以脐为中心,向周身扩散放松。

3)依据三线放松法的3条线,意想整条线像流水般地向下放松。

本法适用于对三线放松法、分段放松法掌握得比较熟练,能较好地调整身体、安定情绪者,或初练功感到进行三线放松法、分段放松法均有困难者。

2. 内养功 内养功是静功的主要功法之一,它是以宁静大脑、调养锻炼内脏为主的一种功法。如果说放松功是气功锻炼中的基础功、入门功,那么,内养功则是气功锻炼中的核心。古代一些调息功、静坐、卧功等都属于内养功这一范畴。内养功除了姿势和意守训练外,还着重呼吸训练,从某种意义上来讲,如果掌握了呼吸的锻炼,特别是缓慢、细匀、深长的腹式呼吸和停闭呼吸后,即初步掌握了内养功。

(1) **姿势**

1)坐式

A. 平坐式 要领:身体平稳地坐在宽平的凳子或椅子上,虚灵顶劲、含胸拔背、松腰松肩、下颌微收、鼻对脐,两脚着地,高低以膝关节弯曲呈直角为宜。姿势要平稳,不要挺胸或左右倾斜,要做到"坐如钟",两手自然轻放在大腿上,两脚平行分开如肩宽,两眼、口轻轻闭上。

B. 盘坐式

a. 单盘:把右小腿放在左小腿上,或把左小腿放在右小腿上盘坐着。

b. 双盘:先把右小腿放在左小腿上,同时再把左小腿搬起来放在右小腿上,两脚心朝上放在两大腿上盘坐着。

c. 自由交叉盘(自然盘膝):两腿自然地盘坐着,交叉成八字形。盘坐时上身同平坐式,惟两手交叉相握。

2)卧式

A. 仰卧式　即仰卧在床上练功。两腿平伸,两手放在身体两侧,枕头高低可根据需要而定,两眼轻闭。

B. 侧卧式　左侧卧或右侧卧均可。侧身睡在床上,枕头平稳摆好,两眼和口自然轻闭上,上面的手伸出放在髋关节上,下面的手放在头部前方约2寸远的枕头上,掌心朝上,上腿弯曲略成120°,下面的腿自然伸出,略微弯曲。

3)站式

A. 立正式　两脚自然站立如立正姿势,两脚跟靠拢,两脚尖相距一拳。虚灵顶劲,含胸拔背,下颌微收,鼻对脐。两手自然地置于两髋旁,两膝微曲,两眼、口轻闭,全身放松,身体重心放在两脚心,如树生根,做到"站如松"。

B. 平行式　两脚左右分开如肩宽,平行站立,其余要求同立正式。① 三圆式站立:站立架势同平行站立式,要领同立正式。惟将两手伸展至胸前,高不过乳,低不过脐,上肢(肩、肘、腕、手)呈半圆形如抱球状,掌心朝内,手指相对,离胸前约33 cm,两膝微屈,臀微下坐,两目轻闭。② 下按式站立:一般架势同自然式站立,惟将两手从下往上伸展,屈肘、垂臂,掌心向下,五指分开,两手相距约50 cm,两手如按水中浮球。

4)自由式　不论坐、行、站、卧,也不论任何时间和地点,均可练功。练功时只要全身放松,意守丹田,调整呼吸即可。但是这种自由式的练功法,一般在学练气功有了一定的基础后再进行较妥。

(2) *意守法*　意守是指练功时将意念集中于某一物体或某一形象。意守具有集中精神、排除杂念的作用,是气功疗法中的重要手段。内养功常用的意守方法有3种。

1)意守丹田法　丹田是气功中的常用术语。丹田的部位和含义,说法不一。内养功之丹田规定为脐下1.5寸处,位于气海穴。丹田虽为窍穴,但守时不可拘泥分寸,可将之想象为以气海穴为圆心的一个圆形面积,设在小腹表面,也可想象为一个球形体积,设在小腹之内。

2)意守膻中法　即用意念默默回忆两乳之间以膻中穴为中心的一个圆形面积,或意守剑突下之心窝区域。

3)意守脚趾法　两眼轻闭,微露一线之光,意识随视线,注意脚的踇趾,也可闭目,默默回忆脚趾形象。一般意守丹田较为稳妥,不易产生头、胸、腹三部症状,同时结合呼吸所引起的有节律的腹壁起伏运动去意守,又能较好地达到集中思想、排除杂念的目的。但部分女性练功者意守丹田,可出现经期延长及经量过多的情况,可改为意守膻中。杂念较多的患者不习惯于闭目意守丹田,可采用意守脚趾法。

(3) *呼吸法*　内养功呼吸法较为复杂,要求呼吸、停顿、舌动、默念4种动作相互结合。常用的呼吸法有3种。

1)第一种呼吸法　轻轻闭口,以鼻呼吸,先行吸气,同时用意领气下达小腹,吸气后不行呼气,而行呼吸停顿,停顿后再把气徐徐呼出。此法的呼吸运动形式是:吸-停-呼。默念字句的配合,一般先由3个字开始,以后可逐渐增多字数。但字数最多以不超过9个字为宜,在词意方面,一定要选择具有静松、美好、健康内容的词句,常用的词句有"自己静""通身松静""自己静坐好""内脏动,大脑静""坚持练功能健康"等等。默念要和呼吸、舌动密切结合起来。以默念"自己静"3个字为例,吸气时默念"自"字,停顿时默念"己"字,呼气时默念"静"字,其余类推。舌动是指舌之起落,舌动配合是指吸气时舌抵上腭,停顿时舌不动,呼气时舌随之落下。

2)第二种呼吸法　以鼻呼吸,或口鼻兼用,先行吸气,不停顿,随之徐徐呼气,呼毕再行停顿,此法的呼吸运动形式是:吸-呼-停。默念字句的内容同第一种呼吸法,其配合为吸气时默念第一个字,呼气时默念第二个字,停顿时默念剩余的字。舌动的配合为吸气时舌抵上腭,呼气时舌落下,停顿时舌不动。如此周而复始。

3)第三种呼吸法　此法较难掌握,一般以默念3个字为宜。用鼻呼吸,先吸气少许即停顿,随吸气舌抵上腭,同时默念第1个字;停顿时舌抵上腭默念第2个字;再行较多量吸气,用意将气引入小腹,同时默念第3个字;吸气毕,不停顿,即徐徐呼出,随之落舌。如此周而复始。此法的呼吸运动形式是:吸-停-吸-呼。

二、适宜人群

适宜于体质较弱的未病人群调治。

三、注意事项

1. 静功调治时要注意适合的练功运动量,尤其是体质较弱的人群更要掌握适度的练功量,切不可急于求成。

2. 练功前要做一些练功的准备活动,练功结束后再做一些结束动作。

3. 静功调治时注意"意""气",强调"内劲"。

第九节　娱　乐　调　治

娱乐调治,又称志趣调治、雅趣调治、休闲调治,是通过培养自己的兴趣爱好达到养心怡神,防治疾病的目的。

一、操作方法

琴棋书画作为传统四艺,历史源远流长,文化底蕴精深,随着时代和人类物质文化生活水平的提高和发展,志趣养生的方法也逐渐多样化。

1. 弹琴　琴为四艺之首,自古是文人用来陶冶性情的圣洁之器,可以用来寄托理想,会友时互通心趣,独自一人时修身养性。琴远远超越了音乐的意义,成为调治的象征。

2. 弈棋　棋与琴、书、画并列称为中国四大娱乐和陶冶情操的瑰宝。下棋是一种静中有动、外静内动的活动,需要凝神静气、全神贯注,神凝则心气平静,专注则杂念全消,谋定而动,谈笑之间定胜负,性情亦得到陶冶。弈棋还是一种智力训练方法。

3. 书、画　书法家与画家每多长寿,故有"书画人多寿"之说。书、画既练静功,又练动功,静中有动,动中有静,既调心神,又动身形,神志畅达,气血流通,对心身健康大有裨益。要从事书、画活动,必须要在安静的环境下,以静谧的神情、愉悦的心境构思作品的结构、立意及设计用笔、用墨的路数,在潜心静思中寻求艺术的灵感,孕育创作的激情。

4. 听音乐　听音乐就是使音乐养生更好地发挥调治养生作用,一方面要不断提高人们的音乐鉴赏能力;另一方面要研究不同的音乐对人体所产生的作用,从而根据不同的经历、性格、音乐爱好和修养,精心选择音乐曲目。乐声是和谐、动听的,但每一个人对其感受并不一样。当听到不喜欢的音乐时,乐声会刺激神经中枢产生不好的变化,从而影响身心健康。

5. 观赏戏剧影视　戏剧是我国富有地方、民族特色的传统娱乐项目,有京剧、昆剧、越剧、评剧、豫剧、沪剧、黄梅戏、赣剧、秦腔、粤剧、川剧、吕剧、湘剧等,剧种丰富多彩。影视不同于戏剧,影视在荧幕上多体现大型的场面,使人看了富有身临其境的感觉。

6. 养花　花是大自然的馈赠,是美的化身。赏花能够给人乐趣,焕发青春,增强活力,陶冶情操。若再学会养花,其间的乐趣绝非单纯赏花可比。养花之乐,远胜赏花之乐。

7. 钓鱼　钓鱼是一种户外活动,一般全天都在野外,在河边垂钓,青山绿水,两相辉映,清风拂拂,微波荡漾,使人心旷神怡。当鱼儿未上钩时,全神贯注,"意守"鱼钩,凝神静气,严肃以待;一旦鱼儿上钩,欢快轻松之情油然而生。

8. 集邮　邮票,色彩缤纷,图案绚丽,千姿百态,妙趣横生。收集邮票,可以获得知识,是一种乐趣。欣赏邮票可以获得美的享受,更是另一种乐趣。集邮之乐还有助于身体的调治。

9. 烹调　烹调也是生活的一大乐趣,通过加热和调制,将加工、切配好的烹饪原料熟制成菜肴的操作过程,其包含一个是烹,另一个是调。烹就是通过加热的方法将烹饪原料制成菜肴;调就是调味,通过调制,使菜肴滋味可口,色泽诱人,形态美观。在配菜、切菜、炒菜、烹调的每一个环节中,菜色的搭配、刀法的粗细、佐料的投放、火候的掌握,处处皆有学问。有心之人的每次新创造、新体验,更是次次均有乐趣;把色香味美俱佳的菜肴端上菜桌,大家品尝,更是天伦之乐。因此,品尝美味佳肴是美的享受;从事饮食烹调,则是美的创造。

10. 篆刻　篆刻又名刻印,通常备一把刀、数方石章,以及毛笔、黑墨、砚台、宣纸、印泥等,加上写篆字的工具书、印稿作品参考书,即可练习篆刻。如果生性娴静,视力和腕力都还不错,可以把练习篆刻作为自己的一项文化休憩活动。

11. 摄影　摄影是一项很有趣味的文化娱乐活动,不仅可以丰富日常生活,更能陶冶高尚情操,提高美学修养,培养观察和反应的灵敏性,有益于身心健康。

二、适宜人群

娱乐调治适宜于一般人群,但在各种不同的人群中,又侧重不同,如弈棋对于因孤闷无聊引起的神情损伤及老年退休者最为适宜,钓鱼则适宜于平素性格较"急"之人。

三、注意事项

1. 培养自己的志趣时,不宜影响别人。如弈棋时,二人相对,以交流技艺为目的,不可计较胜负之分,不能耗神过度。弈棋应不争强好胜,不计较得失,要心平气和,不要为一子争执不休而过分紧张或激动,使得心动过速、血压骤升、心肌缺氧,若有高血压病或隐性冠心病的人则容易猝发脑卒中或诱发心绞痛。

2. 在培养自己的志趣时,宜选择休闲安静、环境优美、空气新鲜的环境。

3. 从事自己的志趣时,不可过于放纵自己,忌时间过久,如弈棋时久坐会使下肢静脉血液回流不畅,出现下肢麻木、疼痛等症,甚至脑力疲累。如观看电视最好每次收看电视的时间少于2小时。经常看电视的人,还应补充维生素A,如多食富含维生素A的胡萝卜或鱼肝油。

第十节　熏浴调治

熏浴属于传统中医疗法中的外治法之一,它是将中药盛于布袋、器皿内,覆盖、浸泡身体的某些部位,利用中药对皮肤、经络、穴位的刺激和药物的透皮吸收,达到对身体调治的目的。

一、操作方法

根据体质和调治目的,选用相应的药物,用一定浓度的药液,洗浴或浸泡全身。熏浴可分为全身浴和局部浴。其中局部浴可根据接触的方式或部位不同分为头面浴、目浴、手足浴、坐浴、半身浴。药浴液在按处方配药后可分别通过水煎、水浸、酒浸等方式制成原液,再按比例稀释使用。按温度分为热水药浴(40~42℃)、温水药浴(36~39℃)和凉水药浴(25~33℃)。

1. 全身浴　将中药浴液倒入已消毒好的盆中,将全身浸入药液,药浴结束后可以用清水冲洗,用干毛巾擦干身体。

2. 头面浴　将药液倒入已消毒好的脸盆中,待浴液温度适宜,再进行沐发、洗头、洗面。

3. 目浴　将煎剂滤过后熏洗眼部。洗眼时,可用消毒碗具装药液半杯,先俯首,使碗与眼窝缘紧贴,然后仰首,并频频眨眼,也可用消毒纱布或棉球蘸取药液,不断淋洗眼部。

4. 手足浴　根据患病部位的不同,将部分肢体浸泡在药液中,药浴结束后可以用清水冲洗,用干毛巾擦干身体。

5. 坐浴　中药浴液倒入已消毒好的盆中,坐浴于其中,使药液直接浸入肛门或阴部。

6. 半身浴　中药浴液倒入已消毒好的大浴盆中,坐浴于其中,使浴液高度到达脐部。在浸洗的同时,可活动下肢。每次浸泡30分钟左右,药浴结束后可以用清水冲洗,用干毛巾擦干身体。

二、适宜人群

熏浴可适用于体质较好的人群,也可根据药物配制用于部分患病人群。

三、注意事项

1. 水温接近体温时熏浴时间可稍长,一般为20～30分钟,水温偏高或偏低时,药浴时间均不宜太长,一般为5～10分钟。

2. 躯干及肢体暴露较多时要控制好室温,一般为23～25℃。

3. 使用的熏浴器具要消毒,以免部分皮肤病的相互传染。

第十一节　其他调治

一、刮痧

刮痧是指在中医经络皮部理论的指导下,术者使用特制的器具,在体表进行相应的手法刮拭,出现皮肤潮红,使皮下出现点状或斑状出血点("痧象"),从而达到养生治病目的的一种外治疗法。目前,最常用的刮痧工具是用水牛角、玉石及砭石经过精心制备的各种刮痧板。

(一)操作手法

1. 握持刮痧板方法　单手握板,将板放置掌心,一侧由拇指固定,另一侧由示指和中指固定,也可由拇指以外的其余四指固定,利用腕力进行刮拭,刮痧板移动方向与皮肤之间夹角以45°为宜。

2. 刮痧基本手法

(1) **轻刮法**　刮痧时刮痧板接触皮肤面积大,移动速度慢或下压刮拭力量小。一般受术者无疼痛或其他不适感觉,多用于对儿童、妇女、老年体弱者以及面部的养生刮拭。

(2) **重刮法**　刮痧时刮痧板接触皮肤面积小,移动速度快或下压刮拭力量较大,以患者能承受为度。多适用于年轻力壮、体质较强者或背部脊柱两侧、下肢及骨关节软组织较丰满处的刮痧。

(3) **快刮法**　指刮拭的次数每分钟30次以上,力量有轻重之别。力量重,刮速快,多用于体质强壮的患者,主要刮拭背部、下肢或其他疼痛明显的部位;力量轻,刮速快,多用于体质虚弱的患者,主要刮拭背腰、胸腹、下肢等部位,以患者舒适为度。

(4) **慢刮法**　指刮拭次数每分钟30次以内,力量也有轻重之别。力量重,速度慢,多用于体质强壮的患者,主要刮拭腹部、关节部位和一些明显疼痛的部位;力量轻,速度慢,多用于体质虚弱的患者,主要刮拭背腰部正中、胸部、下肢内侧等部位,以不让患者感觉疼痛为度。

(二)适宜人群

刮痧适用人群广泛,能够预防老年人慢性疾病的发展并有促进恢复的功用。

(三)注意事项

1. 为了避免刮痧或扯痧时造成皮肤破损和增强疗效,刮痧时一般要求在刮拭部位涂上适宜的润滑剂,这些润滑剂称为介质,常用的介质有水剂、油剂、乳膏剂或凝胶等。

2. 出痧后的1～2天,皮肤可能会出现轻度发痒或疼痛,此为正常现象,不需要特殊处理。但需注意保护刮痧面皮肤,刮痧后受术者应着以柔软宽松的棉织衣物为主,尽量避免因衣物摩擦而引起刮痧面创伤而感染。部分体虚受术者会于刮痧后24小时出现疲劳反应或类似感冒样症状,此属正常反应,一般不需要处理。

3. 刮痧次数通常为在前次痧斑消退后再进行第二次刮治,头面部刮痧次数因不要求出痧则不必拘泥于此。

4. 刮痧时要沿同一方向刮,不可来回刮,力量要均匀,使用腕力,一般每个部位刮10～20次,以出现紫红色斑点或斑块为度。刮痧时间约20分钟,或以患者能耐受为度。

5. 刮痧后最好饮一杯温开水或淡糖盐水。刮痧后宜休息15～20分钟。刮痧后4小时内忌洗冷水澡。

6. 有些受术者在刮痧过程中如出现类似针刺晕针的头晕或晕厥的现象,应该立即停止治疗,让其平卧,注意保暖,掐水沟、合谷及内关等穴,并喂服温开水或者糖水。如患者症状加重,应立即进行相应处理。

二、足疗

所谓"足疗",是指运用各种物理或化学性刺激手段作用于足部的反射区或经络穴位启动机体自我调节功能,激发各组织器官、经络本身的潜能,使机体恢复阴阳平衡,从而达到预防、养生、强身、治病目的的一种自然疗法。足部疗法的实施方法很多,如足部的按摩、针灸、敷贴(药、磁等)、药浴、电疗、运动等。

(一)操作方法

1. 足部反射区的分布规律 人体各组织器官在足部都有固定的相对应的反射区分布,其具体分布规律可归纳为两句话:"足底是内脏,足背是躯面,足内是脊中,足外是四肢,足跟是盆腔;上下对应,头部交叉,同左同右。"

2. 操作

(1) **足部按摩的方向** 一般是向心按摩,沿着静脉、淋巴回流的方向按摩。

(2) **足部按摩的时间** 每次总时间(不包括蒸泡脚),成人以30～45分钟为宜,一般不超过60分钟,小孩(14周岁以下)以10～20分钟为宜。

(3) **足部按摩的力度** 按摩开始时应用较轻的力度,微痛为好,然后渐渐增加力度,以患者能承受为度。按摩快结束时,力度再逐渐减轻。每个反射区同样遵循"轻—重—轻"的原则。

(4) **足部按摩的手法补泻** 按手法方向,顺时针为补,逆时针为泻;按节奏快慢,缓慢为补,急速为泻;按手法轻重,轻者为补,重者为泻;按经络走行,顺经络为补,逆经络为泻;按血流方向,向心为补,离心为泻。

(二)适宜人群

足疗应用广泛,适用于多种人群,对于内科、妇科、儿科、骨伤科、外科等各科疾病都有不同程度的调治作用。

(三)注意事项

1. 饭前半小时内,饭后1小时内不宜进行足疗。
2. 凡足部有外伤、感染、溃烂或足癣,应避开此处施术。
3. 足疗时可能出现一些反应,如头晕、恶心、口干、疲倦等,应停止操作。

第四章 中医治未病的应用

第一节 不同时令的治未病

时令，又称节令，古代主要用于制定有关农事，政府常根据时令发布政令。最早见于《礼记·月令》，说："天子乃与公卿大夫共饬国典，论时令，以待来岁之宜。"很早人们就认识到，时令的变化或反常极易造成疾病的发生或流行。唐代白居易《赠友》也有诗云："时令一反常，生灵受其病。"但这里所说的"时令"是一个的大概念，还包括昼夜时辰、四季节气、月相轮回、五运六气。

《黄帝内经》认为人依赖天地而生，其中《素问·宝命全形论》说："人以天地之气生，四时之法成。""人生于地，悬命于天，天地合气，命之曰人。"同时认为人还可以通过自我调摄的方法，让自身的生活状态与体质、与自然界各种规律相协调，使精神饱满，形体坚实，不受外界邪气的侵害，达到预防疾病的目的。正如《素问·生气通天论》所说："苍天之气，清净则志意治，顺之则阳气固，虽有贼邪，弗能害也，此因时之序也。"

自然界的变化是错综复杂，一年中有四时的变化，一日有昼夜的变化，它们对人体生活活动均会产生极大的影响。中医强调治未病首先要做到"顺时养生"，掌握自然规律，了解天地阴阳四时的变化，掌握不同的调摄方法，以防病治病，摄生保健。

一、昼夜变化的调摄

昼夜，指白天和黑夜，亦可代指事物两个相反的方向。昼夜由地球自转产生，谓之"太阳日"，但昼夜的长度并非等于自转周期，因为当地球自转一周后，同时进行了公转，公转使地球对于太阳的相对角度发生变化，而昼夜是以太阳照在地球上的范围来看的，所以一昼夜比自转周期多3分56秒。当地球自转时，产生昼夜交替，面向太阳之地面为"昼"，背向太阳之地面则为"夜"。

昼夜的变化是自然界众多阴阳消长进退过程的其中一种，人与自然相应，因此昼夜的阴阳消长变化直接对人体的生理病理产生影响。《素问·生气通天论》说："故阳气者，一日而主外，平旦人气生，日中而阳气隆，日西而阳气虚，气门乃闭。"说明人体阳气白天多趋于表，夜晚多趋于里。由于人体阳气有昼夜的周期变化,所以对人体病理变化亦有直接影响。《灵枢·顺气一日分为四时》说:"春生夏长,秋收冬藏,是气之常也,人亦应之。以一日分为四时,朝则为春,日中为夏,日入为秋,夜半为冬。"又说:"夫百病者,多以旦慧、昼安、夕加、夜甚……朝则人气始生,病气衰,故旦慧;日中人气长,长则胜邪,故安;夕则人气始衰,邪气始生,故加;夜半人气入脏,邪气独居于身,故甚也。""(其时有反者)是不应四时之气,脏独主其病。"这里将一天参照四季进行划分,早晨相当于春季,中午相当于夏季,傍晚相当于秋季,半夜相当于冬季。早晨如春天般阳气生发,能够抵御邪气,邪气衰减,所以早晨病情轻而患者精神清爽;中午阳气旺盛,能够制伏邪气,所以中午病情安定;傍晚阳气开始衰减,邪气逐渐亢盛,所以傍晚病情加重;半夜人体的阳气深藏于内,邪气亢盛已极,所以夜半病情最重。根据以上理论,人们可以利用阳气的日节律,合理安排工作、学习,发挥人类的智慧和潜能,以达到最佳的效果。同时,还可以指导人们的日常生活安排,提高人体适应自然环境的能力。随着一日四时阳气的变化,养生还应该注意掌握早晨、中午和夜晚几个特殊时间段的保健方法,做好一天内的调养工作,这样就可以达到预防疾病、延年益寿的效果。

现代医学也很重视昼夜的变化对人体的影响,发现白天在活动、异化中交感神经系担任主要任务,晚上在恢复、同化中是副交感神经系担任主要任务,睡眠是副交感神经功能到了极点,觉醒是副交感神经功能向交感神经功能的转换。而神经系统在一生中的周期性变化是:幼年期一般是副交感神经功能亢进,故婴孩往往吃了就睡,睡眠占去了一日的大半时间,这适合于成长,随着生长发育自主神经功能的调子也慢慢地发生变化;老年人睡眠减少,新陈代谢一般偏向异化的交感神经紧张。所以,昼夜的调摄对于预防疾病是十分重要的一个方面。

(一)早晨的调摄

早晨,古时指寅卯之时(03:00~07:00),现今一般指07:00~09:00的辰时,早晨还可泛指上午这一段时间。早晨为一天活动之始,往往被视为充满朝气的时候,对人体而言是一个非常重要的时段,关系着一天的身体与精神状况。中医学认为,早晨是人阳气生发之际,现代科学研究也证实:早晨醒来后精力充沛,神清气爽,与肾上腺皮质激素分泌处于高峰有关,与昼夜节律所致体温升高也有关。而在阳气初生之际做好保养工作很重要,早晨较宜在户外锻炼身体,通过活动,促进血液循环,使阳气得以生发。早晨太阳初升,人体的脏腑功能也处于升发的状态,营养需求量大,代谢也旺盛,所以早饭宜吃好。早餐还可以喝点姜汤或者吃些姜丝、姜片,能够促进阳气的生发、散布。另外,有规律地进食早餐对预防胆囊结石的发生也有一定的作用。早上应尽量保持心情愉快。按照心理学的研究,刚起床时是人从潜意识进入意识的分界线,是从潜意识到意识的过渡时期,这个时候保持快乐的心态,或者鼓励自己,那么这一天就可以变得很快乐。

(二)中午的调摄

中午,又名正午,指24小时制的12:00,为一天的正中。中国古代将一天分为十二时辰，午时即为现代24小时制的11：00～13：00。此时阳气达到顶点，适宜午睡，即古人所说的子午觉。半夜11点到凌晨1点，为子时，人的阳气开始生发，并逐渐增强，一直到午时，阳气最旺盛；午时阴气初生，并逐渐生长，一直到子时达到最盛。所以子时和午时，一个是阳气初生的时候，一个是阴气初生的时候，不论阴气和阳气，在初生的时候都很弱小，需要着意保护。午后的小憩可促进阴阳消长和气机的转换，不仅可以使上午升发耗散的阳气得以培补，还能保证午餐后消化器官血液供应和营养物质的吸收。中午是一天阳气最旺盛的时候，消化功能强劲，下午人们处于工作或学习中，消耗较大，需要补充较多的营养物质，因此午餐应该丰富些。

（三）夜晚的调摄

夜晚通常指下午6点到次日的早晨5点这一段时间。晚上太阳落山，自然界阴寒之气渐盛，气温通常会逐渐降低，在半夜达到最低。人的阳气渐虚，活动渐少，代谢减退，营养需求相对较少，所以晚餐宜少。晚饭如果摄入太多，由于阳气相对较虚，运化无力，加之活动较少，能量无法消耗，极易引起肥胖。国外也有研究发现夜间食用碳水化合物易于储存，而早晨进食则易于分解，分析其原因是因为体内糖异生与糖酵解两个生化过程各在一天的不同时间占优势。到了深夜，阳气降到最低点，体内阴气较盛，此时不宜进食夜宵，不但妨碍消化吸收，还会影响睡眠。夜间阳气收敛内藏，汗孔也随之闭密，所以到了晚上，不要再扰动筋骨，不要受雾露的侵袭，应早点休息，切忌熬夜。子时是一日时辰中的阴中之阴，在子时处于睡眠状态，阳气刚刚来复，不易耗散。现代研究也证实，子时体内以副交感神经兴奋为主，体温下降，呼吸、心率及脉搏减慢，肾上腺素水平降低，外周血管扩张，内脏各器官功能降低，松果体分泌的褪黑素含量增高，可以诱导人体进入睡眠状态。

二、月相变化的调摄

（一）月相变化对人体的影响

月相是指月亮在星空中移动时形状不断变化所发生的月亮位相变化。月亮的阴晴圆缺变化，时刻影响着人体功能。人体与自然界的周期变化存在着内在实质联系。早在两千多年前，古人就依据已有的哲理，认识到月相变化与人体养生保健具有重要关系。如《灵枢·岁露论》说："人与天地相参也，与日月相应也。"书中还指出人体气血的运行及盛衰，不仅和季节气候的变化有关，而且同日照的强弱和月相的盈亏直接相关。如《素问·八正神明论》说："天温日明，则人血淖液而卫气浮，故血易泻，气易行；天寒日阴，则人血凝泣而卫气沉。月始生，则血气始精，卫气始行；月郭满，则血气实，肌肉坚；月郭空，则肌肉减，经络虚，卫气去，形独居。"《素问·至真要大论》亦说："乘年之虚，则邪甚也。失时之和亦邪甚也。遇月之空，亦邪甚也。"此时，人体经脉空虚，顾护人体的卫气亦缺乏，形体独居其中，外界的各种邪气最易侵袭人体而发生疾病。所以此时要注意保养身体，不妄劳作。不单如此，《黄帝内经》还注意到了海潮位的高低与月相的变化周期相同。现代研究表明，月亮的引潮力是太阳的 2.25 倍，月球引力的改变可引起地球上全部生物的液、气、固体潮。人体内的液体约占全身的 3/4，所以会受到月球的影响而呈现潮汐样改变。如《灵枢·岁露论》记载"月满则海水西盛""至其月郭空，则海水东盛"。

人体多个系统的生理与病理与月相变化有关。如妇女的月经周期变化、体温、激素、性器官状态、免疫功能和心理状态等都以一月为周期，正如《妇人良方·月经诸论》中指出的"所以谓之月事者，平和之气，常以三旬一见，以象月盈则亏也"；婴儿的出生也受月相影响，月圆出生率最高；新月前后最低；满月时，人头部气血最充实，内分泌最旺盛，容易激动。人体具有微弱的电磁场，月球产生的强大电磁力，引起人体磁场周期性潮汐样变化，影响人的激素、体液和神经递质等的复杂平衡，从而引起人的情绪和生理的相应变化，称之为生物潮。

人的阴阳气血盛衰变化与月相的盈亏息息相关已得到现代科学验证，有报道通过健康人的血象测定观察到，从朔月—上弦月—望月这一过程月相渐生，人体气血充盛，月圆时气血充盈到达巅峰，机体抵抗能力亦加强；此后望月—下弦月—晦月气血逐渐减弱，待到晦月之时气血最弱，正气最虚，机体抵抗力小，易受外邪的侵袭而致病，且感邪深入而难治。

美国精神病学家利伯认为，月亮作用于地球产生的强大电磁场可影响人体激素、体液及电解质的均衡变化，从而引起人体情绪的周期性改变。同时国外学者研究发现，在朔月、望月时亦是交通事故高峰期。推测是因为月球引力引起地球磁场的变动，而且环绕地球极低频电磁波与人脑电磁波振幅相似，可能产生共振，导致大脑功能混乱，判断力下降，进一步引起交通事故的发生。此机制还会引起满月时精神兴奋或抑郁等情绪变革，与他人相处较困难，容易发生醉酒闹事、打架杀人等事件。从中医角度来说，情绪与五脏密切相关，强烈持久的情绪刺激会伤及内脏而致病，而且不良情绪可加重原有病情。所以，在满月时应该适时调控好自己的情绪，以免受到外邪的侵害。

（二）月相变化的调摄方法

众所周知，月亮是地球的卫星，它环绕地球旋转，地球连同月亮环绕太阳运行，月亮相对于太阳来说，绕地球一周约需 29 天 12 时 44 分，这是月亮盈亏圆缺变化的周期，叫做"朔望月"，也就是阴历一个月的平均长度。随着月亮每天在星空中自西向东移动一大段距离，它的形状也在不断地变化着，这就是月亮位相变化，叫做月相。当月球转到地球和太阳连线的中间时，出现的月相叫"朔日"；当月球转到与太阳呈 90° 时，出现的月相叫"上弦"，当月球转到与太阳呈 270° 时出现的月相叫"下弦"；当地球处在月球与太阳连线的中间时，出现的月相叫"望日"。

现代医学研究证实，月球引潮力与地磁场对人体干扰较大，会影响体内激素、电解质平衡，导致生理、心理上的各种变化，使疾病发病率明显高于常态。因此根据不同的月相要有不同的生活方式和注意事项，在不同的月相时间内，可以使用一定的中医药方法进行调摄，以预防疾病的发生。

朔日，又叫新月，是在阴历初一前后，月缺无光，白天阳气渐弱，夜间阴气渐虚，机体抵抗力下降，是肺心病、冠心病、心肌梗死、脑梗死易发生和加重时期，心脑疾病患者此时要注意及时添加衣服，避免风寒邪气侵袭。正常人群也应注意补气养血，扶正固本。宜在中午11点至下午1点服用当归6 g，黄芪30 g，水煎服，连服3天。此外，坚持晚上9～10点就寝前拍打后背，先拍打正中，再拍两侧，从上至下拍打50～100次，能振奋心阳，有助于夜间体内血液循环。

上弦，是在阴历初七前后，下弦是在二十三前后，上弦日和下弦日均处于月周期涨落潮的中间段。上弦日白天阳气渐长，夜晚阴气渐生；下弦日白天阳气渐衰，夜晚阴气减弱。这段时间是支气管炎、肺炎、传染性肝炎、慢性胆囊炎等感染性疾病易发和加重期，尤其是上弦日的下半夜和清晨，下弦日的下午和傍晚是犯病的危险期。体虚易感风邪的气管炎患者，可服用玉屏风胶囊，加强营养，注意天气冷暖变化。患有慢性胆囊炎的人在弦日前不吃油腻肥甘之物，心态要平和，忌劳累。如在弦日出现胁肋胀满或闷痛、口苦纳差等症状，可服小柴胡制剂以疏肝和胃、解表散热。在弦日配合按摩，双手重叠，放在两乳之间的膻中穴，上下摩擦30次，叩齿5～10次，配合食玉泉，即舌头在口中上下左右搅动10～15次，将口中津液渐盈满口，缓缓咽下，可起到养生保健、增强免疫功能的作用。

望日，又叫圆月，是在阴历十五前后，人体中约有80%是液体，月球引力也能像引起海洋潮汐那样对人体中的液体发生作用，叫做生物潮。月圆时，月亮对人的行为影响较强烈，这时人头部和胸部的电位差较大，人的精神亢奋，情绪激动，但也容易焦躁不安，一方面可能造成行为犯罪和交通事故的发生，另一方面还会引起头痛、失眠、多梦和夜游症等病症的高发。而嗜酒者和精神不太正常者常在月夜发作。容易出血的患者如高血压、上消化道出血、脑出血、肺结核、支气管扩张咯血，易在此时发作和加重，发病危险期为上午和中午。如患肺结核大咯血而死亡的患者，大多死于月圆之夜的前后几天。患有上述疾病的老人望日之前要加强病情观察和用药治疗。望日期间，不要服用补药，否则"月满而补，血气洋溢"，会加重自身的阳亢之证。可在清晨时服雪羹汤，取荸荠30 g，海蜇头30 g，同放锅内加水600 mL煎煮10分钟，喝汤，每天1次，连服3天。荸荠凉血解毒、降气除胀，海蜇头有清血脂、降血压功效，有助于预防望日血压升高。有脑血管疾病的人，可在午睡前按摩足部涌泉穴50～100次，起到补肾降逆、调血宁神的作用。

三、节气变化的调摄

二十四节气（表9），简称节气，是指中国农历中表示季节变迁的24个特定节令，是根据地球在黄道（即地球绕太阳公转的轨道）上的位置变化而制定的，每一个分别相应于地球在黄道上每运动15°所到达的一定位置。二十四节气反映了太阳的周年视运动，所以在公历中它们的日期是基本固定的，上半年的节气在6日，中气在21日，下半年的节气在8日，中气在23日，二者前后不差1～2日。它们依次为：冬至、小寒、大寒、立春、雨水、惊蛰、春分、清明、谷雨、立夏、小满、芒种、夏至、小暑、大暑、立秋、处暑、白露、秋分、寒露、霜降、立冬、小雪、大雪。立春到立夏前为春季，立夏到立秋前为夏季，立秋到立冬前为秋季，立冬到立春前为冬季。

二十四节气是中国历法的独特创造,几千年来对推动中国农牧业发展起了重要作用。节气的名称最早出现在殷商时代,到西汉二十四节气便已完备了。随着中国历法的外传,二十四节气流传到世界各地。2016年11月30日,二十四节气被正式列入联合国教科文组织人类非物质文化遗产代表作名录。

二十四节气直观地表述了我们自然界一年气候因素的变化规律,如在北温带地面,夏至之时,见太阳往南,地面之天空上的压力向下,地面上的太阳热力,遂往下降。冬至之时,见太阳回北,压到地面下之水中的压力,仍往上收,压到地下水中的太阳热力,遂往上升。周而复始,遂成二十四节气之春温夏热秋凉冬寒。故二十四节气是对自然阴阳变化规律的高度总结,是古代物候学、气象学、农学等多学科的结晶。

自然界的周期性节律性变化,直接或间接地影响着人体,因此人体疾病的发生发展与自然界周期性的节律变化有密切关系。由于节气的变化也是疾病产生的病因病机之一,为此可以根据节气的变化,气候环境的改变,及时调摄,达到治未病的目的。

表9 二十四节气表

春季	日 期	夏季	日 期	秋季	日 期	冬季	日 期
立春	2月3～5日	立夏	5月5～7日	立秋	8月7～9日	立冬	11月7～8日
雨水	2月18～20日	小满	5月20～22日	处暑	8月22～24日	小雪	11月22～23日
惊蛰	3月5～7日	芒种	6月5～7日	白露	9月7～9日	大雪	12月6～8日
春分	3月20～22日	夏至	6月21～22日	秋分	9月22～24日	冬至	12月21～23日
清明	4月4～6日	小暑	7月6～8日	寒露	10月8～9日	小寒	1月5～7日
谷雨	4月19～21日	大暑	7月22日～24日	霜降	10月23～24日	大寒	1月20～21日

(一)立春

"立"为开始之意,立春揭开了春天的序幕,表示万物复苏的春季的开始。随着立春的到来,人们明显地感觉到白天渐长,太阳也暖和多了,气温、日照、降水也趋于上升和增多。此时要顺应春天阳气生发,万物始生的特点,注意保护阳气,着眼于一个"生"字。精神养生方面,要力戒暴怒,更忌情怀忧郁,做到心胸开阔,乐观向上,保持心境恬愉的好心态。同时要充分利用、珍惜春季大自然"发陈"之时,借阳气上升,万物萌生,人体新陈代谢旺盛之机,通过适当的调摄,使春阳之气得以宣达,代谢功能得以正常运行。

饮食方面要考虑春季阳气初生,宜食辛甘发散之品,不宜食酸收之味。可以选择一些柔肝养肝、疏肝理气的中药如枸杞子、郁金、丹参、延胡索等,食物多选择辛温发散的大枣、豆豉、葱、香菜、花生等。

初春天气由寒转暖,各种致病的细菌、病毒随之生长繁殖。温热毒邪开始活动,要预防流感、流脑、麻疹、猩红热,肺炎也多有发生和流行。首先要消灭传染源;二要常开窗,使室内空气流通，保持空气清新；三要加强锻炼，提高机体的防御能力。此外，注意口鼻保健，阻断"温邪上受，首先犯肺"之路。

（二）雨水

"斗指壬为雨水，东风解冻，冰雪皆散而为水，化而为雨，故名雨水。"雨水不仅表示降雨的开始，也表明雨量开始增多。随着雨水节气的到来，雪花纷飞，冷气袭骨的天气渐渐消失，而春风拂面，冰雪融化，湿润的空气、温和的阳光和潇潇细雨的日子正向我们走来。

但是在雨水之后的一段时间里，阳光灿烂的日子并不是很多，常常天气阴沉或者下雨，都会使气温降低，且昼夜的温差变大，如果轻易脱掉棉衣则容易生病。特别容易遭遇寒邪和湿邪的侵袭，从而使人体阳气减弱、抵抗力下降；如湿气重的人，则容易出现头痛、肢体沉重、腰酸背痛、消化不良等症状。所以雨水节气要注意保暖，预防寒邪侵袭，注意调养脾胃。

饮食方面少吃酸味，多吃甜味，以养脾脏之气，可选择韭菜、香椿、百合、豌豆苗、茼蒿、荠菜、春笋、山药、藕、芋头、萝卜、荸荠、甘蔗等。中药的使用多考虑脾胃升降生化功能，用升发阳气之法，调补脾胃，可选用沙参、西洋参、决明子、白菊花、制何首乌粉及补中益气汤等。

（三）惊蛰

惊蛰，古称启蛰。《夏小正》说：正月启蛰，言发蛰也。万物出乎震，震为雷，故曰惊蛰。是蛰虫惊而出走矣。在现今的汉字文化圈中，日本仍然使用"启蛰"这个名称。汉代第六代皇帝汉景帝的讳为"启"，为了避讳而将"启"改为了意思相近的"惊"字。同时，孟春正月的惊蛰与仲春二月节的"雨水"的顺序也被置换。同样的，"谷雨"与"清明"的顺次也被置换。

"春雷响，万物长"，惊蛰时节正是大好的"九九"艳阳天，气温回升，雨水增多，农家无闲。可谓左河水之"一声霹雳醒蛇虫，几阵潇潇染紫红。九九江南风送暖，融融翠野启春耕。"这时，中国除东北、西北地区仍是银妆素裹的冬日景象外，其他大部分地区平均气温已升到0℃以上，已是一派融融的春光了。

《素问·四气调神大论》说："春三月，此谓发陈。天地俱生，万物以荣。夜卧早行，广步于庭，被发缓形，以使志生。"其意是，春季万物复苏，应该晚睡早起，散步缓行，可以使精神愉悦、身体健康。这概括了惊蛰养生在起居方面的基本要点。

惊蛰天气明显变暖，饮食应清温平淡，宜多食用一些新鲜蔬菜及蛋白质丰富的食物，如春笋、菠菜、芹菜、鸡、蛋、牛奶等，增强体质抵御病菌的侵袭。惊蛰时节，乍暖还寒，气候比较干燥，很容易使人口干舌燥、外感咳嗽。生梨性寒味甘，有润肺止咳、滋阴清热的功效，民间素有惊蛰吃梨的习俗。梨的吃法很多，比如生食、蒸、榨汁、烤或者煮水，特别是冰糖蒸梨对咳嗽具有很好的疗效，而且制作简单方便，平时不妨把其当作甜点食用。另外，咳嗽患者还可食用莲子、枇杷、罗汉果等食物缓解病痛，饮食宜清淡，油腻的食物最好不吃,刺激性的食物,如辣椒、葱蒜、胡椒也应少吃。

(四)春分

春分,是春季90天的中分点。《月令七十二候集解》说:"二月中,分者半也,此当九十日之半,故谓之分。秋同义。"《春秋繁露·阴阳出入上下篇》说:"春分者,阴阳相半也,故昼夜均而寒暑平。"古时又称为"日中""日夜分""仲春之月"。《明史·历一》说:"分者,黄赤相交之点,太阳行至此,乃昼夜平分。"所以,春分的意义,一是指一天时间白天黑夜平分,各为12小时;二是古时以立春至立夏为春季,春分正当春季3个月之中,平分了春季。

春分这一天,阳光几乎直射赤道,全球绝大部分地区昼夜几乎相等,中国除青藏高原、东北、西北和华北北部地区外都进入明媚的春天,在辽阔的大地上,杨柳青青、莺飞草长、小麦拔节、油菜花香。

由于春分节气平分了昼夜、寒暑,人们在保健养生时应注意保持人体的阴阳平衡状态。《素问·至真要大论》云:"谨察阴阳所在而调之,以平为期。"是说人体应该根据不同时期的阴阳状况,使"内在运动"也就是脏腑、气血、精气的生理运动,与"外在运动"即脑力、体力和体育运动和谐一致,保持"供销"关系的平衡。避免不适当运动的出现而破坏人体内外环境的平衡,加速人体某些器官的损伤和生理功能的失调,进而引起疾病的发生,缩短人的生命。春分节气时人体血液也正处于旺盛时期,激素水平也处于相对高峰期,此时易发非感染性疾病如高血压、月经失调、痔疮及过敏性疾病等。膳食总的原则要禁忌大热、大寒的饮食,保持寒热均衡。这段时期也不宜饮用过于肥腻的汤品。

(五)清明

清明节是中国重要的"时年八节"之一,一般是在公历4月5号前后,《历书》云:"春分后十五日,斗指丁,为清明,时万物皆洁齐而清明,盖时当气清景明,万物皆显,因此得名。"清明一到,气温升高,正是春耕的大好时节,故有"清明前后,种瓜点豆"之说。

清明时节,气温转暖,草木萌动,天气清澈明朗,万物欣欣向荣,清明含有明洁之意。到了清明节气,东亚大气环流已实现从冬到春的转变。西风带中槽脊移动频繁,低层高低气压交替出现。江淮地区冷暖变化幅度较大,雷雨等不稳定降水逐渐增多。

清明时节亦是多种慢性疾病(如关节炎、哮喘、精神病等)易复发之时,有慢性病的人要忌食"发物"。所谓"发物",从中医角度上讲就是指易动风生痰、发毒助火助邪之品,如海鱼、海虾、海蟹、咸菜、竹笋、毛笋、羊肉、公鸡等。清明时节应多吃柔肝养肺的食品,如荠菜,益肝和中;菠菜,利五脏、通血脉;山药,健脾补肺;淡菜,益阴,利肝。

(六)谷雨

谷雨是二十四节气的第六个节气,也是春季最后一个节气,源自古人"雨生百谷"之说。同时也是播种移苗、埯瓜点豆的最佳时节。

谷雨时节,南方地区"杨花落尽子规啼",柳絮飞落,杜鹃夜啼,牡丹吐蕊,樱桃红熟,自然景物告示人们:时至暮春了。这时,南方的气温升高较快,一般4月下旬平均气温,除了华南北部和西部部分地区外,已达20～22℃,比中旬增高2℃以上。华南东部常会有一二天出现30℃以上的高温,使人开始有炎热之感。低海拔河谷地带已进入夏季。

由于谷雨节气后降雨增多,空气中的湿度逐渐加大。谷雨节气后是神经痛的发病期,如肋间神经痛、坐骨神经痛、三叉神经痛等。同时天气转温,室外活动增加,北方地区的桃花、杏花等开放;杨絮、柳絮四处飞扬,过敏体质的朋友应注意防止花粉症及过敏性鼻炎、过敏性哮喘等。在饮食上应减少高蛋白质、高热量食物的摄入。春季,肝木旺盛,脾衰弱,谷雨前后15天及清明的最后3天中,脾处于旺盛时期。脾的旺盛会使胃强健起来,从而使消化功能处于旺盛的状态,消化功能旺盛有利于营养的吸收,因此这时正是补身的大好时机。

由于谷雨节气后降雨增多,空气中的湿度逐渐加大,针对其气候特点进行调养,适宜的膳食有:参蒸鳝段、菊花鳝鱼等,具有祛风湿、舒筋骨、温补气血的功效;草菇豆腐羹、生地鸭蛋汤具有滋阴养胃、降压降脂、抗菌消炎、清热解毒、养血润燥的功效。

（七）立夏

立夏是农历二十四节气中的第七个节气,夏季的第一个节气,表示孟夏时节的正式开始,斗指东南,维为立夏,万物至此皆长大,故名立夏也。《月令七十二候集解》说:"立夏,四月节。立字解见春。夏,假也。物至此时皆假大也。"在天文学上,立夏表示即将告别春天,是夏天的开始。人们习惯上都把立夏当作是温度明显升高,炎暑将临,雷雨增多,农作物进入旺季生长的一个重要节气。

立夏时节中国南北的气温差异较大,而且同一地区波动频繁,华南其余的地区气温为20℃左右;而低海拔河谷则早在4月中旬初即感夏热,立夏时气温已达24℃以上。故此时也是农作物病虫害的多发期和人们易于犯感冒的时期,正如左河水所说:"南国似暑北国春,绿秀江淮万木荫。时病时虫人撒药,忽寒忽热药搪人。"

人们在春夏之交要顺应天气的变化,重点关注心脏。心为阳脏,主阳气。心脏的阳气能推动血液循环,维持人的生命活动。心脏的阳热之气不仅维持其本身的生理功能,而且对全身有温养作用,人体的水液代谢、汗液调节等,都与心阳的重要作用分不开。立夏前后,中国大部分地区平均气温在18～20℃,正是"百般红紫斗芳菲"的大好时节。天文专家提醒说,立夏以后,天气转热,传统中医学认为,"暑易伤气""暑易入心"。因此,值此时节,人们要重视精神的调养,加强对心脏的保养,尤其是老年人要有意识地进行精神调养,保持神清气和、心情愉快的状态,切忌大悲大喜,以免伤心、伤身、伤神。立夏节气常常衣单被薄,即使体健之人也要谨防外感,一旦患病不可轻易运用发汗之剂,以免汗多伤心。老年人更要注意避免气血瘀滞,以防心脏病的发作。故立夏之季,情宜开怀,安闲自乐,切忌暴喜伤心。清晨可食葱头少许,晚饭宜饮红酒少量,以畅通气血。具体到膳食调养中,我们应以低脂、低盐、多维生素、清淡为主。

（八）小满

小满是夏季的第二个节气。其含义是夏熟作物的籽粒开始灌浆饱满，但还未成熟，只是小满，还未大满。这时全国北方地区麦类等夏熟作物籽粒已开始饱满，但还没有成熟，约相当乳熟后期，所以叫小满。南方地区的农谚赋予小满以新的寓意："小满不满，干断田坎"；"小满不满，芒种不管"。把"满"用来形容雨水的盈缺，指出小满时田里如果蓄不满水，就可能造成田坎干裂，甚至芒种时也无法栽插水稻。

一般来说，如果此时北方冷空气可以深入到中国较南的地区，南方暖湿气流也强盛的话，那么就很容易在华南一带造成暴雨或特大暴雨。对于长江中下游地区来说，如果这个阶段雨水偏少，可能是太平洋上的副热带高压势力较弱，位置偏南，意味着到了黄梅时节，降水可能就会偏少。因此有民谚说"小满不下，黄梅偏少""小满无雨，芒种无水"。

小满节气之后更是疾病容易出现的时候。建议人们要有"未病先防"的养生意识，从增强机体的正气和防止病邪的侵害这两方面入手。饮食调养上对各种类似的皮肤病患者，均宜以清爽清淡的素食为主，常吃具有清利湿热作用的食物，如赤小豆、薏苡仁、绿豆、冬瓜、丝瓜、黄瓜、黄花菜、水芹、荸荠、黑木耳、藕、胡萝卜、西红柿、西瓜、山药、蛇肉、鲫鱼、草鱼、鸭肉等；忌食高粱厚味，甘肥滋腻，生湿助湿的食物，如动物脂肪、海腥鱼类、酸涩辛辣、性属温热助火之品及油煎熏烤之物，如生葱、生蒜、生姜、芥末、胡椒、辣椒、茴香、桂皮、韭菜、茄子、蘑菇、海鱼、虾、蟹、牛、羊、狗、鹅肉类等。

（九）芒种

芒种，是夏季的第三个节气。芒种的"芒"字，是指麦类等有芒植物的收获，芒种的"种"字，是指谷黍类作物播种的节令。"芒种"到来预示着农民开始了忙碌的田间生活。

芒种时节雨量充沛，气温显著升高。沿江地区多雨，黄淮平原也即将进入雨季。华南东南季风雨带稳定，是一年中降水量最多的时节。6月份，无论是南方还是北方，都有出现35℃以上高温天气的可能。黄淮地区、西北地区东部可能出现40℃以上的高温天气，但一般不是持续性的高温。

芒种时节，中国长江中、下游地区开始进入梅雨季节，持续阴雨，雨量增多，气温升高，空气非常潮湿，天气十分闷热，各种物品容易发霉，蚊虫开始孳生，极易传染疾病。尽管天气已经炎热起来，但由于中国经常受来自北方的冷空气影响，有些地区的气温有时仍很不稳定。因此在芒种时节春天御寒的衣服不要过早地收藏起来，必要时还要穿着，以免受凉。懒散、头脑不清爽是多数人在芒种时节的状态。天气炎热，雨水增多，湿热之气到处弥漫，使人身之所及、呼吸之所受均不离湿热之气。而湿邪重浊易伤肾气、困肠胃，使人易感到食欲不佳、精神困倦，故学生、司机及高空作业的人，要防止"夏打盹"，以免影响学习或发生危险。当人体大量出汗后，不要马上喝过量的白开水或糖水，可喝些果汁或糖盐水，以防止血钾过分降低，适当补充钾元素则有利于改善体内钾、钠平衡。

（十）夏至

夏至之说始于公元前7世纪，据《恪遵宪度抄本》说："日北至，日长之至，日影短至，故曰夏至。至者，极也。"夏至这天，太阳直射地面的位置到达一年的最北端，几乎直射北回归线。夏至日过后，正午太阳高度也开始逐日降低，民间有"吃过夏至面，一天短一线"的说法。

夏至以后地面受热强烈，空气对流旺盛，午后至傍晚常易形成雷阵雨，骤来疾去，降雨范围小，人们称"夏雨隔田坎"。唐代诗人刘禹锡，曾巧妙地借喻这种天气，写出"东边日出西边雨，道是无晴却有晴"的著名诗句。此时也正是江淮一带的"梅雨"季节，这时正是江南梅子黄熟期，空气非常潮湿，器物发霉，人体也觉得不舒服，一些蚊虫繁殖速度很快，一些肠道性的病菌也很容易滋生。

夏季阳气盛于外。从夏至开始，阳极阴生，阴气居于内，所以，在夏至后，饮食要以清泄暑热、增进食欲为目的，因此要多吃苦味食物，宜清补。《吕氏春秋·尽数篇》指出："凡食无强厚味，无以烈味重酒。"唐代的孙思邈提倡人们"常宜轻清甜淡之物，大小麦曲，粳米为佳"，又说："善养生者常须少食肉，多食饭。"在强调饮食清补的同时，勿过咸、过甜，宜多吃具有祛暑益气、生津止渴的食物。绿叶菜和瓜果类等水分多的蔬菜水果都是不错的选择，如白菜、苦瓜、丝瓜、黄瓜等，都是很好的健胃食物。而面条，也是夏至后被推荐的美食之一。在中国北方流行一句谚语："冬至饺子夏至面"，尤其是凉面，既能降火开胃，又不至于因寒凉而损害健康。

（十一）小暑

小暑是夏天的第五个节气，表示季夏时节的正式开始。暑，表示炎热的意思，小暑为小热，还不十分热。意指天气开始炎热，但还没到最热，全国大部分地区基本符合。

小暑前后，中国南方大部分地区各地进入雷暴最多的季节。有时还有冰雹，容易造成灾害。华南东部，小暑以后因常受副热带高压控制，多连晴高温天气，开始进入伏旱期。中国南方大部分地区呈这一东旱西涝的气候特点。

小暑是人体阳气最旺盛的时候，"春夏养阳"。所以人们在工作劳动之时，要注意劳逸结合，保护人体的阳气。小暑虽不是一年中最炎热的季节，但紧接着就是一年中最热的季节大暑，民间有"小暑大暑，上蒸下煮"之说。炎热的气候，由于出汗多，消耗大，再加之劳累，人们更不能忽略对身体的养护。"热在三伏"，此时正是进入伏天的开始。"伏"即伏藏的意思，所以人们应当少外出以避暑气。民间度过伏天的办法，就是吃清凉消暑的食品。俗话说"头伏饺子二伏面，三伏烙饼摊鸡蛋"。这种吃法便是为了使身体多出汗，排出体内的各种毒素。天气热的时候要喝粥，用荷叶、土茯苓、扁豆、薏苡仁、猪苓、泽泻、木棉花等材料煲成的消暑汤或粥，或甜或咸，非常适合此节气食用，多吃水果也有益于防暑，但是不要食用过量，以免增加肠胃负担，严重的会造成腹泻。民间还有"冬不坐石，夏不坐木"的说法。小暑过后，气温高、湿度大。久置露天里的木料，如椅凳等，经过露打雨淋，含水分较多,表面看上去是干的,可是经太阳一晒,温度升高,便会向外散发潮气,在上面坐久了,能诱发痔疮、风湿和关节炎等疾病。所以,尤其是中老年人,一定要注意不能长时间坐在露天放置的木料上。

(十二)大暑

大暑是农历二十四节气中的第十二个节气,《通纬·孝经援神契》说:"小暑后十五日斗指未为大暑,六月中。小大者,就极热之中,分为大小,初后为小,望后为大也。"这时正值中伏前后,中国大部分地区为一年最热时期,也是喜热作物生长速度最快的时期。中国劳动人民将大暑分为三候:"一候腐草为萤,二候土润溽暑,三候大雨时行。"

大暑节气正值"三伏",是中国一年中日照最多、气温最高的时期,全国大部分地区干旱少雨,许多地区的气温达35℃以上。在中国华南以北的长江中下游等地区,如苏、浙、赣等一带处于炎热少雨季节,滴雨似黄金。有"小暑雨如银,大暑雨如金""伏里多雨,囤里多米""伏天雨丰,粮丰棉丰""伏不受旱,一亩增一担"的说法。恰如左河水诗说:"日盛三伏暑气熏,坐闲烦静在蝇蚊。纵逢战鼓云中起,箭射荷塘若洒金。"如果大暑前后出现阴雨,则预示以后雨水多。农谚有"大暑有雨多雨,秋水足;大暑无雨少雨,吃水愁"的说法。

夏季的饮食调养是以暑天的气候特点为基础,由于夏令气候炎热,易伤津耗气,因此常可选用药粥滋补身体。《黄帝内经》有"药以去之,食以随之""谷肉果菜,食养尽之"的论点。《医药六书》赞:"粳米粥为资生化育坤丹,糯米粥为温养胃气妙品。"可见粥养对人之重要。药粥虽说对人体有益,也不可通用,要根据每人的不同体质和疾病,选用适当的药物,配制成粥方可达到满意的效果。由于天气炎热,人体的水分蒸发消耗过快,需要及时补充水分,平时喝开水最好,也可以饮用绿豆水、菊花茶等清暑药茶,出汗较多的饮用糖盐水、茶水等,适当补充盐分和矿物质,以维持身体的电解质平衡,避免脱水。盛夏阳热下降,氤蕴熏蒸,水气上腾,湿气充斥,故在此季节,感受湿邪者较多。在中医学中,湿为阴邪,其性趋下,重浊黏滞,易阻遏气机,损伤阳气,食疗药膳以清热解暑为宜。

(十三)立秋

立秋,是农历二十四节气中的第十三个节气,也是秋天的第一个节气,标志着孟秋时节的正式开始:"秋"就是指暑去凉来。到了立秋,梧桐树开始落叶,因此有"落叶知秋"的成语。从文字角度来看,"秋"字由禾与火字组成,是禾谷成熟的意思。秋季是天气由热转凉,再由凉转寒的过渡性季节。

"立秋"到了,但并不是秋天的气候已经到来了。划分气候季节要根据"候平均温度",即当地连续5日的平均温度在22℃以下,才算真正的秋天的时节。中国地域辽阔,虽各地气候有差别,但此时大部分地区仍未进入秋天气候,况且每年大热三伏天的末伏还在立秋后第三日。尤其是中国南方此节气内还是夏暑之时,同时由于台风雨季节渐去了,气温更酷热,因而中医学对从立秋起至秋分前这段日子称之为"长夏"。

立秋以后气温由热转凉,人体的消耗也逐渐减少,食欲开始增加。因此,可根据秋季的特点来科学地摄取营养和调整饮食，以补充夏季的消耗，并为越冬做准备。秋季气候干燥，夜晚虽然凉爽，但白天气温仍较高，所以根据"燥则润之"的原则，应以养阴清热、润燥止渴、清心安神的食品为主，可选用芝麻、蜂蜜、银耳、乳品等具有滋润作用的食物。秋季空气中湿度小，皮肤容易干燥。因此，在整个秋季都应重视机体水分和维生素的摄入。秋季为人体最适宜进补的季节，秋季进补应选用"防燥不腻"的平补之品。具有这类作用的食物有茭白、南瓜、莲子、龙眼、黑芝麻、红枣、核桃等。患有脾胃虚弱、消化不良的人，可以服食具有健脾补胃的莲子、山药、扁豆等。秋季出现口感唇焦等"秋燥症"的气候，应选用滋养润燥、益中补气的食品，这类食品有银耳、百合等，可起到滋阴、润肺、养胃、生津的补益作用。

（十四）处暑

处暑，《月令七十二候集解》说："处，止也，暑气至此而止矣。""处"是终止的意思，表示炎热即将过去，暑气将于这一天结束，中国大部分地区气温逐渐下降。处暑既不同于小暑、大暑，也不同于小寒、大寒节气，它是代表气温由炎热向寒冷过渡的节气。处暑节气意味着进入气象意义上的秋天，处暑后中国长江以北地区气温逐渐下降。此时太阳正运行到了狮子座的轩辕十四星近旁。北斗七星的斗柄还是指向"申"（西南方向）。

处暑节气气温走低，在影响中国的蒙古冷高压控制下，形成下沉的、干燥的冷空气，先是宣告了中国东北、华北、西北雨季的结束，率先开始了一年之中最美好的天气——秋高气爽。夏季称雄的副热带高压，虽说大步南撤，但绝不肯轻易让出主导权、轻易退到西太平洋的海上。在它控制的南方地区，刚刚感受一丝秋凉的人们，往往在处暑尾声，再次感受高温天气，这就是名副其实的"秋老虎"。

处暑日夜温差将逐渐增大，但白天气温仍较高。节气变化也提醒我们，早晚时段注意不能贪凉。秋燥时节，还要注意不吃或少吃辛辣烧烤食品，可多吃梨子、白木耳、百合以及一些滋阴养肺、润燥生津的粥汤。

（十五）白露

白露是农历二十四节气中的第十五个节气，《月令七十二候集解》中说："八月节……阴气渐重，露凝而白也。"天气渐转凉，会在清晨时分发现地面和叶子上有许多露珠，这是因夜晚水气凝结在上面，故名。古人以四时配五行，秋属金，金色白，故以白形容秋露。进入"白露"，晚上会感到一丝丝的凉意。

植物开始有露水进入白露节气后，夏季风逐步被冬季风所代替，冷空气转守为攻，暖空气逐渐退避三舍。冷空气分批南下，往往带来一定范围的降温幅度。人们爱用"白露秋风夜，一夜凉一夜"的谚语来形容气温下降速度加快的情形。

中医有"白露身不露，寒露脚不露"的说法，也就是说白露节气一过，穿衣服就不能再赤膊露体了。另外，白露之后天气冷暖多变，尤其是早晚温差较大，很容易诱发伤风感冒或导致旧病复发。如果这时候贪食寒凉，更容易使脾胃的功能变得不正常，损伤脾胃阳气,尤其是脾胃虚寒者更应禁忌。白露是整个一年中昼夜温差最大的一个节气。白露以后,气温开始下降,天气转凉,地面的水气结露就开始增多了。过了白露,人们容易出现口干、唇干、咽干、皮肤干燥等症状,这就是典型的"秋燥"。白露时节的饮食应当以健脾润燥为主,宜吃性平味甘或甘温之物,宜吃营养丰富、容易消化的平补食品。进食不宜过饱,以免增加我们肠胃的负担,导致胃肠疾病。同时要注意早晚添加衣被,不能袒胸露背,睡卧不可贪凉。

(十六)秋分

秋分是农历二十四节气中的第十六个节气,南方的气候由这一节气起才始入秋。《春秋繁露·阴阳出入上下篇》中说:"秋分者,阴阳相半也,故昼夜均而寒暑平。"秋分之"分"为"半"之意。

秋分时节,中国大部分地区已经进入凉爽的秋季,南下的冷空气与逐渐衰减的暖湿空气相遇,产生一次次的降水,气温也一次次地下降。正如人们所常说的那样,已经到了"一场秋雨一场寒"的时候,但秋分之后的日降水量不会很大。此时,南、北方的田间耕作各有不同。在中国的华北地区有农谚说:"白露早,寒露迟,秋分种麦正当时。"谚语中明确规定了该地区播种冬小麦的时间;而"秋分天气白云来,处处好歌好稻栽"则反映出江南地区播种水稻的时间。此外,劳动人民对秋分节气的禁忌也总结成谚语,如"秋分只怕雷电闪,多来米价贵如何"。

秋分节气已经真正进入秋季,作为昼夜时间相等的节气,人们在养生中也应本着阴阳平衡的规律,使机体保持"阴平阳秘"的原则,按照《素问·至真要大论》所说:"谨察阴阳之所在,以平为期",阴阳所在不可出现偏颇。要想保持机体的阴阳平衡,首先要防止外界邪气的侵袭。秋季天气干燥,主要外邪为燥邪。秋分之前有暑热的余气,故多见于温燥;秋分之后,阵阵秋风袭来,使气温逐渐下降,寒凉渐重,所以多出现凉燥。同时,秋燥温与凉的变化,还与每个人的体质和机体反应有关。要防止凉燥,就得坚持锻炼身体,增强体质,提高抗病能力。秋季锻炼,重在益肺润燥,如练吐纳功、叩齿咽津润燥功。饮食调养方面,应多喝水,吃清润、温润的食物,如芝麻、核桃、糯米、蜂蜜、乳品、梨等,可以起到滋阴润肺、养阴生津的作用。秋季,菊香蟹肥,正是人们品尝螃蟹的最好时光。但是螃蟹是大寒之物,也不适宜多吃。精神调养方面,最主要的是培养乐观情绪,保持神志安宁。老人可减少说话,多登高远眺,让忧郁、惆怅等不良情绪消散。同时,秋分后,气候渐凉,是胃病的多发与复发季节。胃肠道对寒冷的刺激非常敏感,患有慢性胃炎的人,应特别注意胃部的保暖。

秋天也是肠道传染病、疟疾、乙脑的多发季节,也常引起许多旧病,如胃病、老年慢性支气管炎、哮喘等的复发,患高血压、冠心病、糖尿病的中老年人若疏于防范,则会加重危险。

(十七)寒露

寒露是农历二十四节气中的第十七个节气,属于秋季的第五个节气,表示秋季时节的正式开始。《月令七十二候集解》说："九月节，露气寒冷，将凝结也。"寒露的意思是气温比白露时更低，地面的露水更冷，快要凝结成霜了。寒露时节，岭南及以北的广大地区均已进入秋季，东北进入深秋，西北地区已进入或即将进入冬季。

寒露之后，露水增多，气温更低。此时中国有些地区会出现霜冻，北方已呈现深秋景象，白云红叶，偶见早霜，南方也秋意渐浓，蝉噤荷残。中国传统将露作为天气转凉变冷的表征。仲秋白露节气"露凝而白"，至季秋寒露时已是"露气寒冷，将凝结为霜了"。

"寒露"时节起，雨水渐少，天气干燥，昼热夜凉。从中医角度上说，这节气在南方气候最大的特点是"燥"邪当令，而燥邪最容易伤肺伤胃。此时期人们的汗液蒸发较快，因而常出现皮肤干燥，皱纹增多，口干咽燥，干咳少痰，甚至会毛发脱落和大便秘结等。所以养生的重点是养阴防燥、润肺益胃。同时要避免因剧烈运动、过度劳累等耗散精气津液。在饮食上还应少吃辛辣刺激、香燥、熏烤等类食品，宜多吃些芝麻、核桃、银耳、萝卜、番茄、莲藕、牛奶、百合、沙参等有滋阴润燥、益胃生津作用的食品。同时室内要保持一定的湿度，注意补充水分，多吃雪梨、香蕉、哈密瓜、苹果、水柿、提子等水果。此外，还应重视涂擦护肤霜等以保护皮肤，防止干裂。

（十八）霜降

霜降节气含有天气渐冷、初霜出现的意思，是秋季的最后一个节气，也意味着冬天即将开始。霜降时节，养生保健尤为重要，民间有谚语"一年补透透，不如补霜降"，足见这个节气对人们的影响。

在中国的北方，每逢霜降时节，空气中的水气在夜晚温度降低时遇到地面上的物体，就会附着于其表面凝结成霜。清晨在太阳出来前，我们时常能看到包裹在干枯树枝上的雾凇，这是大自然在提醒我们，冬天快要到来了。而在中国南方地区，此节气后正进入了秋收秋种的大忙时段。

秋末时节，是呼吸道疾病的高发期，多吃生津润燥、宣肺止咳作用的梨、苹果、橄榄、白果、洋葱、芥菜、萝卜等食物，搓揉迎香穴鼻翼两侧，练练呬（"嘶"音）字功等，都有助于预防呼吸道疾病。天气逐渐变冷，身体局部保暖不当或人体为适应寒冷的刺激而有所增加的新陈代谢等原因，使得慢性胃病、"老寒腿"等疾病的发病随之增多。尤其是有消化道溃疡病史的人，要特别注意自我保养，避免服用对胃肠黏膜刺激性大的食物和药物。栗子具有养胃健脾、补肾强筋、活血止血、止咳化痰的功效，是这时的进补佳品。霜遍布在草木土石上，俗称打霜，而经过霜覆盖的蔬菜如菠菜、冬瓜，吃起来味道特别鲜美，霜打过的水果，如葡萄就很甜。古人一般秋补既吃羊肉也吃兔肉。闽台民间在霜降这天，要进食补品，闽南有句谚语"一年补通通，不如补霜降"。一些地方要吃红柿，认为这样可以御寒，能补筋骨。

（十九）立冬

立冬是农历二十四节气中的第十九个，立冬过后，日照时间将继续缩短，正午太阳高度继续降低。中国民间以立冬为冬季之始,有些地方有进补以度严冬的食俗。

天文学上把"立冬"作为冬季的开始,按照气候学划分,中国要推迟20天左右才入冬。立冬时节,太阳已到达黄经225度,我们所处的北半球获得太阳的辐射量越来越少,但由于此时地表在下半年贮存的热量还有一定的能量,所以一般还不会太冷,但气温逐渐下降。在晴朗无风之时,常会出现风和日丽、温暖舒适的十月"小阳春"天气。

立冬后,就意味着冬季正式来临。草木凋零,蛰虫休眠,万物活动趋向休止。在寒冷的天气中,应该多吃一些温热补益的食物,这样不仅能使身体更强壮,还可以起到很好的御寒作用。饮食调养要遵循"秋冬养阴""无扰乎阳""虚者补之,寒者温之"的古训,随四时气候的变化而调节饮食。元代忽思慧所著《饮膳正要》说:"冬气寒,宜食黍以热性治其寒。"也就是说,少食生冷,但也不宜燥热,有的放矢地食用一些滋阴潜阳,热量较高的膳食为宜,同时也要多吃新鲜蔬菜以避免维生素的缺乏,如牛肉、羊肉、乌鸡、鲫鱼、多饮豆浆、牛奶,多吃萝卜、青菜、豆腐、木耳、银杏果等。这里须注意的是,中国幅员辽阔,地理环境各异,人们的生活方式不同,同属冬令,西北地区与东南沿海的气候条件迥然有别;冬季的西北地区天气寒冷,进补宜大温大热之品,如牛肉、羊肉、狗肉等;而长江以南地区虽已入冬,但气温较西北地区要温和的多,进补应以清补甘温之味,如鸡、鸭、鱼类;地处高原山区,雨量较少且气候偏燥的地带,则应以甘润生津之品的果蔬、冰糖为宜。除此之外,还要因人而异,因为食有谷肉果菜之分,人有男女老幼之别,体(体质)有虚实寒热之辨,本着人体生长规律,中医养生原则,少年重养,中年重调,老年重保,耄耋重延。故"冬令进补"应根据实际情况有针对性地选择清补、温补、小补、大补,万不可盲目"进补"。

(二十)小雪

小雪,是二十四节气中的第二十个。《月令七十二候集解》说:"十月中,雨下而为寒气所薄,故凝而为雪。小者未盛之辞。""小雪"是反映天气现象的节令。古籍《群芳谱》中说:"小雪气寒而将雪矣,地寒未甚而雪未大也。"

进入该节气,中国广大地区西北风开始成为常客,气温下降,逐渐降到0℃以下,但大地尚未过于寒冷,虽开始降雪,但雪量不大,故称小雪。此时阴气下降,阳气上升,而致天地不通,阴阳不交,万物失去生机,天地闭塞而转入严冬。黄河以北地区会出现初雪,需注意御寒保暖。

在中国北方,小雪时节,一般的人家都要吃涮羊肉。小雪节气里,天气阴冷晦暗、光照较少,此时容易引发或加重抑郁症。这个季节宜吃的温补食品有羊肉、牛肉、鸡肉等;宜吃的益肾食品有腰果、芡实、山药、栗子、白果、核桃等。在南方某些地方,还有农历十月吃糍粑的习俗。小雪时候适当进补可平衡阴阳,但进食过多高热量的补品,会导致胃、肺火盛,表现为上呼吸道、扁桃体、口腔黏膜炎症或便秘、痔疮等。因此,进补的时候尤其要注意是否符合进补的条件,虚则补,同时应当分清补品的性能和适用范围,还应再吃些性冷的食物,如萝卜、松花蛋等。

（二十一）大雪

"大雪"是农历二十四节气中的第二十一个节气，更是冬季的第三个节气，标志着仲冬时节的正式开始；其时视太阳到达黄经255度。《月令七十二候集解》说："大雪，十一月节，至此而雪盛也。"大雪的意思是天气更冷，降雪的可能性比小雪时更大了，并不指降雪量一定很大。

这时中国大部分地区的最低温度都降到了0℃或以下。往往在强冷空气前沿冷暖空气交锋的地区，会降大雪，甚至暴雪。可见，大雪节气是表示这一时期，降大雪的起始时间和雪量程度，它和小雪、雨水、谷雨等节气一样，都是直接反映降水的节气。常说"瑞雪兆丰年"。严冬积雪覆盖大地，保持地面及作物周围的温度不会因寒流侵袭而降得很低，为冬作物创造了良好的越冬环境。大雪时北半球各地日短夜长，因而有农谚"大雪小雪、煮饭不息"等说法，用以形容白昼短到了农妇们几乎要连着做三顿饭的程度。

大雪是"进补"的好时节，素有"冬天进补，开春打虎"的说法。冬令进补能提高人体的免疫功能，促进新陈代谢，使畏寒的现象得到改善。冬令进补还能调节体内的物质代谢，使营养物质转化的能量最大限度地储存于体内，有助于体内阳气的升发，俗话说"三九补一冬，来年无病痛"。此时宜温补助阳、补肾壮骨、养阴益精。冬季食补应供给富含蛋白质、维生素和易于消化的食物。大雪节气前后，柑橘类水果大量上市，像南丰蜜橘、官西柚子、脐橙、雪橙都是当家水果，适当吃一些可以防治鼻炎，消痰止咳。

（二十二）冬至

冬至，又名"一阳生"，是中国农历中一个重要的节气，也是中华民族的一个传统节日，冬至俗称"数九""冬节""长至节""亚岁"等。由周到秦，以冬至日当作岁首一直不变，至汉代依然如此。直到汉武帝采用夏历后，才把正月和冬至分开。因此，也可以说专门过"冬至节"是自汉代以后才有，盛于唐宋，相沿至今。

天文学上把冬至作为冬季的开始，这对于中国多数地区来说，显然偏迟。有诗云："西北风袭百草衰，几番寒起一阳来。白天最是时光短，却见金梅竞艳开。"（左河水）冬至日是北半球各地一年中白昼最短的一天。过了冬至以后，太阳直射点逐渐向北移动，北半球白天开始逐渐变长，正午太阳高度也逐渐升高。所以，有俗话说"吃了冬至面，一天长一线。"

冬至是养生的大好时机，主要是因为"气始于冬至"。因为从冬季开始，生命活动开始由衰转盛，由静转动。此时科学养生有助于保证旺盛的精力而防早衰，达到延年益寿的目的。冬至时节饮食宜多样，谷、果、肉、蔬合理搭配，适当选用高钙食品。各地在冬至时有不同的风俗，中国北方多数地方有冬至吃饺子的习俗。冬至经过数千年发展，形成了独特的节令食文化。吃饺子成为多数北方中国人冬至的风俗。古人喜贺冬至，今人虽多不以为节，但冬节再怎么说也是"年时八节"之一，全国除水饺外，也有各种冬至特色美食：如潮汕汤圆、东南麻糍、台州擂圆、合肥南瓜饼、宁波番薯汤果、滕州羊肉汤、苏州冬酿酒、常武胡葱豆腐等。

（二十三）小寒

小寒，为农历二十四节气中的第二十三个节气，也是冬季的第五个节气，标志着季冬时节的正式开始。对于神州大地而言，标志着一年中最寒冷的日子到来了。俗话说，"小寒大寒，冷成冰团"。

生活上，除注意日常保暖外，进入小寒年味渐浓，人们开始忙着为春节做准备。饮食上，涮羊肉火锅、吃糖炒栗子、烤白薯成为小寒时尚。俗语说"三九补一冬，来年无病痛"，说的就是冬令食羊肉调养身体的做法。

中医学认为寒为阴邪，最寒冷的节气也是阴邪最盛的时期，从饮食养生的角度讲，要特别注意在日常饮食中多食用一些温热食物以补益身体，防御寒冷气候对人体的侵袭。日常食物中属于热性的食物主要有鳟鱼、辣椒、肉桂、花椒等；属于温性的食物有糯米、高粱米、刀豆、韭菜、茴香、香菜、荠菜、芦笋、芥菜、南瓜、生姜、葱、大蒜、杏子、桃子、大枣、龙眼、荔枝、木瓜、樱桃、石榴、乌梅、香橼、佛手、栗子、核桃仁、杏仁、羊肉、猪肝、猪肚、火腿、狗肉、鸡肉、羊乳、鹅蛋、鳝鱼、鳙鱼、鲢鱼、虾、海参、淡菜、蚶、酒等。

（二十四）大寒

大寒，是全年二十四节气中的最后一个节气，是天气寒冷到极点的意思。《授时通考·天时》引《三礼义宗》说："大寒为中者，上形于小寒，故谓之大……寒气之逆极，故谓大寒。"这时寒潮南下频繁，是中国大部地区一年中的寒冷时期，风大，低温，地面积雪不化，呈现出冰天雪地、天寒地冻的严寒景象。

此时天气虽然寒冷，但因为已近春天，所以不会像大雪到冬至期间那样酷寒。冬三月是生机潜伏、万物蛰藏的时令，此时人体的阴阳消长代谢也处于相当缓慢的时候，所以此时应该早睡晚起，不要轻易扰动阳气，凡事不要过度操劳，要使神志深藏于内，避免急躁发怒。大寒是冬季六节气之一，此时天气寒冷已极，故名大寒。大寒的养生，要着眼于"藏"。意思是说，人们在此期间要控制自己的精神活动，保持精神安静，把神藏于内不要暴露于外。这样才有利于安度冬季。

因为大寒与立春相交接，大寒进补的食物量逐渐减少，多添加些具有升散性质的食物，以适应春天万物的升发。

四、运气变化的调摄

运气即五运六气，是在中医整体观念的指导下，以阴阳五行学说为基础，运用天干地支等符号作为演绎工具，来推论气候变化规律及其对人体健康和疾病的影响，在中医学中占有十分重要的地位。五运即五行，是将自然界万物归纳为木火土金水5种物质的运动变化，将五运与天干相配，可以用来推测各年及一年五个节段的气候变化与疾病变化规律；六气以中医的阴阳理论为基础，将风、热、火、湿、燥、寒与三阴三阳对应，划分出六气时段，分别命名为厥阴风木、少阴君火、少阳相火、太阴湿土、阳明燥金、太阳寒水,将六气与地支相配,可以用来推测各年六气节段的气候变化与疾病变化规律。

运气蕴含医学、气象、天文、地理、物候等诸多学科,是中医学"天人合一"的最高体现,古人也常用这一学说探讨自然变化的周期性规律及其对人体健康和疾病影响,从而用于预防和治疗疾病。借助五运六气,能够从宏观上全方位把握万物运行变化的基本规律,有助于实现因时、因地、因时制宜,达到人体与自然界变化的协调和平衡,以此来保养身体、培育正气、提高机体的抗邪能力的目的。

(一)因时制宜

四时阴阳的变化,是万物生命的根本,而四时之变,万物之化,皆在五运六气的周流循环之中。例如在春夏时节,要保养阳气可以顺从生长的需要,在秋冬时节,要保养阴气可以顺从收藏的需要。只有顺应了生命发展的根本规律,才能如万物一般,在生、长、收、藏的生命过程中不断运动发展。如果违背了这一变化规律,生命力会受到戕伐,真元之气也会遭到破坏。

具体从五运来看,主运的初运为木运,对应的季节是春季,木在天为风,在脏为肝,故每年春季气候变化以风气变化较大,在人体以肝气变化为著,肝病较多是其特征;二运为火运,对应的季节是夏季,火在天为热,在脏为心,故每年夏季在气候变化以火热变化较大,在人体以心气变化为著,心病较多是其特征;三运为土运,对应的季节是长夏,即夏秋之季,土在天为湿,在脏为脾,故每年夏秋之间,在气候变化上雨水较多,湿气较重,在人体以脾气变化为著;脾病较多是其特征;四运为金运,对应的季节是秋季,金在天为燥,在脏为肺,故每年秋季气候变化以燥气变化较大,在人体以肺气变化为著,肺病较多是其特征;五运为水运,对应的季节是冬季,由于水在天为寒,在脏为肾,故每年冬季气候比较寒冷,在人体肾气变化为著,肾病、关节疾病较多是其特征。

从六气来看,主气的初之气为厥阴风木,对应每年的大寒至惊蛰,气候变化多风,宜预防、调养肝病。二之气为少阴君火,对应每年的春分至立夏,气候渐热,宜预防、调养肝心病。三之气为少阳相火,对应每年的小满至小暑,气候炎热,宜预防、调养心病、暑病。四之气为太阴湿土,对应每年的大暑至白露,气候变化以湿气为重,宜预防、调养脾病。五之气为阳明燥金,对应每年秋分至立冬,气候变化以燥气较重,宜预防、调养肺病。终之气为太阳寒水,对应每年的小雪至小寒,气候严寒,宜预防、调养关节病和感冒。

当然,以上为五运六气的主运和主气,即常位。然运气有常有变,在指导治未病的应用方面,还需要结合实际的四时变化随机应变,不可胶柱鼓瑟,才能达到更好的养生效果。

(二)因地、因人制宜

运气学说体现出古人认识到自然气候及其与相关疾病之间存在周期变化的规律,并且并非一成不变,其中还存在"胜气""复气""至而未至""未至而至"等变数,造成这一问题的主要原因就是地域的差距。

五运六气在各地的具体适用情况不一,加之中医有五方地域致病之说,需注意到地域对人的体质以及易发疾病有一定的影响。《素问·五常政大论》说:"天不足西北,左(北方)寒而右(西方)凉,地不满东南,右(南方)热而左(东方)温""地有高下,气有温凉,高者气寒,下者气热",后世张介宾说:"以气候验之,中原地形,所居者悉以居高则寒,处下则热。尝试观之,高山多雪,平川多雨,高山多寒,平川多热,则高下寒热可征见矣。"

地理条件的不同,决定了不同地域人们的居住环境、饮食结构及饮食习惯各有不同,地域有南北,地势有高低,气候有寒热,得病有不同,发病有轻重,养生方法自然也有差别。因地制宜,关注地域的变化、体质的强弱,采用不同的调养方法,可以让养生事半功倍。譬如北方地带,地势偏高,气候犹如冬日的闭藏气象。该处的人们长期居住在山上,环境偏于寒冷,人们喜爱游牧生活,经常在户外露宿,喜食牛乳、羊奶,内脏容易受寒,体质弱的人就容易出现胀满,宜用艾火灸灼的方法进行调摄。

总之,依据天人相应的理论,借助五运六气的指导,顺天时、循地理、察人体,握周甲之嬗变,调阴阳之偏颇,本乎自然,用之于人,方可实现养生延年的目的。

第二节　不同地区人群的治未病

一、沿海地区人群的调摄

(一)沿海地区的环境特点

海洋气候对沿海地区有极大影响,通过海洋这个巨大水体的调节,沿海地区的气候变化比内陆缓和得多,气温的年变化和日变化小,极值温度出现的时间也比大陆性气候地区迟。沿海地区降水量的季节分配比较均匀,降水日数多、强度小;云雾频数多,湿度高。同时由于海路之间的热力差异造成的海陆风环流,也是海滨地区空气清新舒适,沿海地区的风向在一昼夜里呈现有规律的变化,白天有凉风从海上吹向陆地,送来清新的空气,夜晚风向也随着转成从陆地吹向水面,送走污浊的空气。在海滨空气中,碘、氯化钠和氯化镁含量通常较高。其中碘含量是大陆空气含碘量的40倍,不仅能补充人体生理需要,还有杀菌作用。此外,中国海滨地区日照充足,即使在雨季,日照百分率也有50%左右。明媚的太阳,广阔的地平线,湛蓝的天空,翱翔的海鸟,不绝于耳的周期性的波涛声,都会对人的心理和生理上产生良好的影响。

(二)沿海地区对身体的有利因素

沿海地区渔产丰富,食物种类繁多,居民营养较为全面均衡,而且海洋是一切生物的故乡,海水中有毒元素的含量很低,海洋性食物最有利于满足机体对各种必需元素的需要。从近来的环境调查表明,沿海地区的居民,由于大量吃海产品,男性居民很少得肺癌,冠心病和糖尿病的发病率也很低。另外,沿海地区气候温暖湿润,盛产各种水果。如烟台苹果、秦皇岛水蜜桃、海南椰子等都为当地居民提供了美味可口的佳品,同时保证了机体对多种营养的需求。此外,沿海气候宜人,有益于身心,加上水天一色的壮阔景观,令人心旷神怡。宽广松软的沙滩,为人们进行日光浴和海水浴提供了天然场所和适宜的气候条件,海滨的气候所具备的特有综合作用,可以协调机体内各组织器官的功能,对许多慢性疾病如神经衰弱、支气管炎、哮喘、风湿病、结核病、心血管系统病及各种皮肤病都有一定的防治作用。

（三）沿海地区危害健康的因素及调摄

台风是对中国沿海地区影响较大的一种特殊天气现象。一年四季都会发生,主要在夏秋两季,台风侵袭时,常伴随狂风、暴雨和巨浪,严重威胁工农业生产、海上航运、渔业捕捞和人民生命财产安全。由于火山爆发、海地地震引起的海浪叫海啸,它能冲破海堤、毁灭村庄、田地,造成人民生命财产的巨大损失。因此,海滨居民和到海滨疗养度假者,要注意收听当地气象预报广播,提早防范。

沿海地区盛产鱼类物品,很多沿海地区有吃生鱼的习惯,如港、澳、南海、广州及台湾等地最喜欢将新鲜塘鱼切片,加上姜、葱、芝麻油等佐料搅拌食之。由于寄生在鱼体内的肝吸虫藏在鱼的血肉中,不煮熟而食,寄生虫或卵就会在人体肝脏中生长繁殖,造成肝吸虫病,引起肝内结石,囊肿或肝硬化,甚至导致肝癌。另外,浙江沿海居民因生食或半生食小海产,也常见到溶血弧菌所致的食物中毒。这些都需要注意,不可过食生冷海鲜之品

二、湿地地区人群的调摄

（一）湿地地区的环境特点

湿地是指未经人工开发过的自然的湖泊、沼泽、草地等,这里没有高的乔木,只有矮小的灌木,禾本科植物是湿地的主要植物类型。三江源、辽河三角洲、黄河三角洲、青海湖等都是中国著名的湿地。湿地作为一种资源,在保护环境方面起着极其重要的作用,它可以调节降水量不均带来的洪涝与干旱,将过多的降雨和来水存储、缓冲,同时湖泊、江河、水库等大量水面及其水生植物可以调节气候。湿地地区一般自然环境较好,空气清新,水分充足,是鸟类动物的重要栖息地,因此也是人类生存的适宜环境。

（二）湿地地区对身体的有利因素

湿地具有充足的天然水,能为人类提供不可或缺的水源。溪流、河流、池塘、湖泊中都有可以直接利用的水,其他湿地如泥炭沼泽森林可以成为浅水水井的水源。我们平时所用的水有很多是从地下开采出来的,而湿地可以为地下蓄水层补充水源。从湿地到蓄水层的水可以成为地下水系统的一部分,又可以为周围地区的工农业生产提供水源。如果湿地受到破坏或消失,就无法为地下蓄水层供水,地下水资源就会减少。由于湿地空气

清新,空气中水分充足,因此生活在湿地的人群能够保持皮肤及呼吸道滋润。由于水分充足,因此湿地地区的人群很少出现中暑、皮肤干燥、便秘等情况。

(三)湿地地区危害健康的因素及调摄

水是人体必备资源,同时也是危害人的主要因素之一。在"六淫"之中即有"湿邪"一说,其特点是为重浊之邪,属阴,其性黏腻、停滞、弥漫,其伤人多隐缓不觉,易导致多种病变,特别是全身关节疼痛的痹证之因主要是湿邪为主。湿与寒热之邪常常胶着而侵袭人体,因此畏寒怕冷、关节疼痛、皮肤病经常发作者要远离湿地,或通过干燥手段去除湿邪,保持人体肌肤干燥。湿邪常夹杂其他病邪,不仅易于生热成毒,而且很多致病菌或传染源在湿地容易滋生,特别是暑湿季节尤须注意防湿、防传染病。脾虚体质者易发泄泻,在湿地生活更须除湿健脾,可多食具有除湿功效的薏苡仁、芡实、藿香等物品。

三、高原地区人群的调摄

(一)高原地区的环境特点

高原通常是指海拔高度在1000米以上,面积广大,地形开阔,周边以明显的陡坡为界,比较完整的大面积隆起地区。高原素有"大地的舞台"之称,它是在长期连续的大面积的地壳抬升运动中形成的。有的高原表面宽广平坦,地势起伏不大;有的高原则是山峦起伏,地势变化很大。高原地区海拔高,气压低,氧气含量少。

(二)高原地区对身体的有利因素

长期生活在高原地区较低海拔地区的人群对环境有较强的适应性和调节功能,如生活在藏南较低海拔的林芝、察隅、亚东、樟木等地的藏民,对水土湿润的环境较能适应,生活在藏北高原的牧民,则对寒冷、干燥的气候更能适应,这说明了人体有随着环境的转换而能自行调节的功能。现代气候与保健学研究也表明,西藏高原2000~3000米的地区,大多为林区、山区,气温的季节变化小,冷暖适中;云雨多,利于避暑;植被较好,空气清新;气压也较低,可增强人的呼吸功能;尤其是山区又多瀑布、喷泉、温泉、湖泊、雷雨和闪电,所以空气中含有数量很多的负离子,而负离子具有促进新陈代谢、强健神经系统,提高免疫能力的功效,是一种"长寿素"。另外,这些地区生态环境较好,没有什么工业污染,空气清新,大气洁净度高,也少有噪声,有的是鸟语花香和美丽的自然景观。另一方面,在西藏的山区、林区暴力犯罪事件较少,人与人的关系也比较和谐,加上这些地区水质清新,动植物性食品丰富,人们常年食用的都是没有污染的牛奶、牛肉、羊肉等高蛋白质食品。所有这一切都非常有益于人们的身心健康。

(三)高原地区对健康的危害因素及调摄

高原主要存在五大危害健康的因素:① 低压环境。在海平面,大气压为760 mmHg

（1 kPa=7.5 mmHg），氧分压为159 mmHg，海拔每升高100米，氧分压就下降1.2 mmHg。在海5500米的高原，大气压和氧分压均较海平面下降50%，造成肺气体交换的氧分压降低，导致动脉血氧饱和度（SaO₂）降低，机体缺氧促发高原反应。② 低氧环境。氧是人类赖以生存的重要条件。由于高原地区氧气的绝对量相应减少，同样导致动脉血氧饱和度降低，机体缺氧促发高原反应。③ 寒冷海拔每升高100米，气温下降约0.6℃。高原地区因海拔高，气温比相同纬度地区明显寒冷。此外，高原地区空气稀薄、洁净，大气对地面的保温作用差，使得该地区昼夜温差可达10～20℃，寒冷使耗氧和氧需求增加，机体负荷加重，促使组织缺氧的发生和发展。④ 干燥。高原地区大气中水分随海拔增高而减少，海拔3000米大气水分只相当于平原的34%；海拔6000米时，仅为平原的5%。而高原地区因大风而使人体体表及呼吸道水分的散失明显高于平原，尤以运动时明显。同时，由于缺氧及寒冷等促利尿因素的影响，使机体水分含量减少，致使呼吸道黏膜和全身皮肤异常干燥，易发生咽炎、干咳、鼻出血和皮肤干裂等症状。⑤ 强辐射和强紫外线。高原地区日照时间长，太阳辐射强，中波长，空气稀薄、洁净及尘埃少，紫外线被空气吸收减少，以及积雪反射增强，使紫外线量较平原增加＞2.5倍。尤其是雪线以上对入射紫外线反射量高达90%，入射和反射量叠加在一起，人体接受的紫外线量和强度明显增加，对皮肤和眼睛造成损害。

针对高原反应，可进行服食预防，进入高原前1周口服红景天、复方党参、醋唑酰胺和复方丹参滴丸等，这些药物能够提高机体耐缺氧能力。进入高原1～2天，应注意休息，避免劳累，禁烟酒，宜高糖、高蛋白质、高维生素饮食，避免受凉感冒。

四、丘陵地区人群的调摄

（一）丘陵地区的环境特点

丘陵，为世界五大陆地基本地形之一，是指地球岩石圈表面形态起伏和缓，绝对高度在500米以内，相对高度不超过200米，由各种岩类组成的坡面组合体，起伏不大，坡度较缓，地面崎岖不平，由连绵不断的低矮山丘组成的地形。丘陵坡度一般较缓，切割破碎，无一定方向，一般没有明显的脉络，顶部浑圆，是山地久经侵蚀的产物。因此丘陵地区也常被划在山地一类，但丘陵地区与通常概念中的山区又有不同，它是中国分部最广泛的地貌之一。

（二）丘陵地区对健康有利的因素

丘陵地貌在中国主要有东南丘陵、江南丘陵、江淮丘陵、浙闽丘陵、两广丘陵、辽胶丘陵、山东丘陵、川中丘陵、黄土丘陵等。丘陵地区，尤其是靠近山地与平原之间的丘陵，往往由山前地下水与地表水供给而水量丰富，自古就是人类依山傍水，防洪、农耕的重要栖息之地，也是果树林带丰产之地。因其风景别致，为养生、旅游胜地。如中国江南丘陵、浙闽丘陵地区。丘陵地区的降水量较充沛，适合各种经济树木和果树的栽培生长，对发展多种经济十分有利,往往物产丰富。如中国的东南丘陵、辽西丘陵地区。丘陵地区通常处于山区和平原之间,地形丰富,适合开展各种户外运动。人们可充分利用自然条件做短期疗养、避暑、爬山、游览和散步,通过这些活动,使心血管系统功能得到锻炼。

（三）丘陵地区危害健康的因素及预防

中国丘陵地区分布广泛,它相较海拔较高、交通不便的山区而言,患地球化学元素的缺乏导致某些地方病的可能性要小得多。尤其中国丘陵主要集中在中东部地区经济较为发达的省份,其区域因素对健康的危害并不及气候、人类生产等因素明显,因此很适合人群居住与生活。在不同丘陵地人群的调摄上,主要是根据季节、气候进行,特别是要注意各种传染性疾病、风湿与类风湿关节炎等疾病发生,特别需要饮食合理,避风寒,慎饮食,增强体质,防止各种疾病的发生与演变。丘陵地区长寿老人较多,要做好养老工作,及时关注他们的身心,合理调配饮食,经常体检,做好治未病工作。

五、平原地区人群的调摄

（一）平原地区的环境特点

平原的地势平,由于地势低下,或周围有山岭阻挡,从而造成气流运动缓慢,风速小,湿度大,常出现沉雾和逆温层。平原地区地势平缓,沉积物深厚,许多地方矿泉蕴藏丰富,其上分布的河流蜿蜒曲折,水系紊乱,河槽不稳定,湖泊众多,江湖串联,阡陌纵横,素有"鱼米之乡"之称。中国人口分布不平衡,山区人口稀少,而平原人口稠密。平原地区航运、工业、农业和经济文化事业都较发达,不少历史名城集中在平原地区。由于地上水网纵横,江河湖泊、水塘稻田和沼泽地较多,不少地方杂草丛生,容易成为某些传染源宿主动物滋生场所,且某些地球化学元素富集,成为某些地方病如地方性氟中毒发病的条件。平原地区河槽平浅,水流迟缓,排水能力差,山区附近的平原河流不仅汇集当地水流,还要承泄上游来水,在排水不畅的平原地区,洪涝和盐害是普遍存在的灾害性水文现象。

（二）平原地区对身体有利的因素

平原地区对人体健康的促进作用是多方面的:一是富饶的土地,丰富的物产,给人们的衣食住行提供了很多方便;二是开放的经济,发达的交通以及悠久的文化传统,从不同角度满足人们的精神生活需求;三是丰富的矿泉资源,矿泉中含有多种化学微粒、气体及放射性物质,如碘、溴、钙、镁及二氧化碳、硫化氢、氡气等,矿泉的温度、压力、浮力和化学成分,对人体都有一定的生理作用,并能防治某些疾病;四是优美宜人的湖滨风景和气候疗养,中国的湖滨气候疗养地主要分布在长江中下游平原,如江苏太湖、武汉东湖、杭州西湖,以及风景疗养地如苏州、杭州,都历来为中外人士所向往。这些疗养地的特点为空气清新、气候湿润宜人;景色秀丽,湖光山色相映生辉,令人赏心悦目,心旷神怡,优美的环境作为良性刺激,能使人心情舒畅,精神振奋。因此,在风景胜地和湖滨环境休养生息,对许多神经系统、心血管系统和慢性消化系统疾患,都有较好的防治作用。

(三)平原地区危害健康的因素及调摄

由于平原地势低,氟的含量高,氟中毒患病率较高。中国是亚洲地方性氟中毒的重要流行病区之一,已知全国有21个省(市)区有本病发生,以北方平原如松嫩平原、西辽河平原、华北平原以及河西走廊、柴达木盆地和罗布泊洼地等处为重病区带。因此,预防氟中毒就应调查水质,改善水源,降低水和食品中的含氟量,多吃一些维生素A和维生素C含量丰富的食物,如猪肝、鸡蛋、瘦肉、胡萝卜和新鲜绿叶蔬菜、水果等。同时要严格执行《环境保护法》,限制工矿企业中含氟"三废"排放。另外,有些传染病或寄生虫病,以低洼环境为主要流行病区,平原地区要开展环境卫生运动,消灭蚊虫、钉螺,搞好粪便和水源管理,注意饮食卫生,做好粮食的保管和防霉去毒工作,尽量避免和疫水接触,做好普查工作等。

平原区域广泛,膳食结构较复杂多样,其中有两个习俗较有特色,即食辣和腌熏制品。如潮湿的区域如四川、湖南一带的居民,对辣椒有特殊的嗜好,几乎一年四季、一日三餐都离不开辣味,食辣是当地人为适应寒冷潮湿环境而养成的饮食习惯。但各种辣味刺激性强,对有痔疮、肺结核咯血和胃溃疡者慎食。四川的泡菜、金华的火腿、腊肉以及东北的酸菜都是颇有地方风味的食物。这也是人们为调剂口味,延长蔬菜、肉食供应期的一种手段。但现代研究证明,这些腌制、熏烤的食品里,含亚硝胺等物质,长期过量服用,有较强的致癌作用。因此都不可过量,必须节制慎食。

六、沙漠地区人群的调摄

(一)沙漠地区的环境特点

沙漠,主要是指地面完全被沙所覆盖、植物非常稀少、雨水稀少、空气干燥的荒芜地区。沙漠亦称作"沙幕",为干旱缺水、植物稀少的地区。沙漠地域大多是沙滩或沙丘,沙下岩石也经常出现。有些沙漠是盐滩,完全没有草木。全世界陆地面积为1.62亿平方千米,占地球总面积的30.3%,其中约1/3(4800万平方千米)是干旱、半干旱荒漠地区,而且每年以6万平方千米的速度扩大着。而沙漠面积已占陆地总面积的20%,还有43%的土地正面临着沙漠化的威胁。

(二)沙漠地区对身体有利的因素

沙漠地区有利于身体的调摄因素并不多,但丰富的光照称得上是独一无二的。中国荒漠地区日照天数大多占一年中70%以上的日子,多数地方全年日照时数都长达3000小时以上,每天平均都超过8小时。此外,沙漠地区拥有一些特殊的物产,例如中国新疆和内蒙古自治区的畜牧业产品,这些地区的牛肉、羊肉,脂肪含量低,具有补气滋阳、暖中补气、开胃健脾之功。丰富的奶制品产出又可以提供大量钙元素与蛋白质以及维生素D等有益物质。

（三）沙漠地区对健康的危害因素及调摄

沙漠地区危害健康的主要因素是干燥的气候、巨大的昼夜温差和稀少的植被。沙漠地区气候干燥，雨量稀少，年降水量在250毫米以下，有些沙漠地区的年降水量更少至10毫米以下（如中国新疆的塔克拉玛干沙漠），但是偶然也有突然而降的大雨。沙漠地区的蒸发量很大，远远超过当地的降水量；空气的湿度偏低，相对湿度可低至5%。气候变化颇大，平均年温差一般超过30℃；绝对温度的差异，更往往在50℃以上；日温差变化极为显著，夏秋午间近地表温度可达60～80℃，夜间却可降至10℃以下。因此在沙漠地区要注意预防津液耗损及温差变化导致的风寒外邪，须注意补充水分及注意衣物增减。此外，稀少的植被和以肉乳制品为主的饮食结构易致火热内生或滋生痰热，当注意蔬菜水果的摄入。

七、森林地区人群的调摄

（一）森林地区的环境特点

森林是以乔木为主体的生物群落，是集中的乔木与其他植物、动物、微生物和土壤之间相互依存相互制约，并与环境相互影响，从而形成的一个生态系统的总体。它具有丰富的物种，复杂的结构，多种多样的功能。森林被誉为"地球之肺"。俄国林学家G·F·莫罗佐夫1903年提出森林是林木、伴生植物、动物及其与环境的综合体。森林群落学、植物学、植被学称之为森林植物群落，生态学称之为森林生态系统。森林是地球上最大的陆地生态系统，是全球生物圈中重要的一环。它是地球上的基因库、碳贮库、蓄水库和能源库，对维系整个地球的生态平衡起着至关重要的作用，是人类赖以生存和发展的资源和环境。森林，是一个高密度树木的区域（或历史上，森林是一个为狩猎而留出的荒地），涵盖大约9.5%的地球表面（或30%的占总土地面积）。这些植物群落覆盖着全球大面积，并且对二氧化碳下降、动物群落、调节水文湍流和巩固土壤起着重要作用，是地球生物圈中最重要的生境之一。

（二）森林地区对身体有利的因素

绿色的环境能在一定程度上减少人体肾上腺素的分泌，降低人体交感神经的兴奋性。它不仅能使人平静、舒服，而且还使人体的皮肤温度降低1～2℃，脉搏每分钟减少4～8次，能增强听觉和思维活动的灵敏性。森林中的植物，如杉树、松树、桉树、杨树、圆柏树、橡树等能分泌出一种带有芳香味的单萜烯、倍半萜烯和双萜类气体"杀菌素"，能杀死空气中的白喉、伤寒、结核、痢疾、霍乱等病菌。据调查，在干燥无林处，每立方米空气中，含有400万个病菌，而在林荫道处只含60万个，在森林中则只有几十个了。绿色植物的光合作用能吸收二氧化碳，释放氧气，还能吸收有害气体。据报道，0.4公顷林带，一年中可吸收并同化100000 kg的污染物。1公顷柳杉林，每年可吸收720 kg的二氧化硫。因此森林中的空气清新洁净。据日本科学家研究发现，森林和原野里有一种对人体健康极为有益的物质——负离子,它能促进人体新陈代谢,使呼吸平稳、血压下降、精神旺盛以及提高人体的免疫力。有人测定,在城市房子里每立方厘米只有四五十个负离子,林荫处则有一二百个,而在森林、山谷、草原等处则达到一万个以上。

(三)森林地区危害健康的因素及调摄

森林地区危害健康的因素主要来自有害生物和潮湿环境。有害生物包括有毒昆虫、有毒植物等。湿度大也是森林地区的一大特点,据学者研究,森林内的湿度比开阔地稍高:夏季高9%,冬季高5%～6%,林内的湿度变化幅度比开阔地小得多。中国南方地区自古就有"岭南多瘴气"之说,战国时代楚人也有佩戴香草以避山林中毒物及瘴气的习俗。与湿地类似,长期生活在森林地区易受湿邪,尤其在夏季。生活在森林地区还须注意防范蚊虫等有毒动物的攻击,可以服用芳香除湿之品以预防危害。

八、不同国家人群的调摄

全世界共有231个国家和地区,地理环境各异,几乎涵盖了地球上所有的环境、气候和地貌。总体而言,不外乎上述七大类地区。但是,与中国国内不同的是,各国有不同的文化背景和历史渊源,旅居国外的人也有各自不同的目的和条件。应当针对所处的地理环境,结合自身的特殊情况,加以分析和调整,调畅情绪,以达到治未病的目的。

第三节 不同类别人群的治未病

一、不同年龄人群的调摄

(一)婴幼儿(0～4岁)

婴幼儿脏腑娇嫩,形气未充,其中尤以肺、脾、肾三脏生理性不足更为突出。古代医家根据小儿这些机体特殊表现,提出了"稚阴稚阳"的观点。这说明小儿无论在物质和生理功能方面,都是幼稚和不完善的,是处于不断生长发育过程中。因为小儿生机蓬勃,发育迅速,故有小儿为"纯阳之体"之说。也就是说由于小儿生长发育迅速,对水谷精气之需求格外迫切,在机体的新陈代谢过程中,常常表现为阳气的旺盛而阴液相对不足。婴幼儿的日常应注意饮食调养,固护脾胃;谨避寒暑,固护肺卫;护养肾气,促进发育;调节免疫,预防疾病;做好安全防护五方面措施。

(二)儿童(4～12岁)

儿童具有脏腑娇嫩和发育迅速的两大生理特点。《小儿药证直诀》说:"五脏六腑,成而未全……全而未壮。"儿童的生理和心理不断向完善、成熟方面发展,年龄越小,生长发育的速度也越快。儿童的病理特点为小儿脏腑娇嫩,容易患病,多见高热惊风;患病后若未及时治疗,则病情传变迅速。因此这一年龄段养生保健的特点是要保持饮食充足且搭配合理,适当运动以加强体质,养教并重以保护元真,身心调养以使智体康健。

(三)青少年(12～24岁)

青少年阶段又可分为青春发育期和青年期,12～18岁为青春发育期,18～24岁为青年期。青春发育期是人生中生长发育的高峰期。其特点是体重迅速增加,第二性征明显发育,生殖系统逐渐成熟,其他脏腑功能亦逐渐成熟和健全。随着生理方面的迅速发育,心理行为也出现了许多变化。青少年期身体各方面的发育与功能都达到更加完善和完全成熟的程度(以恒牙长出为标志),是人生发育最旺盛的阶段,是体格、体质、心理和智力发育的关键时期。但青少年由于阳气旺盛,多动而少静,此时人生观和世界观尚未定型,常引起心理行为精神方面的不稳定,由于接触社会增多,遇到不少新问题,因此能按照生长发育的自然规律,全方位进行生理和心理的养生保健指导,可为一生的身心健康打下良好的基础。

青少年阶段的调摄要做到:① 心性养生,即家长、教师以身作则给青少年以良好影响、加强自身修养、科学的性教育等方面。② 饮食调摄,即既要营养充足,又要防止营养过剩,节制寒凉之品。③ 培养良好的习惯,即起居有常、讲究卫生,避免沾染酗酒、吸烟等恶习。④ 运动锻炼。⑤ 保护眼睛预防近视。⑥ 预防肥胖。

(四)中年(36～60岁)

中年阶段是生命历程的高峰期,也是人生的重要转折点。在生理上,则由生命活动的旺盛时期转向稳定和衰退,逐步向老化发展。但是这个过程是漫长而缓慢的,从社会角度讲,中年还是人生压力最重的时期,要承担来自社会、工作、家庭等多方面的压力和重任,心理负担较为沉重。故又称中年为"多事之秋",这些都是促使由盛转衰的重要原因。在这一阶段科学养生保健对防止早衰、预防老年病、延年益寿有着极其重要的意义。故明代养生家张介宾指出:"人于中年左右,当大为修理一番,则再振根基,尚余强半。"

中年人的调摄要做到:① 静养心神,平和心态。即学会调节情绪,保持宁静心态,保持良好的人际关系,正视现实生活中的挫折,合理用脑,张弛有度。② 劳逸适度,切勿过劳。③ 起居有常,节欲保精。④ 饮食药饵,防止早衰。⑤ 习惯良好,定期检查。

(五)老年(60岁之后)

人到老年,机体会出现生理功能和形态学方面的退行性变化。其生理特点表现为脏腑气血精神等生理功能的自然衰退,机体调控阴阳协和的稳定性降低。再加上社会角色、社会地位的改变,产生孤独垂暮、忧郁多疑、烦躁易怒等心理状态,其适应环境及自我调控能力低下,若遇不良环境和刺激因素,易于诱发多种疾病,较难恢复。

老年人的调摄要做到:① 知足谦和,调和情志。② 合理膳食,适度锻炼。即食宜多样、清淡,多温热熟软,食宜少、缓。③ 起居调摄,合理用药。

注：现今国际上对年龄的划分有不同的标准，以上主要根据中国人的身体特点和健康变化而分。

二、不同性别人群的调摄

（一）女性

女性在解剖上有胞宫，在生理上有月经、胎孕、产育、哺乳等特点，其脏腑经络气血活动的某些方面与男子有所不同。同时女性又具有感情丰富、情不自制的心理特点，精血神气颇多耗损，极易患病早衰。《备急千金要方》说："妇人之别有方者，以其始妊生产崩伤之异故也"，又说："女人嗜欲多于丈夫，感病倍于男子，加以慈恋爱憎嫉妒忧恚……所以为病根深，疗之难瘥。故养生之家，特须教子女学习此三卷妇人方，令其精晓"。做好妇女的卫生保健，有着特殊重要的意义。他们的健康不仅影响自身寿命，还关系到子孙后代的体质和智力发展。为了预防并减少妇女疾病的发生，保证妇女的健康长寿，除了注意一般的卫生保健外，尚须注重经期、孕期、产褥期、哺乳期及更年期的卫生保健。

1. 经期调摄

（1）**保持清洁**　女性行经期间，血室正开，邪毒易于入侵致病，必须保持外阴、内裤、卫生巾的清洁，勤洗勤换内裤、卫生巾，并置于日光下晒干，卫生巾要柔软清洁、勤换。洗浴宜淋浴，不可盆浴、游泳，严禁房事与阴道检查。

（2）**寒温适宜**　女性经期要加强寒温调摄，尤当注意保暖，避免受寒，切勿涉水、淋雨、冒雪、坐卧湿地、下水田劳动。严禁游泳、冷水浴，忌在烈日高温下劳动。否则，每致月经失调、痛经、闭经等证。

（3）**饮食宜忌**　月经期间，经血溢泄，多有乳房胀痛、少腹坠胀、纳少便溏等肝强脾弱现象，应摄取清淡而富有营养之食品。忌食生冷、酸辣、辛热、香燥之品。多食酸辣、辛热、香燥之品，每助阳耗阴，致血分蕴热，迫血妄行，令月经过多。过食生冷则经脉凝涩，血行受阻，致使经行不畅、痛经、闭经。也不宜过量饮酒，以免刺激胞宫，扰动气血，影响经血的正常进行。

（4）**调和情志**　情志因素对月经的影响极大。经期经血下泄，阴血偏虚，肝失濡养，不得正常疏泄，每产生紧张忧郁、烦闷易怒之心理，出现乳房胀痛、腰酸疲乏、少腹坠胀等症。因此，在经前和经期都应保持心情舒畅，避免七情过度。否则，会引起脏腑功能失调，气血运行逆乱，轻则加重经期不适感，导致月经失调，重则闭经、患瘕瘕等症。

（5）**适量活动**　经期以溢泻经血为主，需要气血调畅。适当活动，有利于经行畅利，减少腹痛，但不宜过劳，要避免过度紧张疲劳、剧烈运动及重体力劳动。若劳倦过度则耗气动血，可致月经过多，经期延长、崩漏等证。

2. 产褥期调摄　产后6～8周时间内属产褥期。由于分娩时耗气失血，机体处于虚弱多瘀的状态，需要较长时间的精心调养。产后调摄对于产妇的身体恢复、婴儿的哺乳具有积极意义。

(1) **休息静养，劳逸适度**　产后充分休息静养，有利于生理功能的恢复。产妇的休息环境必须清洁安静，室内要温暖舒适、空气流通。冬季宜注意保暖，预防感冒或煤气中毒。夏季不宜紧闭门窗、衣着过厚，以免发生中暑。但是，不宜卧于当风之处，以免邪风乘虚侵袭。产后24小时必须卧床休息，以恢复分娩时的疲劳及盆底肌肉的张力，不宜过早操劳负重，避免发生产后血崩、阴挺下脱等病。睡眠要充足，要经常变换卧位，不宜长期仰卧，以免子宫后倾。然而，静养绝非完全卧床，除难产或手术产外，一般顺产可在产后24小时起床活动，并且逐渐增加活动范围，以促进恶露畅流、子宫复元，恢复肠蠕动，令二便通畅，有利于身体康复。

(2) **增加营养，饮食有节**　产妇于分娩时，身体受到一定耗损，产后又需哺乳，加强营养，实属必要。然而，必须注意补不碍胃、不留瘀血。当忌食油腻和生冷瓜果，以防损伤脾胃和恶露留滞不下，也不宜吃辛热伤津之食，预防大便困难和恶露过多。产妇的饮食宜清淡可口、易于消化吸收，又富有营养及足够的热量和水分。产后1～3天的新产妇可食小米粥、软饭、炖蛋和瘦肉汤等。此后，凡蛋、奶、肉、骨头汤、豆制品、粗粮、蔬菜均可食用，但需精心细做，水果可放在热水内温热后再吃。另外，可辅佐食疗进补，以助机体恢复。如脾胃虚弱者可服山药扁豆粳米粥，肾虚腰疼者食用猪腰子菜末粥，产后恶露不畅者可服当归羊肉生姜汤或益母草红糖水、（米劳）糟等。饮食宜少量多餐，每日可进餐4～5次，不可过饥过饱。

(3) **讲究卫生，保持清洁**　产褥期因有恶露排出，产后汗液较多，且血室正开，易感邪毒，故宜经常擦浴淋浴，更需特别注意外阴清洁，预防感染。每晚宜用温开水洗涤外阴，勤换会阴垫。如有伤口，应使用消毒敷料，亦可用药液熏洗，有利于消肿止痛。内衣裤要勤换、洗、晒，卫生巾勤换，产后百日之内严禁房事。产后四周不能盆浴，以防邪毒入侵引发其他疾病，不利于胞宫恢复。产褥期应注意二便通畅。分娩后往往缺乏尿感。应设法使产妇于产后4～6小时排尿，以防胀大的膀胱影响子宫收缩。如若产后4～8小时仍不能自解小便，应采取措施。产后因卧床休息，肠蠕动减弱，加之会阴疼痛，常有便秘，可给番泻叶促使排便。

3. 哺乳期调摄　哺乳期的妇女处于产后机体康复的过程，又要承担哺育婴儿的重任，该期调摄对母子都很重要。

(1) **哺乳卫生**　产后将乳头洗净，在乳头上涂抹植物油，使乳头的积垢及痂皮软化，然后用肥皂水及清水洗净。产后8～12小时即可开奶。每次哺乳前，乳母要洗手，用温开水清洗乳头，避免婴儿吸入不洁之物。哺乳后也要保持乳头清洁和干燥，不要让婴儿含着乳头入睡。如仍有余乳，可用手将乳汁挤出，或用吸奶器吸空，以防乳汁淤积而影响乳汁分泌或发生乳痈。刚开始哺乳时，可出现蒸乳反应，乳房往往胀硬疼痛，可做局部热敷，使乳络通畅，乳汁得行，也可用中药促其通乳。若出现乳头皲裂成乳痈，应及时医治。

哺乳要定时，这样可预防婴儿消化不良，有利于母亲的休息。一般每隔3～4小时1次，哺乳时间为15～20分钟。哺乳至10个月左右可考虑断奶。

(2) **饮食营养**　《类证治裁》说："乳汁为气血所化，而源出于胃，实水谷之精华也。"产后乳汁充足与否、质量如何，与脾胃盛衰及饮食营养密切相关。乳母应加强饮食营养，增进食欲,多喝汤水,以保证乳汁的质量和分泌量。忌食刺激性食品,勿滥用补品。如乳汁不足,可多喝鱼汤、鸡汤、猪蹄汤等。若乳汁自出或过少,需求医诊治。

(3) **起居保健**　疲劳过度,情志郁结,均可影响乳汁的正常分泌。乳母必须保持心情舒畅,起居有时,劳逸适度。还要注意避孕。用延长哺乳期作为避孕的措施是不可靠的。最好用避孕工具,勿服避孕药,以免抑制乳汁的分泌。

(4) **慎服药物**　许多药物可以经过乳母的血循环进入乳汁。例如,乳母服大黄可使婴儿泄泻。现代研究表明,阿托品、四环素、红霉素、苯巴比妥及磺胺类,都可从乳腺排出。如长期或大量服用,可使婴儿发生中毒。因此,乳母于哺乳期应慎服药物。

4. 更年期调摄　妇女在45～50岁进入更年期。更年期是女性生理功能从成熟到衰退的一个转变时期,亦是从生育功能旺盛转为衰退乃至丧失的过渡时期。由于肾气渐衰,冲任二脉虚惫,可致阴阳失调,出现头晕目眩、头痛耳鸣、心悸失眠、烦躁易怒或忧郁,月经紊乱、烘热汗出等症,称为更年期综合征,轻重因人而异。如果调摄适当,可避免或减轻更年期综合征,或缩短反应时间。

(1) **稳定情绪**　更年期妇女应当正确认识自己的生理变化,解除不必要的思想负担,排除紧张恐惧、消极焦虑的心理和无端的猜疑。避免不良的精神刺激,遇事不怒。心中若有不快,可与亲朋倾诉宣泄。可根据自己的性格爱好选择适当的方式怡情养性。要保持乐观情绪,胸怀开阔,树立信心,度过短暂的更年期,又会重新步入人生坦途。

(2) **饮食调养**　更年期妇女的饮食营养和调节重点是顾护脾肾、充养肾气,调节恰当可以从根本上预防或调治其生理功能的紊乱。更年期妇女其肾气衰,天癸将竭,月经频繁,经血量多,经期延长,往往出现贫血,可选食鸡蛋、动物内脏、瘦肉、牛奶等高蛋白质食物以及菠菜、油菜、西红柿、桃、橘等绿叶蔬菜和水果纠正贫血。患有阴虚阳亢型的高血压患者,可摄食粗粮(小米、玉米渣、麦片等)、蕈类(蘑菇、香菇等)、芹菜、苹果、山楂、酸枣、桑椹、绿叶茶等以降压安神,应当少吃盐,不要吃刺激性食品,如酒、咖啡、浓茶、胡椒等。平时可选食黑木耳、黑芝麻、胡桃等补肾食品。

(3) **劳逸结合**　更年期妇女应注重劳逸结合,保证睡眠和休息。但是过分贪睡反致懒散委靡,不利于健康。只要身体状况好,就应从事正常的工作,还应参加散步、太极拳、气功等运动量不大的体育活动及力所能及的劳动,以调节生活,改善睡眠和休息,避免体重过度增加。要注意个人卫生。

(4) **定期体检**　对于更年期综合征患者,除了注意情志、饮食、起居、劳逸外,适当对症合理用药是必要的,可以改善症状,尤其要注意定期检查,及早发现疾患,以便及时治疗,防止加重。

三、不同职业人群的调摄

(一)脑力劳动者

脑力劳动者是使用人体最精密的仪器——大脑进行精神思维活动以工作的,大脑长期处于紧张状态,可致脑血管紧张度增加,脑供血常不足,而产生头晕、头痛,又往往经常昼夜伏案,久而久之,则易产生神经衰弱症候群,脑力劳动者长期承受单一姿势的静力性劳动,使肌肉处于持续紧张的状态,易致气血凝滞,可诱发多种疾病。因此,脑力劳动者的调摄原则应是健脑强骨,动静结合,协调身心,合理用药。

1. 科学用脑　勤劳工作,积极创造,可以刺激脑细胞再生,恢复大脑活力,是延缓人体衰老的有效方法。但大脑不宜过度使用,一般来说,连续工作时间不应超过2小时。在眼睛感到疲乏时宜停下来闭目默想,然后眺望远景,做深呼吸数十次。连续用脑时,还应注意更换工作内容,如高度抽象思维之后,可替换读外语、听录音、看图像,以利于左右脑活动的平衡。有节奏地工作和学习,不仅有助于保护大脑,保持饱满的精神状态,而且还可以提高记忆力,收到事半功倍的效果。

2. 改善环境　脑力劳动要求有良好的工作环境。首先须具备流通的新鲜空气。充足的氧气可使大脑持续兴奋的时间延长,增强判断力。据测定,1 g脑组织耗氧量相当于200 g肌肉的耗氧量;脑占全身体重的1/50,而耗氧量要占总量的1/5。其次是良好的采光。明暗适中的自然光不仅有助于注意力集中,并且阳光中紫外线还可帮助恢复身体疲劳。而强光和弱光则会对视力产生损害,破坏大脑兴奋抑制过程,降低工作效率。办公室或工作间还应保持安静。实验表明,当噪声小于10分贝时,大脑可以正常工作,当噪声超过60分贝时,人脑就停止一切思考。另外16℃左右的室温最利于大脑保持清醒状态。

3. 合理进补　脑组织由脂质、糖蛋白、钙、磷等物质构成,大脑在活动时还需要多种物质参与代谢。因此脑力劳动者除每日摄取必要热量外,必须补充某些特殊营养物质,如此才能保证大脑正常工作。如食用坚果仁、奶、蛋、鲜鱼、动物内脏及海产品,以补充钙、磷;食用鲜奶、鲜蘑、鲜肝、味精及其他鲜味食品,以补充谷维素;多食叶菜、粗粮、麦胚、豆类、酸奶、啤酒,以补充维生素B_1、B_6、B_{12}等。

4. 正确用药　脑力劳动者在繁忙的工作之余,宜常服健脑药物。如人参制剂对健忘、头晕、神经衰弱症等有神奇疗效,还可用于纠正用脑过度产生的低血压、低血糖、心肌营养不良、心绞痛等病症,对于老年人可防治反应迟钝、记忆力减退的老年痴呆症。人参具有益气通脉、开心益智、还精补脑之功,但高血压者不宜服用。此外健脑方亦有效:胡桃仁1000 g,龙眼肉500 g,蜂蜜2000 mL,三味捣碎,拌匀密封保存,每次服50 g,每日2次。

5. 动静结合　脑力劳动者通过运动、按摩和气功可以达到舒筋活络、调畅气机的目的,从而防止各种骨关节病、心脏病、脑病的发生。跑步可以作为脑力劳动者常用的锻炼项目,有助于改善血液循环状态和内脏功能,从而保证大脑充足的血氧供应。乒乓球、网球等球类运动可以提高大脑信息传导、反馈的速度,从而增强大脑反应的敏捷性。

工作之余可以做一些人体倒立,能有效地增加脑血流量,迅速消除耳鸣、眼花及脑缺氧状态;还可以做倒行运动,运动背部的肌肉韧带,调节脊神经功能,可以有效地防治脑力劳动者的常见病,如颈椎病、腰腿关节病、肩周炎。

脑力劳动者还可以学习一些自行按摩法,如做头顶按摩,即以两手搓头皮,从前发际到后发际做梳头动作。头侧按摩，用两手拇指按住太阳穴，其余四指从头两侧由上至下做直线按摩。再按揉太阳穴，顺时针与逆时针方向各数次，浴面摩眼。两手搓热后，从上至下，从内至外摩面数次，然后做眼保健操，此法用于工作后大脑疲劳。

6. 身心节制　《灵枢·海论》说："脑为髓之海……髓海有余则轻劲多力，自过其度；髓海不足则脑转耳鸣。"明代医家张介宾说："善养生者，必宝其精，精盈则气盛，气盛则神全。"持久的脑力劳动容易伤精耗神，对身心伤害很大，因此脑力工作要有一个度，不可时间过长，不可经常熬夜，追逐名利，凡事要适可而止。同时要做到节欲，以养神蓄精，保持精力旺盛。精足才能全神。烟酒也应当节制，长期嗜烟饮酒，不仅对身体各器官造成危害，还能使脑细胞严重损伤，形成血氧含量降低，加速脑细胞衰老。

（二）体力劳动者

体力劳动者的健康，与劳动条件和劳动环境有着密切的关系。体力劳动者以筋骨肌肉活动为主，其特征是消耗能量多，体内物质代谢旺盛。不同工种的劳动者在进行生产劳动时，身体需保持一定体位，采取某个固定姿势或重复单一的动作，局部筋骨肌肉长时间地处于紧张状态，负担沉重，久而久之可引起劳损。体力劳动者的调摄保健应根据不同工种，因人因地制宜，采用相应的方法进行积极防护。

1. 合理膳食　热量是体力劳动者能进行正常工作的保证，因此要保持充足而合理的膳食，以保证足够热量的供给。为此要注意膳食的合理烹调和搭配，增加饭菜花样，提高食欲，增加饭量以满足机体对热量及各种营养素的需要。此外，需根据不同工种选食相应的食物，可在一定程度上抵消或解除有害因素的危害。如从事高温作业的工人，因出汗甚多，体内损失的无机盐和水分多，因此除了较多地补充蛋白质及总热量外，还要注意补给含盐饮料、B族维生素、维生素C等。在冷冻环境下的体力劳动者，增加总热量时，应注意增加脂肪的比重，在矿井、地道、水下等不见阳光的环境下作业的人员，要注意补充维生素A、维生素D。长期接触苯的劳动者，膳食中应提高蛋白质、碳水化合物和维生素C的摄入量，限制脂肪的摄入量。

2. 适当运动　由于不同工种的工人采用不同的某种固定姿势或一定的体位进行生产劳动，身体某一部分肌肉持续运动，而另一部分肌肉处于相对静止状态，身体的肌群不能得到均衡发展，因此应根据不同的工种而选择相应的体育运动项目进行锻炼。如商店营业员、车工等，长时间处于站立姿势，腰腿肌肉紧张疲劳，常感筋疲力尽，腰腿酸痛，还容易发生驼背、腰肌劳损。又因重力作用，血液循环回流不畅，容易发生下肢静脉曲张。因此，平时可多做些散步、慢跑、打拳、摆腿、体操等活动。钟表装配工、雕刻工、打字员等，长时间地坐着工作，可选择全身性活动，特别是球类运动，有助于手指、手腕的灵巧、敏感，并可健脑益智，改善微循环。从事高温作业的工人，体力消耗大。平时可多做散步、慢跑、击剑和医疗保健体操等，以提高机体对高温的适应与耐受力。

技工如司机、纺织挡车工、缝纫工人及连续流水作业工人，其劳动技术性强，既耗体力又费脑力，他们的劳动环境复杂，大脑神经高度紧张，易患失眠、头痛、神经性高血压等病，宜选择运动量小、动作柔和的运动,如太极拳、保健气功等中国传统健身功法。这些功法都要求静息、安神、动形,既可放松精神,又可行气舒筋活血。如果想提高身体快速灵巧的反应能力,也可参加一些球类及器械体操运动。

3. 劳逸结合 体力劳动者上班时应严格遵守劳动纪律和操作规程,认真执行劳动保护措施,防止工伤事故发生。下班后,应保证充足的睡眠,可以放松精神,解除筋骨肌肉的紧张与疲劳,这对于夜班工人尤为重要。除此之外,不同工种的工人可采取不同的休息方式。首先要根据条件和可能调剂工作时间,或与其他体位的工作穿插进行。如站立工作2小时,其他体位工作2小时。也可以工作1~2小时后休息几分钟。不能离开站立工作岗位时,可让左右两条腿轮换承受身体重心。或者可以每隔0.5~1小时,活动一下颈、背、腰等部位。其次,每天都要有一定的自我松弛的时间,如下班后可跳舞、听音乐、观鱼赏花、洗温水浴等,或做自我按摩。井下工作者要加强户外活动,多晒太阳。长期站立的工人,应穿矮跟或中跟鞋,以便使全脚掌平均受力,减轻疲劳。还可在下肢套上弹力护腿或打绑腿,以减轻腿部疲劳,预防静脉曲张。

此外,体力工作者经常会在噪声大、高温或潮湿、有污染的环境中工作,因此要做好相应的防护工作,定期体检,防止职业病的发生。

四、不同体质人群的调摄

体质,是由先天遗传和后天获得所形成的,人类个体在形态结构和功能活动方面所固有的、相对稳定的特性。中医十分重视体质学说,并根据不同的体质进行机体调摄与治疗疾病。早在《黄帝内经》中就有关于体质的分类,《灵枢·阴阳二十五人》根据人的体形、肤色、认识能力、情感反应、意志强弱、性格静躁,以及对季节气候的适应能力等方面的差异,将体质分为木、火、土、金、水五大类型。《灵枢·通天》把人分为太阴之人,少阴之人、太阳之人、少阳之人、阴阳和平之人5种类型,这是根据人体先天禀赋的阴阳之气的多少,来说明人的心理和行为特征,即气质方面的差别的分类方法。《灵枢·逆顺肥瘦》将人分为肥人、瘦人、肥瘦适中人三类。《灵枢·卫气失常》又将肥人分为膏型、脂型、肉型3种,并对每一类型人生理上的差别,气血多少、体质强弱皆做了比较细致的描述。

现代中医常用的体质分类法着眼于阴阳气血津液的虚实盛衰,把人体分为正常体质和不良体质两大类。凡体力强壮、面色润泽、眠食均佳、二便通调,脉象正常,无明显阴阳气血偏盛偏衰倾向者,为正常体质。反之,有明显的阴虚、阳虚、气虚、血虚、痰湿、阳盛、血瘀等倾向(倾向与证候有微甚轻重之别)的属于不良体质,现多分为以下8种。

(一)阴虚体质

阴虚体质多形体消瘦,午后面色潮红,口咽少津,心中时烦,手足心热,少眠,便干,尿黄,不耐春夏,多喜冷饮,脉细数,舌红少苔。调摄方法须做到以下几点。

(1) **精神调养** 阴虚体质之人性情急躁,常常心烦易怒,这是阴虚火旺、火扰神明之故,应遵循《黄帝内经》"恬澹虚无""精神内守"之养神大法。平素加强自我涵养,常读自我修养的书籍,自觉地养成冷静、沉着的习惯。在生活和工作中,对非原则性问题,少与人争,以减少激怒,要少参加争胜负的文娱活动。此外,节制性生活也很重要。

(2) **环境调摄**　阴虚者,故常手足心热,口咽干燥,常畏热喜凉,冬寒易过,夏热难受。因此,每逢炎热的夏季,应注意避暑,有条件的应到海边、高山之地旅游。"秋冬养阴"对阴虚体质之人更为重要,特别是秋季气候干燥,更易伤阴。居室环境应安静,最好住座北朝南的房子。

(3) **饮食调养**　饮食调理的原则是保阴潜阳,宜食芝麻、糯米、蜂蜜、乳品、甘蔗、蔬菜、水果、豆腐、鱼类等清淡食物,并多食用沙参粥、百合粥、枸杞粥、桑椹粥、山药粥。条件许可者,可食用燕窝、银耳、海参、淡菜、龟肉、蟹肉、冬虫夏草、老雄鸭等。对于葱、姜、蒜、韭、薤、椒等辛辣燥烈之品则应少吃。

(4) **体育锻炼**　不宜过激活动,重在调养肝肾功能,太极拳、八段锦、内养操等较为适合。气功宜固精功、保健功、长寿功等,着重咽津功法。

(5) **药物调理**　可选用滋阴清热、滋养肝肾之品,加女贞子、山茱萸、五味子、旱莲草、麦冬、天冬、黄精、玉竹、玄参、枸杞子、桑椹、龟甲诸药,均有滋阴清热之作用,可依证情选用。常用方剂有六味地黄丸、大补阴丸等。由于阴虚体质,又有肾阴虚、肝阴虚、肺阴虚、心阴虚等不同,故应随其阴虚部位和程度而调补之,如肺阴虚,宜服百合固金汤;心阴虚,宜服天王补心丸;脾阴虚,宜服慎柔养真汤;肾阴虚,宜服六味地黄丸;肝阴虚,宜服一贯煎。

(二)阳虚体质

阳虚体质多形体白胖,或面色淡白,平素怕寒喜暖,手足欠温,小便清长,大便时稀,唇淡口和,常自汗出,脉沉乏力,舌淡胖。调摄方法须做到以下几点。

(1) **精神调养**　阳气不足的人常表现出情绪不佳,如肝阳虚者善恐、心阳虚者善悲。因此,要善于调节自己的感情,消除或减少不良情绪的影响。

(2) **环境调摄**　此种人适应寒暑变化之能力差,稍微转凉,即觉冷不可受。因此,在严寒的冬季,要"避寒就温",在春夏之季,要注意培补阳气。"无厌于日",有人指出,如果能在夏季进行20～30次日光浴,每次15～20分钟,可以大大提高适应冬季严寒气候的能力。因为夏季人体阳气趋向体表,毛孔、腠理开疏,阳虚体质之人切不可在室外露宿,睡眠时不要让电扇直吹;有空调设备的房间,要注意室内外的温差不要过大,同时避免在树荫下、水亭中及过堂风很大的过道久停,如果不注意夏季防寒,只图一时之快,更易造成或手足麻木不遂或面瘫等中医所谓的"风痹"病的发生。

(3) **体育锻炼**　因"动则生阳",故阳虚体质之人,要加强体育锻炼,春夏秋冬,坚持不懈,每天进行1～2次。具体项目,因体力强弱而定,如散步、慢跑、太极拳、五禽戏、八段锦、内养操、工间操、球类活动和各种舞蹈活动等,亦可常做日光浴、空气浴,强壮卫阳。气功方面,坚持做强壮功、站桩功、保健功、长寿功。

（4）**饮食调养**　应多食有壮阳作用的食品，如羊肉、狗肉、鹿肉、鸡肉。根据"春夏养阳"的法则，夏日三伏，每伏可食附子粥或羊肉附子汤一次，配合天地阳旺之时，以壮人体之阳，最为有效。

（5）**药物养生**　可选用补阳祛寒、温养肝肾之品，常用药物有鹿茸、海狗肾、蛤蚧、冬虫夏草、巴戟天、淫羊藿、仙茅、肉苁蓉、补骨脂、胡桃、杜仲、续断、菟丝子等，成方可选用金匮肾气丸、右归丸、全鹿丸。若偏心阳虚者，桂枝甘草汤加肉桂常服，虚甚者可加人参；若偏脾阳虚者，选择理中丸或附子理中丸；脾肾两虚者可用济生肾气丸。

（三）气虚体质

气虚体质多形体消瘦或偏胖，面色㿠白，语声低怯，常自汗出，动则尤甚，体倦健忘，舌淡苔白，脉虚弱。调摄方法须做到以下几点。

（1）**饮食调养**　可常食粳米、糯米、小米、黄米、大麦、山药、籼米、莜麦、马铃薯、大枣、胡萝卜、香菇、豆腐、鸡肉、鹅肉、兔肉、鹌鹑、牛肉、狗肉、青鱼、鲢鱼。若气虚甚，当选用"人参莲肉汤"补养。

（2）**药物调理**　平素气虚之人宜常服金匮薯蓣丸。脾气虚者宜选四君子汤，或参苓白术散；肺气虚者，宜选补肺汤；肾气虚者，多服肾气丸。

（3）**有氧运动**　气虚者不可进行激烈运动，应适当做些有氧运动，如：① 屈肘上举：端坐，两腿自然分开，双手屈肘时侧举，以两胁部感觉有所牵动为度，随即复原，可连做10次。② 抛空：端坐，左臂自然屈肘，置于腿上，右臂屈肘，手掌向上，做抛物动作3～5次，然后右臂放于腿上，左手做抛空动作，与右手动作相同，每日可做五遍。③ 荡腿：端坐，两脚自然下垂，先慢慢左右转动身体3次，然后两脚悬空，前后摆动10余次。本动作可以活动腰、膝，具有益肾强腰的功效。④ 摩腰：端坐，宽衣，将腰带松开，双手相搓，以略觉发热为度；再将双手置于腰间，上下搓摩腰部，直至腰部感觉发热为止。搓摩腰部，实际上是对命门、肾俞、气海俞、大肠俞等穴的自我按摩，而这些穴位大多与肾脏有关。待搓至发热之时，可起到疏通经络、行气活血、温肾壮腰之作用。⑤ "吹"字功：直立，双脚并拢，两手交叉上举过头，然后，弯腰，双手触地，继而下蹲，双手抱膝，心中默念"吹"字音，可连续做10余次，属于"六字诀"中的"吹"产功，常练可固肾气。

（四）血虚体质

血虚体质多面色苍白无华或萎黄，唇色淡白，不耐劳作，易失眠，舌质淡，脉细无力。调摄方法须做到以下几点。

（1）**起居调摄**　不可劳心过度，谨防"久视伤血"。

（2）**饮食调养**　多食桑椹、荔枝、松子、黑木耳、菠菜、胡萝卜、猪肉、羊肉、牛肝、羊肝、甲鱼、海参、平鱼等具有补血养血的食物。

（3）**药物调理**　可常服当归补血汤、四物汤或归脾汤。若气血两虚，则须气血双补，选八珍汤、十全大补汤，或人参养荣汤，亦可改汤为丸长久服用。

（4）**精神调养**　血虚的人，时常精神不振、失眠、健忘、注意力不集中，故应振奋精神。当烦闷不安，情绪不佳时，可以听一听音乐，欣赏一下戏剧，观赏一场幽默的相声或哑剧，能使精神振奋。

（五）阳盛体质

阳盛体质多形体壮实，面赤，声高气粗、喜凉怕热，喜冷饮，小便热赤，大便熏臭为其特点。调摄方法须做到以下几点。

（1）**精神调养**　阳盛之人好动易发怒，故平日要加强道德修养和意志锻炼，培养良好的性格，有意识控制自己，遇到可怒之事，用理性克服情感上的冲动。

（2）**体育锻炼**　积极参加体育活动，让多余阳气散发出来。游泳锻炼是首选项目。此外，跑步、武术、球类等，也可根据爱好选择进行。

（3）**饮食调理**　忌辛辣燥烈食物，如辣椒、姜、葱等，对于牛肉、狗肉、鸡肉、鹿肉等温阳食物宜少食用。可多食水果、蔬菜、香蕉、西瓜、柿子、苦瓜、番茄、莲藕。酒性辛热上行，阳盛之人切戒酗酒。

（4）**药物调理**　可用菊花、苦丁茶沸水泡服。大便干燥者，用麻子仁丸，或润肠丸；口干舌燥者，用麦门冬汤；心烦易怒者，宜服丹栀逍遥散。

（六）血瘀体质

血瘀体质多面色晦滞，口唇色黯，眼眶黯黑，肌肤干燥，舌紫黯或有瘀点，脉细涩。调摄方法须做到以下几点。

（1）**体育锻炼**　多做有益于心脏血脉的活动，如各种舞蹈、太极拳、八段锦、动桩功、长寿功、内养操、保健按摩术，均可实施，总以全身各部都能活动，以助气血运行为原则。

（2）**饮食调养**　可常食桃仁、油菜、慈菇、黑大豆等具有活血祛瘀作用的食物，酒可少量常饮，醋可多吃，山楂粥、花生粥亦颇相宜。

（3）**药物调理**　可选用活血养血之品，如地黄、丹参、川芎、当归、五加皮、地榆、续断、茺蔚子等。

（4）**精神调节**　血瘀体质在精神调养上，要培养乐观的情绪。精神愉快则气血和畅，营卫流通，有利于血瘀体质的改善。反之，苦闷、忧郁则可加重血瘀倾向。

（七）痰湿体质

痰湿体质多形体肥胖，肌肉松弛，嗜食肥甘，神倦身重，懒动，嗜睡，口中黏腻，或便溏，脉濡而滑，舌体胖，苔滑腻。调摄方法须做到以下几点。

（1）**环境调摄**　不宜居住在潮湿的环境里；在阴雨季节，要注意湿邪的侵袭。

（2）**饮食调养**　少食肥甘厚味，酒类也不宜多饮，且勿过饱。一些具有健脾利湿，化痰祛湿的食物，更应多食之，如白萝卜、荸荠、紫菜、海蜇、洋葱、枇杷、白果、大枣、扁豆、薏苡仁、红小豆、蚕豆、包菜等。

（3）**体育锻炼** 痰湿之体质，多形体肥胖，身重易倦，故应长期坚持体育锻炼、散步、慢跑、球类、武术、八段锦、五禽戏，以及各种舞蹈，均可选择。活动量应逐渐增强，让疏松的皮肉逐渐转变成结实、致密之肌肉。气功方面，以站桩功、保健功、长寿功为宜，加强运气功法。

（4）**药物调理** 痰湿之生与肺脾肾三脏关系最为密切，故重点在于调补肺脾肾三脏。若因肺失宣降，津失输布，液聚生痰者，当宣肺化痰，方选二陈汤；若因脾不健运，湿聚成痰者，当健脾化痰，方选六君子汤，或香砂六君子汤；若肾虚不能制水，水泛为痰者，当温阳化痰，方选金匮肾气丸。

（八）气郁体质

气郁体质多形体消瘦或偏胖，面色苍黯或萎黄，时或性情急躁易怒，易于激动，时或忧郁寡欢，胸闷不舒，时欲太息，舌淡红、苔白、脉弦。调摄方法须做到以下几点。

（1）**精神调摄** 此种人性格内向，神情常处于抑郁状态，根据《黄帝内经》"喜胜忧"的原则，应主动寻求快乐，多参加社会活动、集体文娱活动，常看喜剧、滑稽剧、听相声，以及富有鼓励、激励的电影、电视，勿看悲剧、苦剧。多听轻松、开朗、激动的音乐，以提高情志。多读积极的、鼓励的、富有乐趣的、展现美好生活前景的书籍，以培养开朗、豁达的意识，在名利上不计较得失，知足常乐。

（2）**户外活动** 要多参加体育锻炼及旅游活动，因体育和旅游活动均能运动身体，流通气血。既欣赏了自然美景，调剂了精神，呼吸了新鲜空气，又能沐浴阳光，增强体质。还可以练一些气功，以强壮功、保健功、站桩功为主，着意锻炼呼吸吐纳功法，以开导郁滞。

（3）**饮食调养** 可少量饮酒，以活动血脉，提高情绪。多食一些行气的食物，如佛手、橙子、柑皮、荞麦、韭菜、茴香菜、大蒜、火腿、高粱、刀豆、香橼等。

（4）**药物调理** 常用香附、乌药、川楝子、小茴香、青皮、郁金等善于疏肝理气解郁的药为主组成方剂，如越鞠丸等。若气郁引起血瘀，当配伍活血化瘀药。

第四节 人体不同部位的治未病

一、头面颈项部位的调摄

（一）口腔

口腔是人体的"开放门户"之一，不但通过口腔摄取营养物质，而且各种各样的细菌、病毒、寄生虫卵也可通过口腔进入人体，"病从口入"是尽人皆知的道理。做好口腔调摄不仅可以预防口腔和牙齿的疾病，而且可以有效地防治多种全身性疾病。口腔调摄分别从牙齿、唾液出发，需要从固齿、咽唾出发。

1. 固齿调摄 牙齿保健应自幼开始，从小养成良好的口腔卫生习惯，勤刷牙、洁牙，对健康长寿将是十分有益的。老年人则要尽量保护自然牙齿，不可依赖于镶配假牙。要把保持良好的卫生习惯，重视固齿保健术，作为治未病的一个重要环节。具体做到以下几方面。

(1) **勤漱口** 《诸病源候论》说："食毕常漱口数过，不尔，使人病龋齿。"《备急千金要方》亦说："食毕当漱口数过，令人牙齿不败口香。"漱口能除口中的浊气和食物残渣，清洁口齿。一日三餐之后，或平时甜食皆需漱口。漱口液体有多种，如水漱、茶漱、津漱、盐水漱、食醋漱、中药泡水漱等，可根据自己的情况选择使用。

(2) **多刷牙** 刷牙的作用是清洁口腔，按摩齿龈，促进血液循环，增进抗病能力。每日早晚各刷1次，晚上睡前刷牙比早晨刷牙更为重要。另外，要特别注意使用正确的刷牙方法，即顺牙缝方向竖刷，先里后外，力量适度。横刷和用力过大，不易清洁牙间污物，又可能损伤牙周组织，导致牙龈萎缩。

(3) **常叩齿** 《诸病源候论》说："鸡鸣时，常叩齿，三十六下，长行之，齿不蠹虫，令人齿牢。"自古以来，很多长寿者，都重视和受益于叩齿保健，尤其清晨叩齿意义更大。叩齿的具体方论是：口唇轻闭，先叩臼齿50下，次叩门牙50下，再错牙叩大齿部位50下。每日早晚各作1次。

(4) **轻摩唇** 将口唇闭合，用右手四指并拢，轻轻在口唇外沿顺时针方向和逆时针方向揉搓，直至局部微热发红为止。其作用是促进口腔和牙龈的血液循环，健齿固齿，防治牙齿疾病，且有颜面美容保健作用。

(5) **细咀嚼** 咀嚼食物应双侧，或两侧交替使用牙齿，不宜只习惯于单侧牙齿咀嚼，以免一侧负担过重而易造成牙本质过敏或牙髓炎或引起面容不端正。

(6) **健牙齿** 要保持牙齿健康还需要营养合理。多食含有对牙齿具有保健作用的维生素A、维生素D、维生素C、B族维生素、钙、磷、蛋白质等的新鲜蔬菜及动物的肝、肾、蛋黄及牛奶等。妊娠期、哺乳期的妇女，以及婴幼儿童尤应注意适当补充这类食品，保证牙釉质的发育。

2. 咽唾调摄 唾液俗称口水，为津液所化。中医学认为，它是一种与生命密切相关的天然补品。《素问·宣明五气》说："脾为涎，肾为唾。"唾液由脾肾所主。脾肾乃先天、后天之本，与健康长寿密切相关。因此，唾液在摄生保健中具有特殊价值，食物进入口腔后，首先与唾液混合，形成食糜。唾液中的淀粉酶使食物中的淀粉分解为麦芽糖，进而分解为葡萄糖，使食物得到初步消化；唾液能清洁口腔、保护牙齿，还有中和胃酸、修补胃黏膜，起到保护消化道的作用；唾液与食物充分混和，通过口腔里的化学变化能使致癌物质毒性失灵，被誉为"天然的防癌剂"。中医学认为，吞津咽唾的确能使人健康长寿，《养性延命录》指出："食玉泉者，令人延年，除百病。"《延寿书》亦说："盖口中津液是金浆玉醴，能终日不唾，需含而咽之，令人精气常留，面目有光。"

漱津咽唾时人体坐、卧、站姿势均可，但必须平心静气，以舌舔上腭，或将舌伸到上颌牙齿外侧，上下搅动，然后伸向里侧，再上下左右搅动，古人称其为"赤龙搅天池"，待到唾液满口时，再分3次把津液咽下，并以意念送到丹田。或者与叩齿配合进行，先叩齿，后漱津咽唾。每次三度九咽，时间以早晚为好。若有时间，亦可多做几次。还可以配合气功服食法，以静功为宜，具体做法是：排除杂念，意念丹田，舌抵上腭，双目微闭，松静自然，调息入静，吸气时，舌抵上齿外缘，不断舔动以促唾液分泌；呼气时，舌尖放下，气从丹田上引，口微开，徐徐吐气，待到唾液满口时，分3次缓缓咽下。每日早晚可各练半小时。

（二）颜面

面部是脏腑气血上注之处，血液循环比较丰富。中医将面部不同部位分属五脏，即左颊属肝，右颊属肺，头额属心，下颏属肾，鼻属脾。面部与脏腑经络的关系非常密切，尤以心与颜面最为攸关。颜面是反映机体健康状况的一个窗口，故应重视颜面调养，使面容不衰。颜面衰老是人体健康出现问题的一个重要标志，随着年龄的增长，皮肤逐渐变粗、变干燥、弹性减小、皱纹增多，这是机体生理老化过程中出现的现象。但如果因为生病或不注重身体调摄，这些颜面皮肤衰老的情况就会提前出现。如人体的各种疾病，特别是多种慢性疾病，长期耗损气血、精力，导致身体虚弱，面部皱纹出现的较早。饮食失调，肌肉失养，可加速皮肤的老化速度。外界六淫侵袭，防护不周，皮肤易变得粗硬老化，尤其是阳光暴晒，还易使皮肤老化。另外，不良习惯和不良动作也是促使皮肤早衰的一个原因。此外，抽烟、睡眠不足、长期情绪不佳也会导致容颜提前老化，因此颜面的调摄在日常生活中也十分重要。

1. 科学洗面　经常洗面能疏通气血，促进五脏精气外荣。但要注意洗面的水质、水温、次数，应符合人体生理特点。洗面宜用含矿物质较少的软水，水温适中，洗面次数一般应早、午、晚各1次。洗面所用面皂，要根据不同气候和各人不同的年龄、职业、皮肤特点等，有针对性地选择用皂。

2. 饮食调养　饮食对面部皮肤有很大的影响，要注意饮食营养平衡，多食对皮肤有保养作用的食物。做到饮食有节，不可偏嗜食辛辣之品。适当多食中医传统认具有"驻颜""耐老""返老"等作用的食品，如芝麻、蜂蜜、香菇、人乳、牛乳、羊乳、海参、南瓜子、莲藕、冬瓜、樱桃、小麦等。现代科学研究已证实这些食品营养极为丰富，含有多种维生素、酶、矿物质以及多种氨基酸等，可使面色嫩白、红润光泽。

3. 药物调摄　很多中药能滋养肌肤，去皱防皱，并祛除面部的皮肤疾患。在使用上可分为外用与内服两类。具有美容作用的方药很多，可分为内服美容方药和外用美容品两类。内服药如白芷、白附子、玉竹、枸杞子、杏仁、桃仁、黑芝麻、防风、猪肤、桃花、辛夷等。外用药如绿豆粉、白芷、白及、白蔹、白僵蚕、白附子、天花粉、甘松、三奈、茅香、零陵香、防风、藁本、肥皂荚、桃花、荷花、芙蓉花等。

4. 按摩润肤　通过按摩达到美容的目的，可以直接在面部进行，也可以按摩远离面部的经络而达美容效果。如清晨起床用左右手摩擦耳朵，然后轻轻牵拉耳朵；再用手指摩擦头皮，梳理头发；最后把双手摩热，以热手擦面，从上向下14次。此法可使颜面气血流通，面有光泽，头发不白，且可预防头部疾病。也可以每日晨起静坐，闭目排除杂念。以两手相互搓热,擦面7次。后鼓腮如漱水状漱几十次,至津液多时,取之涂面,用手再搓数次,至面部发热。

5. 针灸美容 通常认为,对美容有良效的经络有7条:足太阳膀胱经、足少阴肾经、足厥阴肝经、足阳明胃经、手少阳三焦经、手太阳小肠经、手阳明大肠经。可根据具体情况,辨证取穴组方进行调整。例如,除皱防皱保健可针刺丝竹空、攒竹、太阳、迎香、颊车、翳风等,配中脘、合谷、曲池、足三里、胃俞、关元、漏谷等,其功用可益气和血,增加皮肤弹性,除皱防皱。灸法常用穴位主要有神阙、关元、气海、中脘、命门、大椎、身柱、膏肓、肾俞、脾俞、胃俞、足三里、三阴交、曲池和下廉等。

6. 气功美容 练习气功可以做到自我控制、自我身心锻炼,达到驻颜长寿的目的。如佛家童面功对美化面容有突出功效,具体功法:自然盘坐,思想集中,排除杂念,双手掌放在两膝盖上。上体端正,双目微闭,舌舔上腭,意守丹田,呼吸要细匀深长。然后用意念将气血引导到丹田处,丹田处有四个部位:两眉之间谓之上丹田,心窝处谓之中丹田,脐下小腹谓之下丹田,命门谓之后丹田。以意领气,口中默念"上丹田,中丹田,下丹田,后丹田",使气血随着意念沿任督二脉循行到四个丹田部位,循环一圈为一次,如此反复18次。此气功使气血旺盛,精神振奋,故可达面如童颜的功能。

此外,注意避免阳光曝晒,保持乐观的情绪,养成良好的生活习惯,戒烟少酒,纠正面部不良动作等,对预防面部早衰均有重要意义。

(三)头发

头发与五脏的关系十分密切,头发的荣枯能直接反映出五脏气血的盛衰。五脏的生理病理变化直接影响头发的变化,而头发的变化又能反映出人的情志、生理和病理变化。七情过极,亦可引起头发的变化,如忧愁思虑过度常引起早白、脱发。一般而言,头发由黑变灰、变白的过程,即是机体精气由盛转衰的过程。因此历代养生家都很重视美发保健,把头发的保养方法,看做是健康长寿的重要措施之一。头发调摄要做到以下几方面。

1. 梳理、按摩 梳头能疏通气血,散风明目,荣发固发,促进睡眠,对养生保健有重要意义。《诸病源候论》说:"千过梳头,头不白。"《圣济总录·神仙导引》说:"梳欲得多,多则去风,多过一千,少不下数百。"故古代养生家多主张"发宜多梳"。勤梳理,常按摩有五大好处:第一,能疏通血脉,改进头部的血液循环。第二,能使头发得到滋养,头发光润,发根牢固,防止脱发和早生白发。第三,能明目缓解头痛,预防感冒。第四,有助于降低血压,预防脑血管病发生。第五,能振奋阳气,健脑提神,解除疲劳。

梳头的正确方法为:由前向后,再由后向前;由左向右,再由右向左,如此循环往复,梳头数十次或数百次,最后把头发整理,把头发梳到平滑光整为止。梳发时间一般可在清晨、午休、晚睡前,或其他空余时间皆可。

梳头时还可结合手指按摩,即双手十指自然分开,用指腹或指端从额前发际向后发际,做环状揉动,然后再由两侧向头顶揉动按摩,用力均匀一致,如此反复做36次,至头皮微热为度。梳理和按摩两项,可以分开做,亦可合在一起做。

2. 洗、烫宜忌 《老老恒言·盥洗》说："养生家言发宜多栉,不宜多洗。当风而沐,恐患头风。"经常洗发可保持头部清洁,清除头皮表面代谢产物以及细菌和微生物的繁殖,有利于保持头发的明亮光泽。但洗发不宜过勤,洗发过勤对于保养头发反而不利,因为皮脂每天顺着头发分泌大量脂酸,除有润发作用外,还有抑菌作用。洗头过勤会把对头发有保护作用的皮脂洗去,缩短头发的正常寿命,严重的还可招致毛发癣菌感染。一般而言,干性头发,宜3~5天洗一次;油性头发,宜2~3天洗一次;中性头发,可1~2天洗一次;年老体虚者,沐发次数可适当减少。洗发水温不宜太凉或太热,37~38℃为佳。水温太低,去污效果又差;水温过高,损伤头发,使其变得松脆易断。对于洗发剂的选择,干性和中性头发用偏于中性的香皂或洗发护发精,油性头发可用普通肥皂、硫黄皂,或偏于碱性的洗发剂。婴幼儿皮肤娇嫩,老年人皮肤干燥,可用脂性香皂洗发。

烫发能保持美观的发型,故在成年妇女中颇为流行,但烫发所用的化学药水,对头发有一定的损伤,再加上电热处理,头发易变黄、变脆、易断,失去光泽和弹性。因此,烫发不宜过勤,以4~6个月1次为宜。干性头发不可勤烫,孕妇、产妇、小孩皆不宜烫发。

3. 饮食注意 日常饮食宜多样化,合理搭配,保持体内酸碱平衡,对于健发、美发,防止头发早衰有重要作用。可适量食用含蛋白质、碘、钙、B族维生素、维生素A、维生素E等较丰富的天然食物,如:鲜奶、鱼、蛋类、豆类、绿色蔬菜、瓜果、粗粮等。食疗方有仙人粥(《遵生八笺》):取何首乌、白米适量,用沙锅煮粥,常服。芝麻核桃糖蘸(《药膳食谱集锦》):赤砂糖500g,黑芝麻、核桃仁各250g,加工制作成糖蘸。日服数小块,可健脑补肾,乌须黑发。经常服用,又可防治神经衰弱、健忘、头发早白、脱发等症。

4. 药物调摄 美发中药分外用和内服两类。外用药有润发、洁发、香发、茂发、乌发以及防治脱发等作用。明代《普济方》载用猪胆1枚,取胆汁倾水中,或将猪胆置于乳香油中浸七日以上。用水洗头,待发干后适量抹猪胆汁及乳香油。香发散(《慈禧太后医方选议》):零陵香30g,辛夷15g,玫瑰花15g,檀香18g,川大黄12g,甘草12g,牡丹皮12g,山柰9g,丁香9g,细辛9g,苏合香油9g,白芷9g。研药为细末,用苏合香油搅匀,晾干。药面糁发上,蓖去。本方有洁发香发作用,久用发落重生,至老不白。

内服药主要通过调整整体功能,促进气血运行,而起到健发作用,如胡麻、油菜子、核桃、椰子浆、猕猴桃、槐实、桑椹、黑大豆等。古方有瓜子散(《千金翼方》):瓜子、白芷、当归、川芎、炙甘草各60g,煎药为散,饭后服1g左右,日3次,酒浆汤饮,经常服用有活血补血、美发荣肤作用,可防衰抗老,预防头发早白。地黄酒、黄精酒、枸杞酒等,皆有补虚通血脉,使白发变黑之效。七宝美髯丹、首乌延寿丹等,有壮筋骨、固精气、乌须发之功,亦可选择运用。

5. 气功美发 气功可以通过锻炼精、气、神,调整身体内部功能,同时直接调整任督二脉的功能,达到润泽发根,使头发茂盛秀美的作用。可用导引生发功(《诸病源候论》):坐地,后取两种姿式:一是并伸两脚,用两手按在小腿上,腰前俯,头着地;二是舒伸两脚,相距一尺,用两手握小腿,以头顶着地。两种动作各作十二遍。升冠鬓不斑法(《遵生八笺》):子午时握固端坐,凝神绝念,两眼令光上初泥丸,存想,追摄二气,自尾间间,上升下降,返还气海,每行九遍。

除此而外,保持精神愉快,避免七情过度刺激,加强运动锻炼,防治全身性疾病,戒除吸烟、酗酒、暴食暴饮等不良习惯,也是美发的重要环节。

（四）眼睛

眼睛的功能与脏腑经络的关系非常密切,它是人体精气神的综合反映。《灵枢·大惑论》指出:"五脏六腑之精气,皆上注于目","目者,五脏六腑之精也,营卫魂魄之所常营也,神气之所生也"。因此,眼睛保健既要重视局部,又须重视整体与局部的关系。眼睛的调摄可以从以下方面做起。

1. 运睛远眺　运睛,即眼珠运转,此法有增强眼珠光泽和灵敏性的作用,能祛除内障外翳,纠正近视和远视。每日早晨醒后,先闭目,眼球从右向左,从左向右,各旋转10次;然后睁目坐定,用眼睛依次看左右,左上角、右上角、左下角、右下角,反复四五次;晚上睡觉前,先睁目运睛,后闭目运睛各10次左右。除运睛外,还可进行眨眼、虎视、瞪目、顾盼等,使眼周围的肌肉得到更多的血液和淋巴液的营养,保护眼睛,增强视力。远眺,即眼睛眺望远处景物,以调节眼球功能,避免眼球变形而导致视力减退。在清晨,休息或夜间,有选择地望远山、树木、草原、蓝天、白云、明月、星空等。

2. 熨目捏眦　熨目,即双手掌面摩擦至热,在睁目时,两手掌分别按在两目上,使其热气煦熨两目珠,稍冷再摩再熨,如此反复3～5遍,每天可做数次,有温通阳气、明目提神作用。捏眦,即闭气后用手捏按两目之四角,直至微感闷气时即可换气结束,连续作3～5遍,每日可做多次。《圣济总录·神仙导引上》指出:"常欲以手按目近鼻之两眦,闭气为之,气通即止,终而复始。常行之,眼能洞见。"说明捏目四眦有提高视力作用。

3. 点按穴位　用示指指肚或大拇指背第一关节的曲骨,点按丝竹空、鱼腰,或攒竹、四白、太阳穴等,手法由轻到重,以有明显的酸胀感为准,然后再轻揉抚摩几次。《圣济总录·神仙导引上》说:"常以两手按眉后小穴中,二九（即18次）,一年可夜书。"此法有健目明目,治疗目疾的作用。

在古代眼保健的基础上,近代创造了不少新的眼保健法,如"眼保健操",对保健青少年的视力,预防眼睛疾病,有积极意义。

4. 闭目养神　《素问·宣明五气》说:"久视伤血",《类经》则强调"心欲求静,必先制眼,抑之于眼,使归于心,则心静而神亦静矣",说明目不可久视,以免伤血伤神,故在日常生活或工作、学习中,看书、写作、看电视等时间不宜过久,当视力出现疲劳时,可排除杂念,全身自然放松,闭目静坐3～5分钟;或每天定时做几次闭目静养。此法有消除视力疲劳、调节情志的作用,也是医治目疾有效的辅助方法。

此外,随时注意眼睛的保护,不要在光线昏暗处或强光下看书读报,不可在卧床和乘车时读书。在夏季烈日下或冬季在雪地中长时间行走时,宜戴深色眼镜,以保护眼睛。

5. 饮食调养　饮食对增强视力至关重要,宜多吃蔬菜、水果、胡萝卜、动物的肝脏,或适当用些鱼肝油,切忌贪食膏粱厚味及辛辣大热之品。食疗方如菊花粥（《长寿药粥食谱》）：菊花10～15 g，粳米30～60 g。先用粳米煮粥，粥成调入菊花末，再煮一二沸即可。有养肝明目之效，对一些高血压患者尤宜。

6. 药物调摄 中药分外用和内服两类，外用方如清目养阴洗眼方（《慈禧光绪医方选议》）：甘菊9 g，霜桑叶9 g，薄荷3 g，羚羊角4.5 g，生地黄9 g，夏枯草9 g。水煎后，先熏后洗，有疏风清肝、养阴明目之作用。除用药熏洗外，还可用药枕健目，如明目枕（《外科寿世方》）：荞麦皮、绿豆皮、黑豆皮、决明子、菊花，有疏风散热、明目退翳之功，经常使用，至老目明。内服中药的种类也很多，汤、散、丸、丹等皆可。如蔓菁子散（《太平圣惠方》）：蔓菁子500 g，黄精1000 g，二药九蒸九曝干，研成细末，每日饭后调服6 g，久服，补肝明目，延年益寿。中成药，如六味地黄丸、杞菊地黄丸、石斛夜光丸等，亦可选择应用。

（五）耳

耳为心、肾之窍，通于脑，是人体的听觉器官。耳的功能与五脏皆有关系，而与肾的关系尤为密切。同时耳之功能受心神的主宰和调节，耳的听觉能力能够反映出心、肾、脑等脏腑的功能。随着现代科学技术和现代文明的高度发展，导致听力下降和耳聋的原因越来越多，噪声污染、环境污染和药物的副作用等都不同程度地损害了听力。先天性耳聋、噪声性耳聋、中毒性耳聋、外伤性耳聋、感染性耳聋、老年性耳聋等都较常见，而且治疗起来也很棘手。因此，耳的调摄十分重要，宜做到以下方面。

1. 耳勿极听 人的耳器官比较脆弱，一方面不可长时间专心致志听那些微弱、断续不清的音响，也不能听一些震耳欲聋的超过了耳膜负荷能力声响，否则会损伤人的精、气、神，影响耳的功能。特别是长期在噪声环境中，对听力会产生缓慢性、进行性损伤，久而久之，可发生听力下降或耳聋。因此，在有噪声环境中工作和学习应做好必要的保护性措施，如控制噪声源，做好个人防护等。孕妇和婴幼儿尤应注意避免噪声的影响。

2. 按摩健耳 按摩保健是健耳的一个重要方法，可增强耳部气血流通，润泽外耳肤色，抗耳膜老化，预防冻耳，防治耳病。摩耳功法可分如下几步：① 用两手示指按摩两耳根前后各15次。② 以两手按压耳轮，一上一下按摩15次。③ 以两手拇示二指摇拉两耳郭各15次，但拉时不要太用力。④ 以两手中指弹击两耳15次。⑤ 以两手掌捂住两耳孔，五指置于脑后，用两手中间的三指轻轻叩击后脑部24次，然后两手掌连续开合10次。此法使耳道鼓气，以使耳膜震动，称之为"鸣天鼓"。

3. 防药损耳 因使用药物不当而引起耳聋占有相当的比例，特别是耳毒性抗生素，如链霉素、庆大霉素、新霉素、卡那霉素、妥布霉素、万古霉素、多黏霉素等。此外，还有柳酸盐类药、氯霉素、奎宁、氯喹，以及治疗肿瘤的化疗药物，如氮芥、长春碱类等，都有一定的耳毒作用。因此，临床使用应严格控制，避免引起听觉损伤而造成耳聋。

（六）鼻

鼻是呼吸道的门户。《黄帝内经》指出："肺气通于鼻。"从生理结构上讲，外与自然界相通，内与很多重要器官相连接。鼻腔上部与颅脑相近，在下鼻道内有鼻泪管与眼睛相通,后鼻孔的鼻咽部与咽喉相接,气管与食管在此分道,中耳与两边耳咽管相连。因此,鼻的很多疾病常影响相邻器官的健康。从鼻的作用来看,鼻为呼吸道的出入口,既是人体进行新陈代谢的重要器官之一,又是防止致病微生物、灰尘,脏物等侵入的第一道防线。鼻腔内有鼻毛,又有黏液,故鼻内常有很多细菌、脏物,有时会成为播散细菌的疫源。鼻的调摄可从浴鼻、按摩、手功入手。

1. 浴鼻锻炼　鼻与外界直接相通,增强鼻对外界的适应力,才能提高其防御功能。所谓浴鼻锻炼就是用冷水浴鼻和冷空气浴鼻。若一年四季坚持不懈锻炼,可有效地改善鼻黏膜的血液循环,增强鼻对天气变化的适应能力,能很好地预防感冒和呼吸道其他疾患。

2. 按摩鼻部　鼻的保健按摩分擦鼻、刮鼻、摩鼻尖三个动作。用两手大指的指背中间一节,相互擦热后,摩擦鼻梁两侧24次;用手指刮鼻梁,从上向下10次;分别用两手手指摩擦鼻尖各12次。本法可增强局部气血流通,使鼻部皮肤津润光泽、润肺、预防感冒。

3. 气功健鼻　健鼻功出自《内功图说》,分三步进行锻炼。两手拇指擦热,揩擦鼻头36次,然后静心意守,排除杂念。两目注视鼻端,默数呼吸次数3～5分钟;晚上睡觉前,俯卧于床上,暂去枕头,两膝部弯曲使两足心向上,用鼻深吸清气4次,呼气4次,最后恢复正常呼吸。本法可润肺健鼻,预防感冒和鼻病,还有健身强体的作用。

4. 药物调摄　平常鼻腔内要尽量保持适当湿度,若过于干燥易使鼻黏膜破裂而出血。在气候干燥的情况下,可配合药物保健,如在鼻内点一些复方薄荷油,或适量服用维生素A、维生素D等,以保护鼻黏膜。还可服些中药。中药可用润鼻汤:天冬9 g,黑芝麻15 g,沙参9 g,麦冬9 g,黄精9 g,玉竹9 g,生地黄9 g,川贝母9 g。本方有润肺养脾之效,以此加减服用,可收滋润护鼻之功。健鼻汤:苍耳子27 g,蝉蜕6 g,防风9 g,白蒺藜9 g,玉竹9 g,炙甘草4.5 g,薏苡仁12 g,百合9 g。本方以御风健鼻为主,润肺健脾,使肺气和,脾气充。对易伤风流涕之人,有良好的保健预防作用。

另外,再养成正确擤鼻涕的习惯,即用拇指和示指捏住鼻子,用力排出鼻涕。不可压住一侧擤鼻涕,这样会使另一侧鼻腔内鼻涕吸入体内。克服挖鼻孔、拔鼻毛或剪鼻毛等不良习惯。鼻毛和鼻黏膜是鼻功能的主要结构,损伤之后,不但伤害鼻腔,还可导致其他疾患。

（七）颈项

人的颈项上连头颅,下接躯体,支配着颈部、躯干及四肢的许多活动,在人体生命活动中起着非常重要的作用。有研究表明,近年来颈椎病的发病率呈现上升趋势,且表现出低龄化趋势。人们对颈部保养方法不当,使颈项部长期处于不良姿势,导致颈项部极易形成慢性劳损和炎症。颈椎有病,轻者转动不灵,重者会导致其他系统疾病,如动脉硬化、高血压、冠心病等,甚则出现瘫痪,严重影响着人们的正常工作与身心健康。所以,做好颈项部的日常调摄可以提高生活质量,预防多种疾病。

1. 端正坐姿　经常伏案工作的人颈椎病发病率较高,这提示姿势不良是颈椎病的重要诱因之一。因此端正坐姿是非常重要的预防措施。由于多数工作在办公室的同志工作时间长而忽略了自己的坐姿,使颈椎和周围肌肉组织长期处于弯曲状或用力状,日久而病成。正确的坐姿应为:保持自然舒适的端坐位,上身挺直,收腹,下颌微收,两下肢并拢,头微前倾,头、颈、肩、胸保持正常生理弧度为准。同时,还要注意桌椅的比例适中。

对于伏案工作者,在工作期间应做到:电脑屏幕与眼睛保持适当距离,看屏幕时不要仰视,最好平视,稍微俯视是可以的。桌面水平位置最合适的高度是到胸骨中下方1/3处,大概到平时穿衣服的第二或第三纽扣处。工作一段时间之后要起来走走,看看其他地方,多活动腰椎、颈椎。此外,要纠正一些生活中的不良习惯,如看电视时最好不要倚着沙发,或半躺半卧靠在床头;打麻将时间不宜过长,还要经常变换身体姿势等。

2. 功能锻炼 对长时间伏案工作者,每工作0.5～1小时,就要进行适当活动。颈部脊柱解剖结构决定了颈部脊柱的运动功能形式。我们可以根据颈椎运动功能特点进行颈部锻炼,也可以进行耸肩、双臂划圈等局部运动。在此过程中,一定还要注意其轻柔、缓慢、重复的连贯性,但要达到最大运动范围为佳。随着运动的适应可以逐步增加运动幅度和次数。这样既有利于消除疲劳感,防止劳损,又能起到预防颈椎疾病的作用。

3. 正确用枕 预防颈部病变的关键是选择合适的枕头,选择合适的枕头可以让颈项部得到充分的休息和放松,而不是在休息的时候持续受到损伤。要做到:①枕头大小合适,卧姿仰卧,勿让颈部悬空,避免受力不均。②枕头高度恰当,肩宽减头宽除以二等于合适的枕头高度。③将枕头移至肩枕后粗隆之间,尽可能使枕头与后项部充分接触,并使局部体位舒适,以保证颈椎的生理前屈位。此位置可以自然入睡,坚持1～1.5小时,每日1～2次。④枕头最好为圆柱形,直径15～20 cm,长度约40 cm,内装荞麦皮为宜。卧床休息时,枕头应放在头颈下,这样可以使后部的肌肉松弛,颈椎保持正常生理弧度;枕头形成中间低两端高的形状,可以对头部起到相对固定作用,可减少在睡眠中头颈部的异常活动;可以对颈部起到保暖作用。制作保健药枕,可以将川芎、吴茱萸、川乌、草乌、当归、没药、细辛、威灵仙、甘草、冰片、樟脑、薄荷9味共研细末,用醋在微火上炒至有焦味时加入冰片、樟脑及薄荷粉拌匀。然后用晾干的绸布包药末做成枕芯,夜枕,白天用塑料袋封装。对于顽固性失眠、颈椎病、高血压、神经性头痛、紧张性头痛、偏头痛、头晕、焦虑症、抑郁症等,有一定的防治效果。

4. 自我按摩 抬起右手,弯曲手指,示指、中指、环指、小指屈曲,由上到下、由轻到重在颈部拿捏3～5遍。然后抬起另一只手,用同样方法再做一遍。用左手拿捏右侧颈部3～5遍,在用右手拿捏左侧颈部3～5遍。双手拇指按揉风池穴(脑后、后发际颈椎两侧凹陷处),半分钟后会感到酸胀感。颈部前曲后伸,左右侧屈,做头部的环绕运动,顺时针运转一圈,逆时针再转一圈。

5. 注意保暖 颈部是经常暴露的部位,容易遭受寒冷的袭击。颈肩部受寒,人会本能地缩颈、耸肩、弯腰,以便肌肉收缩,减少热量散发,但这种不良姿势易导致颈椎病的发生,而且颈部受寒会引起血液循环不畅,这也是颈椎病产生的重要原因。因此,注意颈部保暖,夏日避免空调冷风直吹颈部,冬日外出系好围巾,睡觉时盖好被子,对颈椎病预防是很重要的。

6. 防止外伤　头颈部的跌打伤、碰击伤、急刹车时颈部挥鞭伤,均易发生颈椎及其周围组织损伤,直接或间接引起颈椎病,故应积极预防。头部摆动幅度过大或负重,手提重物上下楼等过度用力也是造成颈椎错位、韧带肌肉损伤等颈椎病的发病原因。因此平时生活、工作中应加以注意避免。

此外,还要防治咽喉部急、慢性感染,以免引起局部肌张力降低,韧带松弛,从而影响颈椎动力平衡,进而诱发颈椎病。

二、胸背腰腹部位的调摄

胸、背、腰、腹是人体脏腑所居的部位,其功能盛衰直接关系着内部脏腑功能活动。这四个部位的保养得当,可促进气血运行,协调和增强全身各部分的联系,提高新陈代谢的能力,达到健身防病的目的。

(一)胸部

《修龄要旨·起居调摄》说:"胸宜常护。"《老老恒言·衣》说:"夏虽极热时,必着葛布短半臂,以护其胸。"说明胸部的保护以保暖避寒为主,目的在于保护胸阳,年老体弱者更应注意。日常生活中,人们穿的背心、上衣,均是以保护胸背的阳气为主。还可以常做胸部按摩,达到振奋阳气,促进气血运行,增强心肺功能的作用。具体方法:取坐位或仰卧位,用左手掌在胸部从左上向右下推摩,右手从右上向左下推摩,双手交叉进行,推摩30次。然后,两只手同时揉乳房正反方向各30圈,再左右与上下各揉按30次。女性还可做抓拿乳房保健:两小臂交叉,右手扶左侧乳房,左手扶右侧乳房,然后用手指抓拿乳房,一抓一放为一次,可连续做30次。

(二)背部

背为足太阳膀胱经、督脉所过之所,五脏的俞穴都会聚于背,背的寒暖与脏腑的功能直接相关,故应当注意保护。《养生四要·慎动》说:"背者五脏之附也,背欲常暖,暖则肺脏不伤。"《摄生消息论·春季摄生消息论》亦说:"不可令背寒,寒即伤肺,令鼻塞咳嗽。"

1. 保暖　背部保暖是保持背部健康的重要手段,具体方法为:① 衣服护背,随时加减。② 晒背取暖,使遍体和畅。③ 慎避风寒,免寒邪内侵。特别是夏日汗出后不可背向电扇,以免风寒之邪伤人。

2. 动背　经常做捶背、搓背、捏脊等活动对背部保健也十分有益。① 捶背:分自我捶打和他人捶打,可以舒经活血,振奋阳气,强心益肾,增强人体生命活力。② 搓背:分自搓和他人搓。自搓可在洗浴时进行,以湿毛巾搭于背后,双手拉紧毛巾两端,用力搓背,直至背部发热为止。其他搓法取俯卧位,裸背,请他人以手掌沿脊柱上下按搓,至发热为止。注意用力不宜过猛,以免搓伤皮肤。搓背法有防治感冒、腰背酸痛、胸闷腹胀之功效。③ 捏脊:取俯卧位,裸背。请他人用双手(拇指与示指合作)将脊柱中间的皮肤捏拿起来,自大椎开始,自上而下,连续捻动,直至骶部。可连续捏拿3次。此法对成人、小儿皆宜,可调和脏腑、疏通气血、健脾和胃,对调整血压也有一定的作用。注意用力不宜过大、过猛,速度不宜太快,动作要协调。

(三)腰部

腰为人体运动的枢纽,摇动、按摩腰部,能够健腰强肾,疏通气血。中国传统武功十分强调"以腰为轴","主宰于腰",把腰部活动看作生命活动之本。

1. 摇动 很多传统健身术都非常强调腰部活动。如五禽戏、易筋经、八段锦、太极拳等,皆以活动腰部为主。通过松胯、转腰、俯仰等活动,达到强腰健体作用。① 转胯运腰 取站立姿势,双手叉腰,拇指在前其余四指在后,中指按在肾俞穴上,吸气时,胳膊由左向右摇动,呼气时,由右向左摆动,一呼一吸为一次,可连续做8～32次。② 俯仰健腰 取站立姿势,吸气时,两手从体前上举,手心向下,一直举到头上方,手指尖朝上,呼气时,弯腰两手触地或脚。如此连续做8～32次。③ 旋腰转脊 取站立姿势,两手上举至头两侧与肩同宽,拇指尖与眉同高,手心相对,吸气时,上体由左向右扭转,头也随着向右后方扭动,呼气时,由右向左扭动,一呼一吸为一次,可连续做8～32次。

2. 按摩 "腰为肾之府",经常按摩腰部有壮腰强肾之功,可采用《内功图说·分行外功诀》的按摩方法:"两手擦热,以鼻吸清气,徐徐从鼻放出,用两热手擦精门(即背下腰软处)",又"两手摩擦两肾俞穴,各一百二十次。能生精固阳,除腰痛,稀小便"。

(四)腹部

1. 保暖 《老老恒言·安寝》说:"腹为五脏之总,故腹本喜暖,老人下元虚弱,更宜加意暖之。"故腹部要时时保暖,对年老和体弱者可用"兜肚"或"肚束"护腹。① 兜肚:将蕲艾捶软铺匀,盖上丝棉(或棉花)。装入双层肚兜内。将兜系于腹部即可。② 肚束:又称为"腰彩"。即为宽七八寸的布系于腰腹部。其中可配以有温暖作用的药末装入其中,以加强温暖腹部的作用。

2. 按摩 腹为胃肠所属之处,腹部按摩可以增强胃肠蠕动,加速运化功能,帮助食物消化与代谢。《修龄要旨·起居调摄》即有"腹宜常摩"的观点。腹部按摩宜于食后进行,《养性延命录·食诫篇》说:"食毕……使人以粉摩腹数百过,大益人。"摩腹先搓热双手,然后双手相重叠,置于腹部,用掌心绕脐沿顺时针方向由小到大转摩36周,再逆时钟方向由大到小绕脐摩36周。古人称此为"摩脐腹"或"摩生门"。它有增加胃肠蠕动,理气消滞,增强消化功能和防治胃肠疾病等作用。

三、四肢皮毛部位的调摄

四肢、手足是人体运动的重要器官,机体生命力的强盛与否,与四肢手足的功能强弱密切相关。一般而言,四肢发达,手脚灵活,则人体的生命力旺盛;若四肢羸弱,手足行动迟缓,说明生命力低下。故强身保健应重视四肢手足的摄养。

（一）上肢和手

在人的感觉器官中，双手与外界直接接触的机会也最多，被污染的机会也最多；手又是手三阴经脉与手三阳经脉交接之处。因此，做好上肢和手的调摄对于防病健体非常有意义。

1. 自主运动　上肢经常自主运动就是最好的保健方法，运动的方法有多种，如摇肩转背、左右开弓、托肘摸背、提手摸头等。可以经常做上肢甩动的活动，即双手轻轻握拳，由前而后，甩动上肢，先向左侧甩动，再向右侧甩动，然后两肢垂于身体两侧甩动，各24次。这种方法有舒展筋骨关节、流通经络气血、强健上肢的作用，可预防肩、肘、腕关节疾病，还可调节气血，防治高血压。

2. 摩擦活动　可将双手合掌互相摩擦至热，一手五指掌面放在另一手五指背面，从指端至手腕来往摩擦，以局部有热感为度，双手交替。然后用手掌沿上肢内侧，从腕部向腋窝摩擦，再从肩部沿上肢外侧向下摩擦至腕部，一上一下为1次，可做24次；另一上肢同法。按摩时间可安排在晚上睡前和早晨醒后。本法可以促进肌肤的血液循环，增进新陈代谢及营养的吸收，使肌肉强健，除皱悦泽，柔润健手防治冻疮。

3. 梅花针法　取梅花针轻叩手背部皮肤，由指尖沿着手指直线向手腕处叩击，每日1次。手法不宜太重，每次叩击以手背皮肤达到温热即可。叩完后最好涂擦润手膏。此法润滑防皱，活络行血，保持手部健美。

4. 药物润肤　用药物外用保护手部皮肤，使其滋润滑嫩、洁白红润。可用：① 千金手膏方（《千金翼方》）：桃仁20 g，杏仁10 g（去皮尖），橘核20 g，赤芍20 g，辛夷仁、川芎、当归各30 g，大枣60 g，牛脑、羊脑、狗脑各60 g。诸药加工制成膏，洗手后，涂在手上擦匀，忌火炙手。本品有光润皮肤、护手防皱之效。② 太平手膏方（《太平圣惠方》）：瓜蒌瓤60 g，杏仁30 g，蜂蜜适量。制作成膏，每夜睡前涂手。本品防止手部皲裂，使皮肤白净柔嫩，富有弹性。

5. 手部清洁　保持手部清洁卫生，一是促进局部血液循环，有健手美手之用；二是预防疾病，是把好"病从口入"的主要环节。俗话说："饭前便后洗洗手，细菌病毒难入口。"洗手时应使用肥皂或香皂，不但去油泥污垢，还可杀菌。但切忌不可用汽油清洗手上的油垢，因汽油对皮肤有侵蚀作用，使手变得粗糙，会引起一些皮肤病，冬季手指取暖，古人主张用暖水器，或用热水泡手，不可以炉火烘手。此外要勤剪指甲，既消除细菌，又可加强新陈代谢，促使筋气更新，有利于指甲的荣泽、筋膜的强健。

（二）下肢和脚

腿脚为全身的支柱，担负着全身行动的重担。中医学认为双脚是运行气血、联络脏腑、沟通内外、贯穿上下的十二经络的重要起止部位。足三阴经和足三阳经相交接在脚上。因此，腿脚保健关系到整体，对人的健康长寿至为重要。下肢和脚的调摄可以通过运动、按摩、保暖、泡足、药疗等实现。

1. 加强运动　下肢宜勤动。步态稳健,行走如飞,被视为健康的标志,步履蹒跚,行动迟缓,则是衰老的表现,故俗话说:"人老腿先老。"为此人们把练"脚劲"和"腿劲"作为健康长寿的方法。下肢运动的方法比较多,如跑步跳跃、长途跋涉、爬山、散步等,也可以采用特殊的方法进行健腿,如:① 站立甩腿法　一手扶墙或扶树,一脚站立,一脚甩动先向前甩动右腿,脚尖向上翘起,然后向后甩,脚面绷直,腿亦伸直,如此前后甩动,左右腿各甩动20次。② 平坐蹬腿法　平坐,上身保持正直,先提起左脚向前上方缓伸,脚尖向上,当要伸直时,脚跟稍用力向前下方蹬出,再换右脚做,双腿各做20次。③ 扭膝运动法　两脚平行靠拢,屈膝做向下蹲,双手掌置于膝上,膝部向前后左右做圆周运动,先左转,后右转,各20次。这些方法可增强下肢功能,使关节运动灵活,防治下肢乏力、关节疼痛、小腿抽筋、半身不遂等。

2. 经常按摩　下肢按摩可分干浴腿法和擦脚心法:① 干浴腿法:平坐,两手先抱一侧大腿根,自上而下摩擦至足踝,然后再往回摩擦至大腿根,一上一下为1次,做20次,依同法再摩擦另一腿。本方法可以使腿力增强,关节灵活,预防肌肉萎缩、下肢静脉曲张等病。② 擦脚心法:每夜洗脚后临睡之前,一手握脚趾,另一手摩擦足心100次,以热为度,两脚轮流摩擦。本法具有固真元、暖肾气、交通心肾、强足健步、防治足疾等作用。

3. 保暖防寒　脚下为阴脉所聚,阴气常盛,膝为筋之府,寒则易于挛急,所以足膝部要特别注意保暖,以护其阳气。现代研究认为,脚远离心脏,血液供应少,表面脂肪薄,保温力差,且与呼吸道,尤其是鼻黏膜有着密切的神经联系。因此,脚对寒冷非常敏感。当气温降到7℃以下时,就开始发凉,进而反射性地引起鼻黏膜血管收缩。试验证明,将双足放在4℃冷水中,3分钟后就会出现流涕和喷嚏。所谓"寒从脚下起"即此意。研究又表明,人的双脚皮表温度为28~33℃时,感觉最舒服。若降到22℃以下时,则易患感冒等疾病。在寒冷的天气要保持足膝部良好的血液循环和温度。鞋袜宜保暖、宽大柔软舒服,鞋子要防水,透气性能好,并要及时更换。脚部保暖对于预防感冒、鼻炎、哮喘、心绞痛等有一定的益处。

4. 多泡勤洗　用温水泡脚,促进血液循环,对心脏、肾脏及睡眠都有益处。古今中外许多长寿老人和学者,都认为常洗脚非常有利于健康长寿。如民间歌谣说:"春天洗脚,升阳固脱;夏天洗脚,暑湿可祛;秋天洗脚,肺润肠濡;冬天洗脚,丹田温灼;睡前洗脚,睡眠香甜;远行洗脚,解除疲劳。"如果洗脚和按摩合在一起做,效果更好。

5. 药疗护足　秋冬季节,足部常因经脉阻滞,肌肤失养,皮肤枯燥,而出现皲裂。用散寒活血、润燥养肤的中药外涂足部,可收到良好的防治效果。古方有:① 初虞世方(《古今图书集成医部全录》):生姜汁、酒精、白盐、腊月猪膏。研烂炒热,擦于脚部。有散寒温经、润肤治裂之功效。② 冬月润手(足)防裂方(《外科大成》):猪脂油12 g,黄蜡60 g,白芷、升麻、猪牙皂荚各3 g,丁香1.5 g,麝香0.6 g。制备成膏,洗脚后涂上。具有祛邪通络,祛风消肿,防裂防冻。

四、脏腑部位的调摄

脏腑是五脏六腑之概称,其中又以五脏为人体之中心,被称为"生命器官"。脏腑生理功能相互影响,共同作用,保持平衡,从而维持机体生命活动。脏腑功能健全的人,则抵抗疾病的能力强,患病后也易于治疗和康复,保护体内脏腑是治未病的基本出发点。脏腑的调摄可以通过饮食、情志、起居、环境、运动、药物、推拿、气功、导引等方面进行。脏腑的调摄需要根据五脏不同部位的生理和病理特点,采用不同的方法。

(一)心

心为"君主之官""五脏六腑之大主也"。心脏健康与否,直接影响到人体的健康与寿命。心脏的生理功能主要有主血脉、主神志两方面,因此心的调摄主要围绕以下两方面。

1. 科学用膳,养心和血 《素问·五脏生成》说:"心之合脉也……多食咸,则脉凝泣而变色。"《素问·生气通天论》指出:"味过于咸,大骨气劳,短肌,心气抑。"指出了饮食过咸会给心脏带来不利的影响。心脏饮食保健的基本要求是营养丰富,清淡多样。提倡高蛋白质,低脂肪;高维生素,低盐饮食。心肌的发育和血脉运行都需要消耗高级蛋白质,要及时补充;脂肪食品食用过多,可出现"脂肪心",又易引起动脉硬化。在饮食中宜适当食植物蛋白质、牛奶、瘦肉之类,并选用一些能降血脂食物,如大豆、蘑菇、花生、生姜、大蒜、洋葱、茶叶、酸牛奶、甲鱼、海藻、玉米油、山楂、蜂皇浆等;少吃含胆固醇高的食物,如蛋黄、猪脑、猪肝、蟹黄、鱼子、奶油等。饮食习惯提倡混合饮食,这样维生素和微量元素吸收比较广泛,维生素C、维生素B_6、维生素B_1、维生素B_2、维生素B_{12}、微量元素铬、锰、镁等对于心血管保健以及预防动脉硬化很有价值。饮食中要适当多选食谷类、豆类、粗机米、面等,并多食绿叶蔬菜和水果。低盐饮食对预防心血管疾病大有好处,钠盐食用过多,增加心脏负担,又易引起高血压等,故清淡饮食为宜。总之,科学配膳是预防心血管疾病的重要环节。

避免心脏负担,切忌暴饮暴食,不可一次性喝大量的水或饮料,以免迅速增加血容量,增加心脏负担。年高或心脏功能欠佳者,尤当注意。一般而言,每次进饮料不要超过500 mL,可采取少饮多次之法。刺激性食物和兴奋性药物,都会给心脏带来一定的负担,故应戒烟少酒,不宜饮大量浓茶,辣椒、胡椒等物亦要适量;对于咖啡因、苯丙胺等兴奋性药物亦须慎用。

2. 运动减肥,强心活血 一个人如体重过重则会加重心脏负担,因此青春期以后注意减少脂肪赘生,避免发胖。控制体重和减肥的方法多种多样,可因人而异地选择。如运动锻炼、饮食减肥等,就饮食而言,即限制总热量的摄入和储存,尤其晚餐不过量,就餐时间宜稍早,对控制体重是有意义的。经常参加运动锻炼,可以增强冠状动脉的血流量,对心脏大有益处。经常参加运动和体力劳动的人,心肌功能要比不活动的人强壮得多。一般认为,太极拳、导引、气功、散步、中慢速度的跑步、体操、骑自行车、爬山、游泳等,都适用于心脏的保健锻炼,具体运动项目要根据各自的实际情况辨证施练,中老年则不宜参加过于激烈的竞技运动,因为过于激烈,心脏负荷量太大,对心脏产生不利的影响。此外,结合运动锻炼还可做按摩保健。

3. 宁心健脑,稳心定志 情志主化分属五脏,但总统于心,故心主神志之保健至关重要。情志平和,则气血宣畅,神明健旺,思考敏捷,对外界信息的反应灵敏正常。若七情过极,则可使心神受伤,故应保持七情平和,情绪乐观,避免过度的喜怒、忧愁等不良情绪。尤其是大喜、暴怒直接影响心之神明,进而影响其他脏腑功能。对于生活中的重大变故,宜保持冷静的头脑,既不可漫不经心,又不必操之过急,以保证稳定的心理状态。

良好的生活环境和工作环境对人的心理健康是非常重要的。生活在社会之中,首先要有良好的自我意识,承担与自己脑力或体力相适应的工作和学习。正确认识自己,正确对待别人和正确对待客观环境。人是社会的一员,每个人不可能脱离社会而生活。古代思想家孟子曾说:"一人之所需,百工斯为备。"人与社会的联系不仅是物质的需求,也是精神的需要。因此。要热爱生活,同社会环境保持密切联系,建立融洽的人际关系,使人们的精神生活得到互相纠正、互相补充,保持稳定的情绪。

(二)肝

肝主疏泄、肝藏血,肝脏调畅全身气机,是气机升降出入的枢纽,又是贮藏血液,调节血量的重要器官,从而被称为重要的"生命器官"。肝主疏泄与藏血功能之间是相互联系、协调平衡的。如果疏泄不及,肝气郁结,可致各种瘀血之病理变化;如果升泄太过,影响藏血功能,则可导致各种出血之症。肝的调摄主要围绕着肝的生理功能进行。

1. 健脾助运,疏肝养肝　肝的疏泄功能是促进脾胃运化功能的一个极其重要的环节,肝脏本身必需的蛋白质和糖类等,要从饮食中获得。因此,宜食些易消化的高蛋白质食物,如鱼类、蛋类、乳类、动物肝脏、豆制品等。肝脏对维生素K、维生素A、维生素C的需要量较大,故适当多食些富有维生素的食物,如新鲜蔬菜和水果之类。同时,还宜适当食用含纤维素多的食物,高纤维食物有助于保持大便通畅,有利于胆汁的分泌和排泄,这是保护肝脏疏泄功能的一项重要措施。肝脏需要丰富的营养,但不宜给予太多的脂肪,否则,有引起"脂肪肝"的可能性。切忌嗜酒以免引起食欲减退,造成蛋白质及B族维生素缺乏,发生酒精中毒,甚至造成脂肪肝、肝硬化、急性中毒,可引起死亡。

人的情志调畅与肝的疏泄功能密切相关,反复持久或过激的情志,都会直接影响肝的疏泄功能。肝喜调达,在志为怒。抑郁、暴怒最易伤肝,导致肝气郁结或肝火旺盛的病理变化。因此,要重视培养控制过极情绪和疏导不良情绪的能力,保持情绪畅达平和。

2. 护肝防毒,强体健肝　病毒性肝炎是肝脏的常见传染性疾病,预防肝炎是保护肝脏的一项重要事宜,其有效的方法是搞好清洁卫生,把好饮食卫生关,同时配合药物防治。中药如茵陈蒿、板蓝根、金钱草、甘草、焦三仙、大枣合用,水煎服,对预防各种病毒性肝炎具有一定的疗效。另外,避免长期大量服用损害肝脏的药物,如氯丙嗪、磺胺、雷米封、鲁米那类巴比妥制剂等,如因治疗需要,则应配合一些保肝药物及其他综合性保肝措施,以免损伤肝脏功能。

有氧运动如太极拳、八段锦、易筋经、气功、导引等,具有动作舒展、流畅、缓慢,符合肝气生发、畅达的特点,对护肝有一定的效果。亦可配合简易的养肝保健锻炼法,取右侧卧,略抬高臀部的体位,缓慢做腹式呼吸动作,连续做20~30分钟,每日做2~3次,有利于肝脏休息,还可防治肝脏下垂。

（三）脾胃

脾主运化，胃主受纳；脾主升清，胃主降浊；脾又主统血、生肌肉、四肢。脾胃为后天之本，气血生化之源。脾胃最重要的功能就是受纳、腐熟饮食，运化水谷精微，为整个人体的生命活动提供能源和动力，因此脾胃的调摄主要在饮食方面。同时要注意综合调养，积极参加各种有益的健身活动，提高身体素质。生活起居要有一定的规律，保证充足而良好的睡眠，生活、工作从容不迫而不过度紧张。适应自然变化，注意腹部保暖。脾胃功能素虚者，可采用药兜保暖，结合腹部自我按摩。此外，还可采用针灸保健、气功保健等。如在患病时，用药要顾及脾胃。一是在药物之中适当配合保护脾胃之品，一是尽量避免服用损伤脾胃的药物。例如阿司匹林、水杨酸制剂、保泰松、消炎痛、红霉素、利舍平、激素等能引起溃疡，宜少用或慎用。

（四）肺

肺的主要生理功能是主气、司呼吸、主宣发和肃降，通调水道。肺为五脏之华盖，称为"娇脏"，是非常娇弱的脏器。肺在呼吸过程中，与外界直接相通，外界的冷暖变化和各种致病微生物、灰尘等有害因素，都时刻影响着肺脏，肺脏的形态结构和功能退化，则更易受外界有害因素的侵袭。因此，肺的调摄主要从呼吸、饮食、保暖、锻炼等方面入手。

1. 净化空气，避免粉尘 肺主气，调节气的升降出入运动，呼浊吸清，吐故纳新，从而保证人体新陈代谢的正常进行。保护肺脏，首先应尽量避免吸入空气中的杂质和有毒气体，如二氧化矽、媒尘、棉纱纤维、二氧化碳、一氧化碳、二氧化硫、氯气、甲醛、有机磷农药等，这些有毒物、有害物质吸入过多，则可引起肺部病变和全身病变。因此，要积极预防和控制空气污染，改善劳动环境、居住环境、居室环境，对灰尘多的环境进行"净化"处理，搞好环境卫生，加强预防措施，如防尘器、防尘口罩、通风设备等，多呼吸新鲜空气，吸烟者要下决心戒烟，这些措施对肺脏保护是很有好处的。

2. 经常运动，增加"肺活" 积极参加运动锻炼，根据自己的爱好选择适当的运动项目。如早晚到空气新鲜的地方散步，做广播体操、呼吸体操、打太极拳、练气功等，可有效地增强体质，改善心肺功能。同时，经常训练腹式呼吸以代替胸式呼吸，每次持续5～10分钟，可以增强膈肌、腹部和下胸肌活动，加深呼吸幅度，增大通气量，减少残气量，从而改善肺功能。

3. 饮食调养，保肺护肺 肺为娇脏，不可偏食辛辣、过咸、寒热之品，做到合理饮食。《黄帝内经》早就有"大饮则气逆"和"形寒饮冷则伤肺"之说。因此日常饮食要少吃辛辣辛味，宜淡食少盐忌咸；饮食切勿过寒过热，尤其是寒凉饮冷。

4. 防寒保暖，护胸暖背 寒冷季节或气温突变时，最易患感冒，诱发支气管炎。因此，要适应自然，防寒保暖。随气温变化而随时增减衣服，汗出之时要避风。室内温、湿度要适宜，通风良好，但不宜直接吹风。胸宜常护，背宜常暖，暖则肺气不伤。

此外,还需要做一些耐寒锻炼,以便增强机体免疫功能,预防感冒,避免累及肺脏。对于患有发作性呼吸系统疾病者如慢性支气管炎、哮喘等,在气温变化时,大的节气交接前,尤应做好预防促健和治疗措施,以免诱发旧疾或加重病情。此外,可用"冬病夏治"之法。在夏季未发病之时,采用方药或针灸固本扶正之法,增强抵抗力,到了冬季就可少发病,或不发病。

(五)肾

肾藏精,主命门之火,主生殖和生长发育,为"先天之本",肾又主水、主纳气,调节水液代谢,故肾称为水火之脏,内寓元阴元阳。肾脏功能包括了生殖系统、部分内分泌、呼吸、神经、免疫、运动等系统的功能,肾气盛衰决定着机体生、长、壮、老、已整个生命活动过程。增强肾的功能,是治未病的一个重要环节,具体肾的调摄可根据肾的生理功能特点进行。

1. 饮食保肾　肾脏本身需要较大量的蛋白质和糖类,有利于肾脏的饮食宜选择高蛋白质、高维生素、低脂肪、低胆固醇、低盐的食物。高脂肪和高胆固醇饮食易产生肾动脉硬化,使肾脏萎缩变性,高盐饮食影响水液代谢。常选用的食品,如瘦肉、鱼类、豆制品、蘑菇、水果、蔬菜、冬瓜、西瓜、绿豆、赤小豆等。另外,适当配用一些碱性食物,可以缓和代谢性酸性产物的刺激,有益于肾脏保健。

2. 节欲保精　精为人身三宝之一,保精是强身的重要环节。在未婚之前要节制"手淫",既婚则需节欲,绝不可放纵性欲。自古就有"强力入房则伤肾"之说。所谓伤肾实由失精过多引起,因此,节欲保精,是强肾的重要方法之一。

3. 药物调摄　肾阳虚者,可选用金匮肾气丸、右归丸等,单味药如鹿茸、海马、紫河车、巴戟天、冬虫夏草、核桃肉、肉苁蓉等。肾阴虚者,可选用六味地黄丸、左归丸等,单味药如枸杞子、楮实子、龟、鳖等。阴阳两虚者,可选用全鹿丸、二仙汤等,单味药如何首乌、山药、黑芝麻等。药物保健的要求,应做到阴阳协调,不可偏执。

4. 运动按摩　积极参加各项运动锻炼,对强肾健身颇为有益。同时,还可以使用对肾脏有特殊作用的按摩保健,如:① 腰部热敷:取仰卧位。用热水袋垫于腰部,仰卧30~40分钟,使腰部有温热感。此法可松弛腰部肌肉,温养肾脏,增加肾血流量,每日可做1~2次。② 腹压按摩肾脏:取坐位,吸气之后用力憋气3~5秒,同时收缩腹肌增加腹部压力,如此反复有节奏地进行锻炼。此法利用腹压的升高和降低来挤压按摩肾脏,对肾脏是一种具有节奏性的冲击,有补肾固精、通经活血之效。

第五章　常见病的治未病

第一节　原发性高血压的治未病

原发性高血压是一种以体循环动脉压（收缩压和（或）舒张压）升高（收缩压≥140 mmHg，舒张压≥90 mmHg）为主要特征的临床慢性疾病综合征，临床上分缓进型高血压病和急进型恶性高血压病2种。本病属于中医学的"眩晕""头痛"等范畴。

一、病因病机

原发性高血压的发生与饮食不节、情志不遂、生活失调、先天禀赋、久病体虚、年高肾虚等因素有关。

1. 饮食不节　饮食不节，嗜食辛辣、肥甘油腻、烟酒，滋生湿热；摄盐过多，水湿潴留等皆可致脾胃受损，运化失健，湿热困阻，或痰湿内聚，日久化热生火，痰火上扰，或痰瘀互结，瘀血内停，脉络不畅而发病。

2. 情志不遂　长期精神高度紧张及精神刺激，情志不遂，忧郁恼怒太过，肝失条达，肝气郁结，气郁化火，肝阴耗伤，风阳易动，上扰头目。又如大喜、大悲、过度忧愁、惊恐等，七情内伤致阴阳气血及脏腑功能失调滋生本病。

3. 生活失调　生活规律的改变或失于调理，可引起内在脏腑气血阴阳的变化，而发生本病。劳逸失度，过劳耗伤正气，过逸则气血滞涩不畅，皆致气血阴阳失调，脾虚失运，痰湿内生，风痰上扰；如房事无度，耗损肾精，髓海空虚，或肾阴素亏，水不涵木，肝肾不足，肝阳上亢，肝风内动，久坐少动，不爱运动，致形体肥胖和超重，易发生高血压。

4. 先天禀赋　高血压与先天禀赋特性有关，即与遗传关系密切。高血压属多基因遗传。流行病学调查发现父母均患高血压者，其子女患高血压概率高达45%。相反，双亲血压均正常者，其子女患高血压的概率仅为3%。

5. 久病体虚　脾胃为后天之本，气血生化之源。若久病体虚，脾胃虚弱，气血化源不足，气血两虚，或病后正气受损，营血亏虚，不能上荣于脑髓脉络，可导致本病的发生。

6. 年高肾虚　中年以后，肝肾渐衰，肝肾不足，阴虚阳亢，而女赖肝血濡养、男赖肾精滋养,故男性更易致肾虚;肾为先天之本,主藏精生髓充脑,年高肾精亏虚,失于充养,或肾阴素亏,水不涵木,肝阳上亢,肝风内动,亦可发为本病。

现代医学认为,原发性高血压是多种因素相互作用导致的疾病,患者常有心输出量增加;肾素-血管紧张素-醛固酮系统(RAAS)及细胞膜离子钠、钾协同运转功能低下和钠泵抑制等转运异常;交感神经活性增加;胰岛素抵抗;具有扩血管作用的前列腺素(PG)类物质(如PGI_2、PGF_2和PGA_2等)减少;一氧化氮和内皮素等血管活性产物的失衡;钠盐摄入过高、抑郁和肥胖、多基因遗传性疾病等,皆可增加外周血管阻力,从而使血压升高。

二、临床表现

原发性高血压早期常无任何症状或在体检中发现血压升高,部分患者可表现头痛、头晕、耳鸣、心悸、眼花、注意力不集中、记忆力减退、手脚麻木、疲乏无力、易烦躁等症状;后期血压常持续在较高水平,并伴有头痛头晕加重、一过性失明、半侧肢体活动失灵、胸闷、气急、咳嗽、夜尿增多或尿少、无尿、食欲不振、恶心等脑、心、肾等靶器官受损的表现。中医辨证分型表现如下。

1. 肝火上炎型　头晕胀痛、两侧为重,面红目赤,心烦易怒,口苦口干,烦躁易怒,两胁胀痛,舌红,苔黄,脉弦数。

2. 痰湿困阻型　头重如裹,胸脘痞闷,纳呆恶心,呕吐痰涎,身重困倦,少食多寐,苔腻,脉滑。

3. 瘀血内阻型　头痛如刺、痛有定处为主症,胸闷心悸,手足麻木,夜间尤甚,舌质黯,脉弦涩。

4. 阴虚阳亢型　眩晕,耳鸣,腰酸膝软,五心烦热,头重脚轻,口燥咽干,两目干涩,舌红,少苔,脉细数。

5. 肾精不足型　心烦不寐,耳鸣腰酸,心悸健忘,失眠梦遗,口干口渴,舌红,脉细数。

6. 气血两虚型　眩晕时作,短气乏力,口干心烦,面色白或萎黄,自汗或盗汗,心悸失眠,纳呆,腹胀便溏,舌淡,脉细。

7. 冲任失调型　妇女月经来潮或更年期前后出现血压波动,头痛、头晕,心烦,失眠,胁痛,周身不适,舌淡,脉弦细。

三、易发对象预测

(一)体质特征

原发性高血压与体质特征有关,大多数患者体质属特禀质,与先天秉赋有关,承受父母遗传的特殊体质而易发病。另外,痰湿质与阴虚质者也易发病,其中痰湿质者表现形体肥胖、腹部肥满、口黏苔腻,为痰浊中阻,上蒙清窍,清阳不升所致;阴虚质者表现口咽干燥、手足心热,为肝肾阴虚,水不涵木,肝阳上亢所致。

（二）性格情志特征

性格情志因素与原发性高血压密切相关，长期精神紧张或消极的精神状态，个性过强，容易激动，遇事急躁，难以自抑；过分自负，刻板固执，焦虑自闭，个性怪癖，抑郁多疑，抱有敌意，冲动具有攻击倾向者，均可引起体内代谢失调，生理功能紊乱甚至罹患高血压。

（三）年龄与性别特征

原发性高血压的发病大多随年龄的增长而升高，年轻人患病率较低，随着年龄的增长，体内生理功能的变化和外界因素的长期刺激，40岁以后，发病率明显增高。根据大量研究资料表明，原发性高血压发病率与性别没有太大关系，但严重的病例并因并发症而死亡的以男性为多，这可能与男性的体质、性格及耐受性有关。

（四）生活方式与环境特征

1. 饮食因素　饮食因素对原发性高血压的发病至关重要，首要是高盐饮食，每天摄入的盐分过多，引起水钠潴留，加重了心脏负荷；摄入过量的高脂肪、高胆固醇如肉类、动物内脏、无鳞鱼等；过量饮酒，酒精可影响肝脏代谢，造成动脉硬化；长期低钾、低钙、低镁的饮食而致相应的微量元素缺失，易代谢紊乱。饮食不节，嗜食肥甘厚腻，化生痰浊，饮酒过度、辛辣刺激，滋生痰热，均是致病的重要因素。

2. 生活习惯　生活不规律，喜欢夜生活，睡眠不足；过度劳累，长期疲劳；懒于运动，身体肥胖；喜爱饮酒聚餐、吸烟赌博甚至吸毒；爱好紧张刺激的影视、游戏、生活等，均致人体气机紊乱，脏腑阴阳气血失调，导致疾病的发生。

3. 环境因素　高血压的发病与环境有关，如与地区饮食结构的食盐消费成正比例，在噪声过大、空气污染、光污染的环境中，发病率也增高；在寒冷地区的发病率比温暖地区的高，在气候变化剧烈的地区发病率高。

（五）家族遗传特征

原发性高血压有明显的家族聚集性，与无高血压家族史比较，双方一方有高血压病者其子女患病率高1.5倍，双方均有高血压者则高2～3倍，研究证实与遗传基因有关。

（六）职业与工作习惯特征

职业与工作习惯与原发性高血压的发生也有关，工作繁忙、紧张、注意力要高度集中、体力活动较少的职业中患病率高，即脑力劳动的人易患高血压，城市的发病率高于农村，工人高于农民，白领高于蓝领，司机、会计、海员的发病率较高。工作没规律，如经常上夜班的职业如医护人员、保安、警察、IT产业职工的发病率较高。

（七）并发疾病特征

肥胖患者高血压患病率是体重正常者的2～6倍，体重指数（BMI）每增加3 kg/m³，4年内发生高血压的风险，男性增加50%，女性增加57%。高脂血症、糖尿病等代谢性疾病常与原发性高血压相互并发。偏头痛、颈椎病、焦虑或忧郁症患者的发病率也较高。阻塞性睡眠呼吸暂停综合征（OSAS）患者50%以上并发有高血压，并且血压高度与OSAS病程有关。

高血压易产生各种并发症，以心、脑、肾的损害最为显著，最常见的并发症是脑血管意外，其次是高血压性心脏病、心力衰竭，再次是肾功能衰竭。一般情况下，高血压Ⅰ期，此时机体无任何器质性病变，只是单纯高血压；高血压Ⅱ期，有左心室肥厚、心脑肾损害等器质性病变，但功能还在代偿状态；高血压Ⅲ期，有脑出血、心力衰竭、肾功能衰竭等病变，已进入失代偿期，随时可能发生生命危险。

四、治未病调摄

（一）情志调治

情志调和，则气机疏畅，血脉通利。恐惧焦虑，脾气暴躁、性格乖戾、情绪激动、精神紧张，是引起血压波动的重要诱因。要做到保持宁静淡泊、少思寡欲、恬淡虚无的心境，可防治高血压和血压波动；要控制情绪，自我克制，注意保持良好的情绪，理智控制情感的发作，戒急躁动怒、情绪激动，凡事忍耐，以宽宏包容之心待人处世。注意身心调养，保持乐观豁达、精神舒畅，心境平和，有助于高血压病的防治。

（二）起居调治

患者生活要有规律，保持良好的生活习惯，按时作息，做到劳逸结合、劳逸有度，应避免体力或脑力过于劳累，应注意充分休息，精神松弛；老年患者应行动缓慢，不要突然改变体位，起立、弯腰等动作一定要缓慢；要防止踩空、跌倒或绊倒等的意外发生；保持大便通畅，忌大便用力及长时间蹲厕，以免血压急骤升高而致脑卒中等；注意气候变化，防寒保暖，以防血压升高；提高自我防护能力，如避免高空作业；注意适度运动，锻炼身体，减肥降脂。

（三）饮食调治

饮食调治高血压十分重要。首要是低盐饮食，降低摄盐量，对一般患者每日摄盐量应限制在6 g以内，对老年高血压患者每日则应限制在4 g左右，对降低和稳定血压大有裨益。同时，补充钾有利于排钠，补充钙可使血压保持稳定。饮食宜清淡素食为主，少食肥甘、油腻、辛辣之品，戒烟限酒，控制饮食，不宜过饱，更不可暴饮暴食；多吃维生素含量丰富及纤维素多的新鲜蔬菜和水果；限制进食高热量、高脂肪、高胆固醇的"三高"食品；饮茶宜清淡,忌饮浓茶、浓咖啡或含过多碳水化合物的饮料;食用油宜选择植物油如豆油、菜籽油、玉米油等,有助于预防高血压及脑血管的硬化,忌食荤油及油脂类食品及动物内脏等;宜多吃粗粮、杂粮如糙米、玉米,少吃精制的米和面;可常食用对防治高血压病有益的食物,如苦瓜、菊花脑、荠菜、香椿芽、洋葱、芹菜、海蜇皮、大蒜、海参、绿豆、胡萝卜、西红柿、鲜牛奶、香蕉、山楂、橙子、柑橘、桃、桑椹、莲子芯、核桃肉等,以及有降脂作用的食物如茶叶、马兰头、苦菜、山楂、香菇、洋葱、木耳、海带、紫菜等。

(四)药物调治

中医的药膳、药茶等对防治原发性高血压有良好的效果。具体方法众多,要因时、因人、因地,制定具体的方法,坚持不懈。举例如下。

1. 三宝茶 用菊花、罗汉果、普洱茶等份泡水代茶久服,宜于"三高"(高血压、高血糖、高血脂)患者长期饮用。

2. 黄精四草茶 取黄精、夏枯草、益母草、车前草、豨莶草适量,水煎代茶饮用,有利尿降压之效。

3. 枸杞菊花决明子茶 取枸杞子、决明子、菊花等适量,开水冲泡,代茶饮用,可补益肝肾、平肝降压,对高血压偏阴虚阳亢者有效。

4. 决明罗布麻茶 用决明子、罗布麻适量,沸水冲泡后代茶频饮,可清热平肝,适用于高血压病伴头晕目眩、烦躁不安,属肝阳上亢类型者。

5. 菊槐茶 用菊花、槐花各1份、绿茶半份,沸水冲泡,可平肝祛风、清火降压,对早期高血压引起的头痛、头晕、目赤肿痛、眼底出血、鼻出血等效果较佳。

6. 二子茶 用决明子、枸杞子等份,冰糖适量,沸水冲泡,代茶频饮,可益肝滋肾、明目通便,适宜于高血压引起的头晕目眩、双目干涩、视物模糊、大便干结等症状。

7. 蓝丁茶和菊花山楂荷叶茶 蓝丁茶是用绞股蓝、苦丁茶、绿茶等份;菊花山楂荷叶茶是用菊花、山楂、荷叶适量,二方均以沸水冲泡,代茶频饮,有降脂减肥、清火降压之效,对高血压、高血脂、冠心病兼身体肥胖者尤为适宜。

8. 药膳 如天麻乌鸡煲、夏枯草牡蛎桑椹排骨煲、海参淡菜瘦肉汤、海蜇拌香芹、凉拌马兰头、菊叶汤等,皆可调治原发性高血压。

(五)针灸调治

针灸调节神经、内分泌的作用明显,对调治原发性高血压有很好的功效。

1. 体针 主穴百会、曲池、合谷、太冲、三阴交。肝火上炎者,加风池、肝俞、行间;痰湿内阻者,加丰隆、足三里;瘀血内阻者,加血海、膈俞;阴虚阳亢者,加太溪、复溜;阴阳两虚者,加关元、肾俞。实证针用泻法,虚证针用补法。

2. 耳针 取穴皮质下、降压沟、脑、心、肾、神门、交感、肝、内分泌、眼、心。每次选取3～4穴,用毫针轻刺激或王不留行贴压,两耳交替。并可运用"揿针刺耳穴法"减肥降压。

（六）推拿调治

推拿按摩可放松心情，舒通经络，调理气血。平时按摩头部，用两手示指或中指擦抹前额，再用手掌按摩头部两侧太阳穴部位，然后将手指分开，由前额向枕后反复梳理头发，每次5~10分钟。当血压急剧升高之时，可以按摩耳后的降压沟、百会穴、曲池穴等，可以疏通经脉，清热祛风，平衡阴阳，控制血压。按摩印堂、涌泉、大椎、风池、合谷、内关、足三里、丰隆、三阴交、太溪等穴也利于降血压。

（七）气功调治

气功的功法强调调心、调息和调身，大量的科研实验证明，气功可促使紊乱的大脑皮质功能改善，增强和调整人体内脏的生理功能，达到降低、稳定血压的疗效。具体方法很多，现举例运气大循环功法：处安静之所，练功前宽衣、静息、宁神，自然放松。仰卧位式，闭合眼、口，自然伸展四肢；端坐式，沉肩垂肘，双手掌分放于大腿上，肘关节自然弯曲，双下肢自然分开，以感舒适为宜；立位式，自然立位，双臂向前伸展，肘部弯成环抱树干状，略比肩部低，肩关节自然外展，微垂肩但不要耸肩。双手掌相对，距离与肩宽相等，高低与前胸约平，手掌微弯曲成半握球状；双腿自然分开，距离与肩宽相等，足尖稍内收，站成一圆形，并使双膝关节向前微弯曲。3种姿势可任意选择。运功时排除杂念，调均呼吸，集中精神，意守丹田，有意识地使身体各部位放松，意念从头部开始到四肢循序放松，引气下行，如按头部→颈部→肩部→双上肢→手掌手指→胸部→腹部→大小腿→足趾的顺序，周而复始，使全身关节肌肉松弛，呼吸舒缓，心情轻松愉快。

（八）动静调治

长期精神紧张、劳累、用脑过度、房事太过会使交感神经兴奋，肾上腺素分泌增加，小动脉收缩，从而使血压增高。所以，要注意休息，节制房事，劳逸结合，避免长期从事体力劳动和紧张工作，慎防劳心、劳力和房事太过。适当参加体育锻炼和体力劳动，能解除精神过度紧张，调节生活，但不宜剧烈运动，适合的运动有散步、慢跑、步行、骑自行车、游泳、体操、打太极拳，以及郊游览胜，可增强血管的舒缩能力，缓解全身中小动脉的紧张，有助于降低并稳定血压。

（九）娱乐调治

娱乐活动能陶冶性情，抒发健康的情感，消除神经紧张，调节神经内分泌。原发性高血压适宜参加轻松愉快的娱乐活动，如音乐、歌咏、看喜剧电影电视、戏剧相声小品、跳舞、游园等；书法、绘画、垂钓、养花养鸟养鱼等使人心神宁静，解除郁闷，对高血压有益，根据个人爱好和修养，选择合适的娱乐方式，达到轻松、自然、舒展的调治效果。

（十）熏浴调治

原发性高血压的熏浴调治法，可选用如薄荷、荆芥、藿香、佩兰、豨莶草、银杏叶、松针、丹参、玫瑰花、红花等具有解表发汗、活血通络作用的中药,煮汤熏浴,借助热力和药物双重作用,扩张皮肤毛孔及毛细血管,降低外周阻力,加快和改善血液循环,并通过药物的皮肤吸收,出汗排毒,使经络疏通,活血化瘀,气血调和,阴阳平衡。

(十一)其他调治

1. 刮痧 刮痧法调治原发性高血压,先刮百会、天柱、风池、头后部、肩井及肩部、风市,再刮背部膀胱经,然后刮手臂曲池穴,最后刮下肢的三阴交、足三里。刮拭方法多取泻法,但伴有糖尿病血糖较高或凝血机制障碍的患者禁用刮痧。

2. 熨敷 原发性高血压可选择湿熨、药熨,选择相关的穴位,加热作用于人体表面,促进血液循环。

3. 拔罐 选择相关的穴位,如大椎、曲池、足三里、阳陵泉、肝俞、行间、太冲、侠溪、丰隆等拔罐,也可采用刺络拔罐法,即用梅花针在上述各穴轻轻叩刺,以局部皮肤发红或微出血为度,再拔罐,留罐10分钟。

4. 贴穴 用吴茱萸研细,用醋调,每晚临睡时,贴脚心;用中药粉(牛膝30 g,吴茱萸5 g,共研细末),醋调后用胶布外敷于涌泉穴等;也可用莱菔子、茺蔚子、夏枯草、吴茱萸等份研末,加麝香、生姜等制成的药饼,贴敷于大椎、肝俞、太冲、曲池、足三里、阳陵泉、丰隆、涌泉等穴,可达温通经络、活血化瘀、调和气血,有助于降压。

5. 足疗 晚上临睡前,用温水或益母草、丹参、松节、苏木、降香等中药煎水浴足,洗泡过程中可以揉按涌泉穴,揉搓脚趾。

6. 药枕 用杭白菊、桑叶、野菊花、辛夷各500 g,薄荷、红花各150 g,冰片50 g,或用晚蚕沙、菊花各1000 g,牡丹皮、白芷、川芎各250 g,混合粉碎后,装入布袋做枕头使用,高血压病伴头项疼痛,既可以此缓解症状,又可以预防复发。

第二节 冠状动脉粥样硬化性心脏病的治未病

冠状动脉粥样硬化性心脏病,简称冠心病,是因冠状动脉粥样硬化导致血管腔狭窄或阻塞,或(和)因冠状动脉功能性改变(痉挛)导致心肌缺血、缺氧或坏死而引起的心脏病,临床上常分为无症状心肌缺血(隐匿性冠心病)、心绞痛、心肌梗死、缺血性心力衰竭(缺血性心脏病)和猝死五类,也可分为稳定性冠心病和急性冠状动脉综合征两类。本病属于中医学"胸痹""卒心痛""厥心痛"等范畴。

一、病因病机

冠心病的发生多与寒邪内侵、饮食不当、情志失调、劳倦过度、年老体虚等因素有关。

1. 寒邪内侵 素体阳虚,胸阳不振,阴寒之邪乘虚而入,寒凝气滞,胸阳不展,血行不畅而发为本病。

2. 饮食不当 恣食肥甘厚味,损伤脾胃,运化失司,酿湿生痰,痹阻心脉。或因痰郁化火,火热灼血为瘀,痰瘀交阻,痹阻心脉而成胸痹。

3. 情志失调 忧思过度,脾虚气结,运化失司,津液输布不利,聚而为痰,痰阻气机,气血不畅,心脉痹阻,发为心痛。或肝郁气滞,郁久化火,灼津成痰,气滞痰浊痹阻心脉,而成心痛。

4. 劳倦过度 劳倦过度,脾胃损伤,运化失职,气血生化乏源,无以濡养心脉,拘急而痛。或过劳伤阳,心肾阳微,鼓动无力,阴寒乘虚内侵,血行涩滞而发本病。

5. 年老体虚 年过半百,肾气渐衰。肾阳虚衰不能鼓动五脏之阳,引起心气不足或心阳不振,血脉失于温煦,则气血运行不畅,发为心痛;肾阴亏虚,阴亏火旺,灼津为痰,痰热痹阻心脉,则为胸痹心痛。

冠心病的病位主要在心,与肝、脾、肾密切相关。病性为本虚标实,虚实夹杂,虚者多见气虚、阳虚、阴虚、血虚,尤以气虚、阳虚多见;实者多为气滞、寒凝、痰浊、血瘀,并交互为患。但虚实两方面均以心脉痹阻不畅,不通则痛为病机关键。发作期以标实表现为主,血瘀、痰浊为突出,缓解期主要有心、脾、肾气血阴阳之亏虚,其中又以心气虚、心阳虚最为常见。

现代医学认为,冠心病可改变的危险因素有高血压、血脂异常、超重/肥胖、高血糖/糖尿病,以及不良生活方式,如吸烟、不合理膳食(高脂肪、高胆固醇、高热量等)、缺少体力活动、过量饮酒等,还包括社会心理因素;不可改变的危险因素则有性别、年龄、家族史。冠心病的病理变化主要是冠状动脉发生了粥样硬化,但是否发生冠心病,一定程度上取决于冠状动脉粥样硬化造成血管腔狭窄的程度和粥样斑块的稳定性。部分无钙化的斑块,或者当斑块发展为厚的钙化帽与邻近区内膜间的应力增加时,这些情形易造成冠状动脉粥样硬化斑块的破裂、出血和随后血管腔内的血栓形成,导致"急性冠状动脉综合征"的发生,出现不稳定型心绞痛、心肌梗死,甚至猝死。

二、临床表现

冠心病患者心绞痛发作时主要表现为阵发性的前胸压榨性疼痛感觉,主要位于胸骨后,可放射至心前区和左上肢,常发生于劳动或情绪激动时,持续数分钟,休息或用硝酸酯类药物可缓解。当发生心肌梗死后,则表现为剧烈而持久的胸骨后疼痛,可出现严重的心律失常、室性心动过速和心室颤动,甚至猝死。中医辨证分型表现如下。

1. 寒凝心脉型 卒然心痛如绞,或心痛彻背,背痛彻心,多因气候骤冷或感寒而发病或加重,心悸气短,形寒肢冷,冷汗自出,舌质淡,舌苔薄白,脉沉紧或促。

2. 气滞心胸型 心胸满闷不适,隐痛阵发,痛无定处,时欲太息,遇情志不遂时容易诱发或加重,或兼有脘腹胀闷,得嗳气或矢气则舒,舌质紫黯,舌苔薄或薄腻,脉细弦。

3. 痰浊闭阻型 胸闷重而心痛轻,形体肥胖,痰多气短,遇阴雨天而易发作或加重,伴有倦怠乏力,纳呆便溏,口黏,恶心,咯吐痰涎,舌体胖大,舌苔白腻或白滑,脉滑。

4. 瘀血痹阻型 心胸疼痛剧烈,如刺如绞,痛有定处,甚则心痛彻背,背痛彻心,或痛引肩背,伴有胸闷,日久不愈,可因暴怒而加重,舌质黯紫,舌下静脉迂曲瘀紫,舌苔薄,脉涩或结、代、促。

5. 心气不足型 心胸隐痛阵作,胸闷气短,动辄加重,心中动悸,倦怠乏力,神疲懒言,面色㿠白,或易出汗,舌质淡红,舌体胖且边有齿痕,苔薄白,脉细缓或结代。

6. 心阴亏损型 心胸疼痛时作,或灼痛,或隐痛,心悸怔忡,五心烦热,口燥咽干,潮热盗汗,舌红少泽,舌苔薄或剥,脉细数或结代。

7. 心肾阳虚型 胸闷或心痛较著,气短,心悸怔忡,自汗,动则更甚,神倦怯寒,面色㿠白,四肢欠温或肿胀,舌质淡胖,舌苔白腻,脉沉细迟。

三、易发对象预测

(一)体质特征

痰湿质、血瘀质、阳虚质、阴虚质、气郁质、气虚质的人群更易罹患冠心病。其中痰湿质者以形体肥胖、腹部肥满、口黏苔腻等为主要特征,平素喜食肥甘生冷,或嗜酒成癖,或者因久居湿地;血瘀质者瘦人居多,以肤色晦黯、舌质紫黯、舌下静脉迂曲发紫、口唇紫黯、手足麻木等为主要特征;阳虚质者以形体白胖、肌肉不壮、畏寒怕冷、手足不温、小便清长、大便溏薄等为主要特征;阴虚质者多体形瘦长、面色潮红,以口燥咽干、手足心热、口干喜饮、大便秘结、舌质干红少津少苔、脉象细弦或数为主要特征;气郁质者以神情抑郁、忧虑脆弱、敏感多疑、易受惊吓、失眠多梦为主要特征;气虚质者多面色偏黄或㿠白,肌肉不健,平素语言低怯,气短懒言,以疲乏、自汗、舌淡红、舌胖边有齿痕、脉象虚缓等为主要特征。

(二)性格情志特征

心主神明,肝主疏泄,冠心病的发作和情绪失常有极大关系,长期精神压抑、苦闷、暴躁、忧郁,都会诱发和加重冠心病。

(三)年龄与性别特征

随着年龄的增长,冠心病发病会逐步加重和增多,既往该病的发病年龄多在60岁以后,目前发病年龄在逐步提前,40岁以前发生冠心病的病例也较常见。性别方面,男性心血管病发病率高于女性,25～74岁男性冠心病发病率为女性的1.1～6.2倍。

(四)生活方式与环境特征

1. 吸烟 吸烟与不吸烟者相比,冠心病发病风险高2倍。其原因主要与烟草中的一氧化碳和尼古丁等有害物质诱发冠状动脉痉挛,增高血液黏稠度,干扰脂质代谢,促进胆固醇类物质沉积,加速动脉粥样硬化进程有关。

2. 酗酒 大量饮酒,增加心脏和肝脏的负担,损害心肌,造成心肌能量代谢障碍,并抑制脂蛋白脂肪酶的形成,促使肝脏合成前β脂蛋白,三酰甘油上升,促进动脉粥样硬化。

3. 喜食肥甘油腻厚味 长期进食肥甘厚腻食物,造成血管壁脂肪沉积,并由于自身缺乏运动,导致脂肪囤积加剧,增加冠心病的发病危险。

4. 久坐少动 流水不腐,户枢不蠹。久坐少动者,容易发生气血瘀滞,心血运行不畅而发生胸痹心痛。

5. 环境因素 居室内噪声白天不得超过50分贝,夜间应低于45分贝。若超过70分贝,则会对人的听觉器官及心血管、消化、神经、内分泌等系统产生一定的影响,可以导致心动过速、血管痉挛、血压升高,诱发冠心病。

(五)家族遗传特征

本病有一定的家族遗传特征,有冠心病家族史的成员,更容易发生冠心病。

(六)职业与工作习惯特征

从事IT行业的脑力劳动者、汽车司机等职业人群,因为久坐不动,长期伏案工作等,缺少锻炼,体力活动减少,既是造成超重、肥胖的重要原因,也是冠心病的重要诱因之一。

(七)并发疾病特征

1. 高血压 长期高血压使血管内压力持续增高,血液对管壁的冲击力显著加大,结果使血管内壁发生机械性损伤;血管内膜一旦损伤,胆固醇、三酰甘油很容易渗入血管壁,并在那里沉积而形成微血栓,这些微血栓又不断吸引血脂,增加沉积。

2. 高脂血症 低密度脂蛋白胆固醇水平越高,患冠心病的危险越大。血脂过多时,易沉积在血管壁上,逐渐形成小斑块,即发生动脉粥样硬化。这些"斑块"增多、增大,逐渐堵塞血管,使血流变慢,严重时血管阻塞,甚至发生急性心肌梗死。

3. 肥胖 肥胖者全身皮下脂肪增多,血容量增加,增加了心脏的负担和血管阻力。肥胖者往往伴随着血液中胆固醇和血糖含量的增高,高血压也不易控制。

4. 糖尿病 糖尿病患者的糖代谢异常,往往伴随脂肪和蛋白质代谢同时发生紊乱,逐渐形成冠状动脉粥样斑块。糖尿病患者的胰岛功能降低,血液内的血糖异常增高,导致血液中的胆固醇水平增高,增加心肌梗死的发生率。

四、治未病调摄

(一)情志调治

情绪波动是冠心病发作常见诱因,甚至可诱发心肌梗死。因此,要注意保持良好的精神状态,心胸要坦然豁达,避免紧张、焦虑、情绪激动和发怒。遇到不良情绪刺激时,要保持冷静,稳定情绪,注意休息。平时多参加一些娱乐活动,如聆听音乐、观赏书画、种花养鸟等。

（二）起居调治

注意防寒保暖，及时增减衣物。严冬季节，清晨起床及夜间临厕更需多加注意保暖；保持大便通畅，避免努责；要节制房事，性生活幅度不宜过大，时间不宜过长，因为性生活时，交感神经兴奋，心跳加快，血压升高，有引起冠心病发作的可能；餐后应稍加休息后再就寝，餐后迷走神经活动增强，餐后立即就寝有可能出现心跳骤停。另外，睡姿最好保持右侧卧位。

（三）饮食调治

1. 定时定量，少食多餐　吃得过饱，胃部过度扩张而抬高横膈，影响心脏的活动，大量血液流向胃肠道亦可引发冠状动脉相对供血不足，所以饮食不宜过饱，切忌暴饮暴食。要定时定量，少食多餐。

2. 多素少荤，清淡勿咸　饮食宜清淡、细软、易消化，少吃不易消化的油煎油炸食物，少吃动物脂肪及高胆固醇食物，如猪脑、动物内脏、乌贼鱼、鱿鱼、蛋黄、鱼籽、黄油、小虾米、虾皮、蚶肉、河蟹、凤尾鱼、鳗鱼等。饮食不宜过咸，过咸的食物会引起血压增高，加重心脏负荷。

3. 戒酒　饮酒可能影响心脏和血管功能，同时，冠心病后期都有不同程度的胃黏膜充血和肝脏瘀血，甚至可引起肝功能异常。因此，冠心病患者要戒酒，特别要禁饮烈性酒。

4. 食物疗法　多食有助于改善冠状动脉供血的食物，如山楂可助消化，降低血脂；杏仁可预防血小板凝结，有助于防治冠心病；薏苡仁可加速肝脏代谢，从而降低胆固醇，减少冠心病相关危险因素；黄豆含多种必需氨基酸，可促进体内脂肪及胆固醇代谢；菠菜富含叶酸，能有效地预防冠心病；木耳可抗凝血，也是冠心病患者的适宜食材。

（四）药物调治

1. 菊决饮　杭菊花 10 g，生山楂片 15 g，草决明 15 g。一起放入保温瓶中，用开水冲泡，盖严，闷浸 30 分钟，代茶频饮，每日 1 剂。功能平肝潜阳、活血通便，适用于冠心病，症见头昏头晕、大便秘结、形体肥胖者。

2. 山丹茶　丹参、山楂各 15 g，放入茶杯内，倒入沸水，15～20 分钟后饮用，每日 1 剂。功能活血化瘀，适用于心胸刺痛、气短体肥、血脂增高者服食。

3. 黄芪粥　黄芪 30 g，粳米 50 g。先将黄芪洗净切细，加水煎煮取汁 500 mL，复入粳米、冰糖适量，小火煮成稠粥。趁热服食，每早 1 次。具有补心益气作用，适用于冠心病心气不足型。

4. 桃仁炒蚕蛹　核桃仁、蚕蛹各 50 g，料酒 1 匙，生姜适量。核桃仁滚水浸透，剔去仁衣，晒干后用油炸透；蚕蛹用料酒拌匀，炒锅下油，爆香生姜，投入蚕蛹炒透，加入调味料炒熟，再加入炸核桃仁，炒匀上碟。佐餐食用，每日 1 次。具有活血化瘀、温补心肾作用。适用于冠心病瘀血痹阻型、心肾阳虚型。

5. 猪心百合玉竹汤　猪心2个，百合30 g，玉竹20 g。将猪心清洗干净，同百合、玉竹共入锅中，加水适量，慢火炖熟即可。弃药，吃肉饮汤，猪心可切片调味佐膳食，分次食完。具有养阴宁心作用，适用于冠心病心阴亏损型。

（五）针灸调治

可选择心俞、巨阙、膻中、内关、郄门等腧穴为基础方，结合患者基本证型合理加减，给予针刺，以疏通心脉。

（六）动静调治

心肌梗死急性期、不稳定型心绞痛及并发严重心律失常、心力衰竭者，应严格限制活动，必要时需绝对卧床休息。当病情缓解后，可以进行适当的运动，但应注意以下几点：①运动时间的选择。上午6：00～9：00是心脑血管病发作的最危险时刻，此时段的发病率要比上午11：00高出3倍多。因此，冠心病患者不宜在清晨锻炼身体。② 饱餐后不宜锻炼。因为饱餐后大量血液积聚于胃肠道，冠状动脉处于相对供血不足状态。③ 要选择有氧运动方式。有氧运动可有效改善冠心病患者的心输出量，提高其心率储备，加速冠状动脉侧支循环的建立，降低心脏外周负荷，是冠心病治疗的重要组成部分。常见的有氧运动包括散步、慢跑、骑自行车、游泳、登山、打羽毛球、打乒乓球、健身操、广场舞等。④ 要控制运动量。运动量以运动后不出现胸闷等不适症状为宜。

（七）其他调治

贴穴　取吴茱萸100 g，肉桂50 g，姜汁适量。先将吴茱萸、肉桂研末，再用姜汁调糊，并做成直径约为2.5厘米的药饼，分别敷于两侧涌泉穴处，外用纱布固定。隔日换1次。功能温阳通络，活血止痛，适用于冠心病寒凝心脉型。

第三节　血脂异常症的治未病

血脂异常症是指血浆中脂质代谢与转运异常，表现为高胆固醇血症和（或）高三酰甘油血症，以及低高密度脂蛋白等一系列血脂紊乱，常分为原发性血脂异常与继发性血脂异常两类。本病属于中医学"痰浊""血瘀"等范畴。

一、病因病机

血脂异常症的发生主要与饮食不节、运动过少、情志刺激、年迈体衰、体质禀赋等因素有关。

1. 饮食不节　长期偏食、恣食肥腻甘甜厚味，膏脂摄食过度，脾胃输布、转化不及，或嗜酒成癖，损及脾胃，运化失健，聚湿生痰，痰从浊化，变生脂浊，滞留血中，引起血脂升高。

2. 运动过少　喜静少动,或贪睡懒动;或因职业工作所限,终日伏案,多坐少动,日久气机失于疏畅,气郁则津液输布不利,膏脂转化利用不及,耗少积多,沉积体内,浸淫血中,故血脂升高。

3. 情志刺激　肝主疏泄,通调气机;脾主运化水湿,输布水谷精微;胆附于肝,为中精之府,能净脂化浊,此皆与脂质代谢关系密切。郁怒伤肝,肝失条达,疏泄失度,气机不畅,胆气郁遏则清净无权,清浊难分,脂浊难化;思虑伤脾,脾虚气结,失于健运,升降失司,膏脂运化输布失常。而致膏脂代谢紊乱,酿聚为痰浊,凝滞血中,致血脂升高。

4. 年迈体衰　肾为先天之本,主藏精,主五液。年老体虚,脏气衰减,而尤以肾气衰为主,或房劳过度,辛劳忧愁,肾气耗伤,未老先衰。肾虚则津液失其主宰;肾阳虚则不能温煦五脏之阳,火不生土,衍生痰饮脂浊;肝肾阴虚则滋生内热,灼津炼液酿而成痰浊,阴虚痰滞;脾主运化,脾虚则饮食不归正化;肝主疏泄,肝弱则不利津液输布。终致痰积血瘀,化为脂浊,滞留体内而为病。

5. 体质禀赋　禀赋不足,或禀赋特异,父母肥胖,自幼多脂;成年以后,形体丰腴,阳气不足,津液膏脂输化迟缓,滞留血中;或素体阴虚阳亢,煎津熬液,酿成痰脂,引起血脂升高。

此外,如消渴、水肿、胁痛、黄疸、癥积等病证经久不愈,如消渴证病机多阴虚燥热,虚火内扰,胃热消谷,患者常多饮多食,食物精微不能输布、转化,痰脂聚积;水肿日久,损及脾肾,肾虚不能主液,脾虚失于健运,以致膏脂代谢失常;胁痛、黄疸、癥积三者皆属肝、胆之病,肝病气机失于疏泄,影响膏脂的敷布转化,胆病不能净浊化脂,引起血脂升高。

血脂异常症为素体脾虚,痰湿内盛,运化不利,致脂浊郁积;或阳盛之体,胃火素旺,恣食肥腻甘甜厚味,致痰热壅积,化为脂浊。而痰积日久,入络成瘀,痰瘀互结,滞留血脉。或年高体虚,脏气衰减,肝肾阴虚,阴不化血,反为痰浊,痰积血瘀,亦可化为脂浊,滞留体内而为病。高血脂既是病理产物,亦是致病因素,统属中医学"痰"的病理范畴,但不能认为,凡痰证皆有高脂血症的存在,且血脂系阴精所化,具有黏稠、沉着之性,若血脂过高,则更黏腻、沉着,其病机可归纳为"清从浊化,脂由痰生"。病理机制关键是"痰",病久可夹"瘀"。

现代医学认为,原发性与先天性和遗传有关,是由于单基因缺陷或多基因缺陷,使参与脂蛋白转运和代谢的受体、酶或载脂蛋白异常所致,或由于饮食、营养、药物等环境因素致脂质代谢紊乱而致;继发性多发生于代谢性紊乱疾病(高血压、糖尿病、肥胖、甲状腺功能低下、黏液性水肿、肝肾疾病、肾上腺皮质功能亢进),或与其他因素如年龄、性别、饮食、嗜酒、吸烟、体力活动、季节、精神紧张、情绪活动等有关。

二、临床表现

血脂异常症早期常无明显异常的表现,往往是通过体检发现。中医辨证分型表现如下。

1. 湿热蕴结型　头晕,口干口苦,肥胖,疲乏,烦热,便干尿赤,舌红,苔黄腻,脉弦滑。

2. 痰湿内阻型 胸脘满闷,胃纳呆滞,头晕身重,大便不畅,舌苔白腻,脉濡滑。

3. 痰瘀结滞型 头晕身重,胸胁胀闷,肢体麻木,口干纳呆,大便不爽,舌质黯红或紫黯,有瘀斑,脉弦滑或细涩。

4. 脾虚湿盛型 倦怠乏力,腹胀纳呆,头晕身重,大便溏薄,舌质淡胖,边有齿痕,脉濡缓。

5. 肝肾阴虚型 腰膝酸软,口燥咽干,头晕耳鸣,右胁隐痛,手足心热,舌质红,少苔,脉弦细。

6. 脾肾阳虚型 腰膝酸软,畏寒肢冷,脘痞腹胀,夜尿频多,大便不实,舌质淡,苔薄白,脉沉迟。

三、易发对象预测

(一)体质特征

痰湿质、气郁质、湿热质和特禀质者易患血脂异常症,其中痰湿质者表现为形体肥胖,腹部肥满,面部皮肤油脂较多,多汗且黏,神倦懒动,口腻或口甜,舌体胖苔腻,系痰湿凝聚,脾胃运化不利,化为脂浊所致;气郁质者神情抑郁,忧虑脆弱,系肝失条达,胆气郁遏,脂浊难化所致;湿热质者面垢油光,口干口苦,舌苔黄腻,系湿热内蕴,脾胃失运,滋生痰浊所致;特禀质是禀受父母,先天失常,体质特异,津液膏脂输化迟缓。

(二)性格情志特征

神情焦虑、精神压力大,或高度紧张、抑郁忧虑;或急躁恼怒,易于激动,可致神经、内分泌功能紊乱,影响脂质代谢,可使血中胆固醇增加,使血管收缩,血压上升,脂质易在血管壁内沉积。有研究报道,情绪紧张、争吵、激动、悲伤时均可增加儿茶酚胺的分泌、游离脂肪酸增多,促使血清胆固醇(TC)、三酰甘油(TG)水平升高。抑郁会使高密度脂蛋白胆固醇(HDL-C)降低。

(三)年龄与性别特征

血脂异常受年龄和性别的影响,随着年龄的增长,血脂有升高的趋势。在中青年人群中,男性的高血脂发病率一般要高于女性,原因为男性吸烟喝酒的比例较女性高,男性的精神心理压力较女性大,喜欢夜生活者偏多,睡眠不足等。在老年人群中,女性比例高于男性,主要因为老年女性在更年期之后,雌激素分泌日渐减少,内分泌系统紊乱,运动量较男性少,而导致高血脂。

(四)生活方式与环境特征

1. 饮食因素 饮食不节,过食肥腻之品,如进食高胆固醇、高脂肪的食物如肉类、动物内脏或动物油脂、蛋黄、奶油等;暴饮暴食;饮食过快,咀嚼不充分;饮食结构不科学,摄入过多的糖类、淀粉类、煎烤油炸食物,过多的热量会转化成脂肪储存在体内;喝酒过量易造成热量过剩而导致肥胖,同时酒精在体内可转变为乙酸,乙酸使得游离脂肪酸的氧化减慢,脂肪酸在肝内合成为三酰甘油,低密度脂蛋白的分泌也增多。

2. 生活习惯　生活不规律,长期睡眠不足,经常熬夜,工作节奏快,时间紧迫,过度劳累;缺少运动或不合理运动;不良的生活嗜好,如吸烟、吸毒、饮酒,容易损伤血管内皮细胞,毒品更能使神经内分泌功能紊乱,代谢功能下降,从而发生血脂异常;喜欢过夜生活,吃夜宵、聚餐,易致营养过剩,影响脂质的代谢而发病。

3. 环境因素　环境污染不利于人们外出运动,久居室内而少动使能量消耗减少。血胆固醇和三酰甘油水平还与季节、气候有关,如冬春季节发病高,夏季最低,可能由于冬春季人们习惯摄入肉类等高热量、高脂肪食物,户外运动明显减少,有氧运动消耗降低,而致血脂异常。

（五）家族遗传特征

血脂异常症与家族遗传有关,现已证实家族性高胆固醇血症是常染色休显性遗传性疾病,有家族聚集性的特征。此外,在同一家庭(家族)的内部人员,往往有相同的不健康的饮食习惯和生活方式,也是导致血脂异常的家族聚集倾向的原因之一。

（六）职业与工作习惯特征

不同的职业的人血清脂质和脂蛋白水平也不相同。从事脑力劳动者的血清胆固醇和三酰甘油含量较从事体力劳动者高,而高密度脂蛋白水平则明显降低;城市居民的血清胆固醇和三酰甘油含量高于农民。久坐少动、社交应酬活动多,精神压力大、生活无规律的职业如政府官员、企事业管理人员、白领、营销人员等容易患病。

（七）并发疾病特征

多种疾病可致体内脂质代谢紊乱,导致血脂异常。如糖尿病、脂肪肝和肝硬化、肾病综合征、甲状腺功能减退、胰腺炎等。患糖尿病时,体内胰岛素水平偏低,促使肝脏合成的三酰甘油和胆固醇增加,分解血脂的能力减退,因此,多数糖尿病患者会有血脂高。肝脏作为人体的代谢器官,参与三酰甘油和胆固醇的代谢,肝病患者因代谢障碍而引发血脂水平异常;肾病综合征患者在尿蛋白量过多时,低蛋白血症刺激肝脏过度合成脂蛋白,并超过了从尿液中丢失的脂蛋白量,引起血脂升高。甲状腺功能减退患者由于血浆中甲状腺激素含量不足,肝脏中胆固醇合成增加,可引起血浆胆固醇升高。高血压患者常并发高血脂,可能二者有共同的病因,而且高血压常会形成左心室肥厚或因使用利尿剂降压,从而引起血脂代谢异常。

血脂异常危害性很大,高血脂易导致心、脑血管疾病,如高血压、冠心病、动脉粥样硬化,重者则突然发生脑梗死、心肌梗死,甚至导致死亡;长期高血脂会导致脂肪肝,甚至导致肝硬化;高血脂还可加重糖尿病,诱发胰腺炎等。

四、治未病调摄

（一）情志调治

要重视健康教育，使患者正确认识疾病，了解本病的病因、病理变化及并发症危害性，消除麻痹心理或紧张恐惧，正确理解并配合调治。精神要减压、减负，放松工作、生活压力，避免精神紧张、恼怒、忧思、郁闷等，尽可能避免情绪上应激反应；要保持精神愉悦，情绪安定，乐观豁达的心理状态，对调治本病有益。

（二）起居调治

调整生活规律，建立并实施健康有规律的生活方式，做到起居作息有常，饮食定时定量、睡眠充足不熬夜；改正不良生活习惯，戒烟戒酒、禁毒等。居住在适宜养生运动的绿色环境，方便体育锻炼；减少聚餐，不吃夜宵、快餐；少坐车多步行，坚持合理的运动，并持之以恒。

（三）饮食调治

合理饮食结构，均衡营养，是调治血脂异常的基本要求。高脂血症的饮食原则是："四低一高"，即低热量、低脂肪、低胆固醇、低糖、高纤维膳食。控制热量的摄入，每人每天的热量摄入应控制在294卡/千克体重内；控制食盐的摄入，每人每天应少于8 g；严格控制动物脂肪和胆固醇的摄入量，每人每天不宜超过300 mg，不吃或少吃动物内脏，蛋类每天不超过1个。避免高盐、高脂、高糖食物，宜多选用奶类、鱼类、豆类、瘦肉、海产品、蔬菜、水果等。饮食烹饪宜用蒸、煮、烩、氽、熬、炖的方法，不用油煎、炸、烤、熏的方法。有些食物如薏苡仁、葡萄、苦瓜、山药、芡实、洋葱、大蒜、茄子、海带、芹菜、苦荞、马兰头、荠菜、山楂、猕猴桃，以及各种茶类等都有特殊的降脂作用，可以食用或饮用。

（四）药物调治

许多天然药食同源之品，具有较好的降血脂作用，如薏苡仁、山楂、银杏、桑寄生、黄精、荷叶、茯苓、苦丁茶、枸杞子、人参等，都是制作药膳食疗的很好原料，可单味食用或烹饪加工成食品、菜肴。常用的药膳方如生吃山楂果，熟食薏仁山药粥、银杏羹、百合芦笋汤、山楂鲤鱼汤、山楂首乌汤、冬虫夏草羹、人参羹、枸杞瘦肉汤、菊叶汤、海带木耳汤、香菇豆腐汤、大蒜泥、山楂粥、木耳炖豆腐等。亦可用苦丁茶、绞股蓝、山楂、丹参、制何首乌、枸杞子、女贞子、桑寄生、大黄、决明子、黄精、葛根、荷叶、银杏叶、三七、红景天等，可单味或复方煎水或沸水泡后，代茶饮用，有较好的降脂作用。

（五）针灸调治

针灸可调节神经、内分泌功能，对血脂异常亦有效。

1. 体针　取穴内关、神门、郄门、间使、通里、合谷、曲池、足三里、阳陵泉、丰隆、三阴交、心俞、肺俞、脾俞、厥阴俞、督俞、公孙、太白、曲泉、中脘、鸠尾。每次选取3～5穴，交替使用，日针1次，留针20～30分钟。

2. 耳针　取口、脾、肺、内分泌、饥点、直肠下段等穴，或取敏感点，用短毫针刺或用王不留行、白芥子贴压。

（六）推拿调治

推拿也可作为血脂异常的一种调治方法，首先在腰部用㨰法在背部脊柱两侧施术放松，用一指禅推法揉摩内关、屋翳、渊腋、辄筋、肾俞、膏肓、丰隆、足三里等穴。肾虚者加揉三阴交、涌泉穴；失眠便秘者，加揉天突、膻中穴等。

（七）气功调治

气功对神经内分泌系统有直接或间接的影响，对调治血脂异常有一定的作用。具体功法很多，简介一种如下：第一步松功：选择任何体位，自然舒适，呼吸平静，吸气默想"静"字，呼气默想"松"字，然后依次从头、肩、上肢、胸、背、腹、腰、臀、大小腿、双脚放松，最后意守双脚，每放松一遍约5分钟，缓慢反复进行；第二步静功：取仰卧、平坐、盘坐位，做到虚灵顶劲，沉肩坠肘，尾闾正中，舌抵上腭，鼻吸鼻呼，吸气要使真气"气沉丹田"，呼气顺其自然；第三步动功：反复练习：踏步击腹、云手扩肺等动作；第四步整理活动：原地慢跑，使身体恢复到练功前的自然状态。

（八）动静调治

运动对血脂异常症调治有重要的作用，运动可以加速脂质代谢，增加脂质消耗，减少身体的脂肪含量，通过促进循环和代谢，改善心肺功能，缓解压力，使人心身愉悦。运动因人而异，方式可选慢跑、快慢交替步行、太极拳、跳绳、骑自行车、游泳、跳韵律操等。运动强度要循序渐进，动静有度，持之以恒。但血脂异常有严重并发症时的患者有时不适宜运动，而要采取安静休养，或采取室内运动、床上肢体运动等小强度运动。

（九）娱乐调治

血脂异常症发病与情志因素有关，长期精神紧张、心理压力大、忧郁焦虑易罹患本病，娱乐活动可陶冶性情、抒发健康的情感、消除神经紧张、调节神经内分泌功能，有利于血脂异常的调治。可参加的娱乐活动有音乐、歌咏、书法、看影视、看戏剧或喜剧表演、看相声小品、跳舞、风筝、游戏、下棋、游园等，娱乐调治要因人而异，根据患者不同的性格、爱好及病情的轻重，选择合适的娱乐方式，达到轻松愉悦、解忧除烦的效果。

（十）熏浴调治

药浴熏蒸是取其中医的"汗"法之意，通过开泄汗孔，大量排汗，促进体内膏脂等有害物质的排出,也可作为血脂异常的调治方法。熏浴常用发汗化湿的药物如紫苏叶、荆芥、藿香、佩兰、薄荷、香薷、石菖蒲、艾叶、草豆蔻等,借助浴时的热力和药物的双重作用,扩张皮肤毛孔及毛细血管,加快和改善全身的微循环及血液循环,并可使药物通过皮肤吸收,使经络疏通,气血调和,出汗发表,排出脂浊,并可促进代谢,提高机体免疫力。但血脂异常伴有严重并发症冠心病等时不宜采用熏浴法。

(十一)其他调治

1. 刮痧　躯干取穴可选背部督脉、膀胱经、任脉经脉中穴位,如心俞、膈俞、脾俞、肾俞、膻中、中庭等;四肢可选:郄门、内关、曲池、足三里、公孙、丰隆。采用经脉刮痧和穴位刮痧配合施术。

2. 足疗　足部集中了重要穴位和反射区,血脂异常可用中药足疗,足疗的中药材主要选择温经通络、活血化瘀药,如苏木、降香、松节、桂枝、艾叶、莪术、乳香、没药、乌药等药,水煎煮后足浴。通过足浴,有利于放松精神,促进血液循环。

3. 拔罐　选择合适的罐口,选心俞、脾俞、肾俞、关元、气海、曲池、丰隆、足三里等穴,采用火罐、药罐等,也可用作血脂异常的辅助调治。

4. 贴穴　用吴茱萸、白芥子、豆蔻仁、石菖蒲、胆南星、麝香、生姜等中药制成的药饼,贴敷于心俞、膈俞、脾俞、肾俞、膻中、中庭、曲池、足三里、公孙、丰隆等穴。达到疏通经络、活血化瘀、降脂泄浊的功效。

第四节　糖尿病的治未病

糖尿病是一组多种病因引起的,胰岛素分泌或作用缺陷,以慢性高血糖为特征的内分泌代谢性疾病,临床上一般分为1型糖尿病和2型糖尿病。本病属于中医学的"消渴"等范畴。

一、病因病机

糖尿病的发生主要与禀赋不足、饮食不节、情志失调、劳欲过度、外感六淫等原因有关。

1. 禀赋不足　先天禀赋不足,体质特异,或素体阴虚,是引起消渴病的重要内在因素,尤以阴虚体质最易罹患。

2. 饮食不节　长期过食甘美厚味,辛辣香燥,嗜酒吸烟,损伤脾胃,致脾胃运化失职,使脾的运化功能损伤,胃中积滞,蕴热化燥,消谷耗液;长期饮食过量,营养过剩而致肥胖,胖人多痰,痰阻化热,耗损阴津,发为消渴。

3. 情志失调　长期精神刺激,如恼怒、忧郁、紧张,肝气郁结,或劳心竭虑,思虑过度等,致郁久化火,火热内燔,消灼肺胃阴津而发为消渴。

4. 劳欲过度 房室不节,纵欲过度,肾精亏损,虚火内生,则更耗竭阴精,终致肾虚肺燥胃热俱现,发为消渴。

5. 外感六淫 外感六淫,侵袭机体,机体寒热失调,化燥伤津,均可导致消渴病的发生。

消渴的病机主要在于阴津亏损,燥热偏胜,而以阴虚为本,燥热为标,两者互为因果。消渴病变的脏腑主要在肺、胃、肾,尤以肾为关键,但又互相影响。如肺燥津伤,津液失于敷布,则脾胃不得濡养,肾精不得滋助;脾胃燥热偏盛,上可灼伤肺津,下可耗伤肾阴;肾阴不足则阴虚火旺,亦可上灼肺胃,终至肺燥胃热肾虚。

现代医学认为,糖尿病的病因十分复杂,与多种因素相关联,大致有种族与遗传,长期过度摄食甘甜食物,肥胖,营养过剩,精神刺激,老龄、感染、自身免疫功能紊乱等各种致病因子作用于机体导致胰岛功能减退、胰岛素抵抗等而引发的糖、蛋白质、脂肪、水和电解质等一系列代谢紊乱综合征。

二、临床表现

糖尿病早期无症状,亦可出现烦渴多饮,多尿多食,体重减轻,神疲气弱等症状。中医学辨证分型表现如下。

1. 肺热津伤型 烦渴多饮,尿频量多,口干舌燥,舌边尖红,苔薄黄,脉洪数。

2. 胃热炽盛型 多食易饥,口渴,尿多,形体消瘦,大便干燥,苔黄,脉滑实有力。

3. 中气亏虚型 精神不振,四肢乏力,口渴引饮,能食与便溏并见,或饮食减少,舌质淡,苔白而干,脉弱。

4. 肾阴亏虚型 尿频量多,混浊如脂膏,或尿甜,头晕耳鸣,口干唇燥,腰膝酸软,乏力,皮肤干燥,瘙痒,舌红苔少,脉细数。

5. 阴阳两虚型 小便频数,混浊如膏,甚至饮一溲一,面容憔悴,耳轮干枯,神疲乏力,腰膝酸软,四肢欠温,畏寒肢冷,脘腹胀满,纳食不香,阳痿或月经不调,舌苔淡白而干,脉沉细无力。

三、易发对象预测

(一)体质特征

阴虚质表现形体消瘦、手足心热、面色潮红、口干多饮、舌红少津、脉细数,是阴液不足,内热偏盛;气郁质者神情抑郁、焦虑,急躁易怒,肝郁化火,耗伤阴液;特禀质先天禀赋特异,内热偏盛,邪从热化。此三类体质人群易发本病。

(二)性格情志特征

精神心理因素对糖尿病的发病关系密切,如急躁易怒、精神紧张、抑郁焦虑、内向恐惧等情志失调,肝气郁结,郁久化火,耗伤阴津可发本病。现代医学认为,伴随精神紧张、情绪激动、心理压力及突然的创伤等,可引起某些应激激素,如生长激素、去甲肾上腺素、胰升血糖素、肾上腺素等拮抗胰岛素的激素分泌增加,而使血糖升高。

(三)年龄与性别特征

糖尿病可发生于任何年龄,30岁以上的成年人发病率增加,1型糖尿病多发生于儿童和青少年,2型糖尿病多在35岁以后发病,随着年龄的增长,身体超重或肥胖者居多,各种外界因素的刺激,免疫力下降,胰岛β细胞功能下降使糖尿病的患病率上升。糖尿病男女性别之间的发生率无明显区别,但也有统计报道女性高于男性,可能是女性爱吃甜食、运动量少、易发胖和普遍寿命比男性长等原因。

(四)生活方式与环境特征

糖尿病患病率的增加是因为生活方式的变化,如不健康饮食、缺少体育运动和肥胖有直接的关系。

1. 饮食因素 饮食不节,暴饮暴食;饮食过快,咀嚼不充分;饮食结构不科学如含碳水化合物成分过高等,均可导致营养过剩,使体内潜在的功能低下的胰岛β细胞产生过重的负担,进而诱发糖尿病的发生。嗜食辛辣、吸烟酗酒等,脾胃受损,湿热内生,从阳化热,耗伤阴津,而发为本病,现代医学证实,酒精能直接损伤胰岛β细胞,影响胰岛素的分泌。

2. 生活习惯 生活不规律,经常熬夜,睡眠不足;不爱运动,或久坐少动;不良的生活嗜好,如吸烟、吸毒、饮酒;喜欢过夜生活,吃夜宵等,使热量摄入过多,代谢不足,营养过剩而致病。

3. 环境因素 环境也影响糖尿病的发病,环境污染,病毒感染后导致自身免疫反应异常,破坏胰岛β细胞,是诱发1型糖尿病的病因;进食过多,体力活动减少导致的肥胖是2型糖尿病最主要的环境因素。糖尿病受不同地域的饮食习惯、气候特点、环境因素的影响而发病。如不同地域的人群的生活习惯、种族喜好、生活环境的差异变化等。

(五)家族遗传特征

糖尿病有明显的家族聚集性,1型或2型糖尿病均存在明显的遗传特点,而1型糖尿病更是多基因遗传因素,所以,糖尿病有家族遗传的特征。此外,在同一家庭(家族)内部人员,相同的不健康的饮食习惯和生活方式,也是导致糖尿病的家族聚集倾向的原因之一。

(六)职业与工作习惯特征

糖尿病与职业有关,总体结论是:久坐少动、社交应酬活动多,精神压力大、生活无规律的职业发病率高,如企事业管理人员、司机、营销人员、政府官员等容易得糖尿病。

（七）并发疾病特征

肥胖是糖尿病发病的重要原因,尤其易引发2型糖尿病。其机制主要在于肥胖者本身存在着明显的高胰岛素血症,而高胰岛素血症可以使胰岛素与其受体的亲和力降低,导致胰岛素作用受阻,引发胰岛素抵抗。需要胰岛β细胞分泌和释放更多的胰岛素,从而又引发高胰岛素血症。如此呈糖代谢紊乱与β细胞功能不足的恶性循环,最终导致β细胞功能严重缺陷,引发2型糖尿病。精神类疾病如抑郁症、焦虑症也可致内分泌功能紊乱;高血压、高脂血症也常并发糖尿病;某些1型糖尿病患者,是在患者患感冒、腮腺炎等病毒感染性疾病后发病的。

糖尿病为终身性疾病,并发症很多,有"万病之母"之称。常可并发如营养障碍、感染,心血管、神经、脑、肾脏、眼、肌肉、关节等多脏器损伤,以及酮症酸中毒、高渗综合征等重危病症,严重的并发症可危及生命。

四、治未病调摄

（一）情志调治

在糖尿病发生、发展过程中,精神神经因素所起的重要作用,各种心理不平衡会进一步加强胰岛素抵抗,促使糖尿病的发生或加重;患病后,心情不好还会引起血糖的波动,所以,应重视健康教育,学会放松,避免恼怒、忧思、郁闷等,做好心理疏导,保持良好心态,消除紧张顾虑,建立健康的生活方式,树立战胜疾病的信心,对糖尿病的预防、治疗也是有其积极作用的。

（二）起居调治

糖尿病患者由于体内代谢紊乱,体质弱、抵抗力差,容易合并各种急性和慢性感染,一旦感染,难以控制,将加速糖尿病病情恶化,所以,制订并实施有规律的生活起居作息计划,是糖尿病患者的长期配合治疗取得良好疗效的基础。做到起居有节、饮食定时定量、睡眠充足,避免过度劳累;注意保暖,防治外感,节制房事;戒除不良生活嗜好,戒烟酒、浓茶及咖啡等;多摄取水分;居住宜适合养生的绿色静谧环境,不宜吵闹喧嚣,尽量避免出入公共场所;做好家庭护理,特别注意个人卫生,勤洗澡、勤换衣,注意口腔卫生,女性患者,尤其要保持外阴清洁,减少感染机会。

（三）饮食调治

控制饮食,合理安排饮食结构是基础治疗的重要措施。无论糖尿病的类型、病情轻重或有无并发症,或是否应用药物治疗,都应严格和长期执行。在保证机体需要的情况下,根据医护人员及营养师的要求合理安排饮食结构,应控制粮食（碳水化合物）、脂肪、胆固醇的摄入,忌食糖类,戒烟戒酒,补充充足的食物纤维、蛋白质、维生素、无机盐及微量元素如硒等,饮食宜粗不宜细,以适量米、麦、杂粮,配以蔬菜、豆类、瘦肉、鸡蛋等。饮食总热量和营养成分须适应生理的需要,定时定量进餐,有利于减缓葡萄糖的吸收和控制血糖水平。饮食要多样化,以保持营养平衡,避免营养过剩。

(四)药物调治

有些食物具有降血糖的功效,合理烹饪后可起到"药食同源"的作用,对糖尿病的调治有一定的效果,例如苦瓜、洋葱、黑木耳、麦麸、猪胰、南瓜、紫菜、魔芋、大蒜、胡萝卜、山药、玉米须、蚌肉等,或有些中药材和食物巧妙地烹饪加工后,也可起到药膳防治的作用,如三七煲鸡汤或肉汤,玉米须煲瘦肉,枸杞子炖兔肉,蚌肉苦瓜汤,山药薏米羹,麦麸饼,魔芋糕,洋葱大蒜泥等。有些还可加工成药酒、饮料、药茶,如红酒泡洋葱,黄芪山药煎水代茶饮,胡萝卜汁饮料,玉米须茶,三七花茶,葛根山楂饮,启菱草茶等。药膳食疗须根据病情、辨证,在医生或营养师的指导下进行。

(五)针灸调治

针灸治疗糖尿病早在两千多年前就有记载,并被现代科学研究证实是行之有效的预防保健和治疗方法。针刺以进针得气后提插捻转补泻法,艾灸疗法可直接灸或隔姜灸等。针灸一般也以三消分型论治。

1. 体针 上消 取穴:主穴:胰俞、肺俞、太渊、心俞、少府。配穴:少商、鱼际、膈俞、金津、玉液。中消 取穴:主穴:胰俞、脾俞、胃俞、三阴交、内庭。配穴:足三里、中脘、内关。下消 取穴:主穴:胰俞、肾俞、太溪、太冲。配穴:复溜、水泉、命门、气海。

2. 耳针 可取神门、皮质下、内分泌、交感、胰、肝、脾等穴,用短毫针刺(或用王不留行、白芥子贴压),左右耳交替进行。

(六)推拿调治

推拿调治糖尿病,常用方法如首先在腰部用擦法在背部脊柱两侧施术,用一指禅推法推背部脊柱两侧膀胱经第一侧线,从膈俞到肾俞,往返操作;以点穴法指按揉膈俞、胰俞、肝俞、胆俞、脾俞、胃俞、肾俞、命门、三焦俞、局部阿是穴,以胰俞局部阿是穴为重点点穴。再用一指禅推法或指按揉法施于中脘、梁门、气海、关元等穴;后用按揉法按揉曲池、足三里、三阴交、涌泉等穴。患者也可自己按揉糖尿病专用穴然谷穴。

(七)气功调治

气功对内分泌系统有直接或间接的影响,对改善临床症状、降低血糖和尿糖均有一定作用。具体功法很多,现简单介绍松静功功法。松静功又名放松功,是古代用于修身养性的一种静坐功法。对老年糖尿病患者尤为适宜。

练功的环境应选择在安静、空气新鲜之处;宽衣松带,解除束缚,使身体舒适,血液循环畅通;安定情绪,精神愉快。静息安神,排除杂念;可取端坐式、立式、仰卧式,不论何种姿势,要自然端正,便于放松,易于入静;放松法是一切功的基本功,主要是消除一切紧张,达到全身肌肉、内脏、血管、神经放松,强调自然舒适,气闭丹田。要求自头上向脚下放松,头部放松,虚灵顶颈(头轻轻顶起之意);两肩放松,垂肩坠肘;胸部放松内含,腹部放松回收;腰部放松挺直,全身无紧张不适之处,精神放松;松静功的呼吸法,采用顺呼吸法,吸气时默念"静"字,呼气时默念"松"字,放松得越好,入静就越快,做到呼吸自然柔和,使气沉丹田;意守丹田静坐,按揉神阙部收功。

(八)动静调治

运动对糖尿病调治有益,运动可以减轻胰岛素抵抗,增加糖的利用,提高胰岛素的敏感性,并促进循环和代谢,改善心肺功能,缓解压力,降低血糖,减少身体的脂肪含量,还能使人心身愉悦,树立战胜疾病增加信心。运动因人而异,方式可选:快慢步行、室内运动、床上肢体运动、太极拳、慢跑、跳绳、骑自行车、游泳、跳韵律操等。运动强度要循序渐进,动静有度,持之以恒。但糖尿病患者有时不宜运动,而要采取安静休养,如并发脑血管病变,会发生血压升高以及脑血管意外等;并发糖尿病眼病,会造成眼底血管破裂出血;并发糖尿病肾病者,可能增加尿蛋白的排出量,加快糖尿病肾病的进展;血糖控制很差,运动后有低血糖风险者。

(九)娱乐调治

糖尿病发病与情志因素有关,患病后需要终身治疗,也常伴有忧郁、焦虑,娱乐活动可陶冶性情、抒发健康的情感、消除神经紧张、调节神经内分泌功能,有利于糖尿病的调治。可参加的娱乐活动有音乐、歌咏、书法、看影视、看戏剧或喜剧表演、看相声小品、跳舞、游戏、下棋、游园等,娱乐调治要因人而异,根据患者不同的性格、爱好及病情的轻重,选择合适的娱乐方式,达到轻松愉悦、解忧除烦的效果。

(十)熏浴调治

熏浴也可作为糖尿病的调治方法,熏浴可借助热力和药物如藿香、佩兰、薄荷、香薷、石菖蒲、艾叶、草豆蔻等解表发汗药的双重作用,扩张皮肤毛孔及毛细血管,加快和改善全身的微循环及血液循环,并可使药物通过皮肤吸收,使经络疏通,气血调和,出汗排毒,平衡阴阳,促进代谢,提高机体免疫力。但糖尿病伴有皮肤破损或有严重并发症时不宜采用熏浴法。

(十一)其他调治

1. 足疗 糖尿病要特别提出:要讲究脚的卫生与保健,足部病变是糖尿病常见的并发症,是一种损及神经、血管(大血管和微血管)、皮肤、肌腱甚至骨骼,以致使其坏死的慢性进行性病变,继可激发感染甚至导致截肢治疗,危害极大。糖尿病患者的足部保健十分重要,每天用温水泡脚或用中药足疗,水温不可过热,足疗的中药材主要选择温经通络、活血化瘀药,如桂枝、降香、苏木、松节、艾叶、莪术、乳香、没药等药,有利于改善足部的血液循环,预防糖尿病足的发生。

2. 刮痧 在患者自背部从大杼穴刮至膀胱俞穴,足部刮太溪、三阴交穴,局部可刮脾胃、肝等反应区,可调理五脏六腑、养阴润燥;若热象明显者,加刮大椎、曲池穴。

3. 拔罐 选择合适的罐口,选肝俞、胆俞、关元、气海、大杼、大椎、脾俞、足三里等穴,采用火罐、药罐等,也可用作糖尿病的辅助调治。

4. 贴穴 用白芥子、甘遂、石菖蒲、细辛、吴茱萸、麝香、生姜等中药制成的药饼,贴敷于肝俞、胆俞、关元、气海、大杼、太溪、三阴交、足三里等穴,达到疏通经络、活血化瘀、调理阴阳的功效。

第五节 骨质疏松症的治未病

骨质疏松症是由于多种原因所引起的骨密度和骨质量下降,骨微结构破坏,造成骨脆性增加,从而容易发生骨折的全身性骨病,临床上常分为原发性骨质疏松症和继发性骨质疏松症两类。本病属于中医学"骨痿""骨枯""骨痹""骨痛""虚劳""腰痛"等范畴。

一、病因病机

骨质疏松症的发生多与肾精亏损、脾胃虚弱、情志失调、血瘀痰阻等因素有关。

1. 肾精亏虚 肾虚亏损,骨髓的化源不足,不能濡养骨骼,就会导致骨骼脆弱无力,引起骨质疏松。

2. 脾胃虚弱 脾胃虚弱,则气血生化乏源,血不足以化精,会导致血虚不能滋养,气虚不能充达,精亏不能灌溉,无以濡养宗筋,宗筋松弛,出现骨质疏松症。

3. 情志失调 情志不遂,肝失调达,肝郁耗血,会致肾精亏虚,不能生髓养骨,肢体不用;或气郁日久,血行不畅,停而为瘀,血不化精。

4. 血瘀痰阻 血液的运行必赖气的推动,气虚不能推动血液和津液,可产生瘀和痰等病理产物,血瘀痰阻,经络不通,反过来又会加重骨质疏松症的病情。

肾为先天之本,肾藏精,主骨生髓;脾胃为后天之本,气血生化之源,脾主四肢养百骸;肝主疏泄,藏血;肾主骨,藏精,肝肾同源,肾的精气有赖于肝血的滋养。骨质疏松症病位主要在肾,与肝、脾关系密切,而以肾虚精衰,骨髓亏虚,骨骼失养为其主要病机。

现代医学认为,原发性骨质疏松症和内分泌因素、遗传因素、营养因素、废用因素等有关,是老年人及绝经妇女的常见病,是骨折的重要原因之一;继发性骨质疏松症,是由于某些疾病如内分泌代谢性疾病、结缔组织疾病、胃肠疾病、营养性疾病、肝肾疾病以及肿瘤等或某些药物的影响,以及长期卧床、截瘫、太空飞行以及骨折后、伤后骨萎缩等引起的废用性骨质疏松。

二、临床表现

骨质疏松症的常见表现有以腰背痛为主的骨性疼痛（尤以脊柱两侧及两侧肩胛骨上下明显），驼背，身长缩短，容易引起脆性骨折，呼吸功能下降等。中医辨证分型表现如下。

1. 脾胃气虚型　肌肉松软，关节隐痛，疲乏无力，气短懒言，精神不振，容易出汗，舌质淡胖，边有齿痕，脉象虚缓。

2. 肝肾阴虚型　腰脊下肢疼痛，腰膝酸软，足踝无力易摔倒，伴头晕眼花，五心烦躁，眼睛干涩或视物模糊，甚至头手颤动，失眠多梦，盗汗健忘，舌红苔少，脉细弱。

3. 脾肾阳虚型　肌肉松弛，腰膝疼痛，遇冷加重，平时形寒怕冷，手足不温，伴神疲乏力，喜热饮食，大便溏薄，小便清长，舌淡嫩胖，脉沉迟。

4. 肝气郁结型　胸胁及背部胀满疼痛，有时疼痛走窜无定处，伴有心烦，闷闷不乐，多愁善感，易叹息，女性乳房胀痛，咽部有异物感，舌红苔薄白，脉弦。

5. 痰湿瘀阻型　肢体或关节刺痛，痛处固定，痛处周边常有瘀斑，常伴面色晦黯，胸闷痞满，头困身重，周身关节酸痛，阴雨天及居住潮湿环境加重，易出黏汗，胸闷痰多，舌体胖大，舌下静脉发紫，苔白腻，脉滑。

三、易发对象预测

（一）体质特征

骨量正常人群的体质大多是平和质和湿热质，调查发现湿热质的人群雌激素水平升高，初步认为湿热质是骨密度的保护体质之一。骨量减少人群和骨质疏松高发人群的体质类型是气虚质、阳虚质、阴虚质、痰湿质、血瘀质、气郁质等6种偏颇体质。气虚质者脾气虚弱，水谷精微化生不足，无以充养骨髓；阳虚质者阳气不足，不能温煦筋脉；阴虚质者精血津液不足，骨髓生化乏源，导致百骸萎废；痰湿质者以痰湿凝聚，阻滞经络；血瘀质者血行瘀滞，筋脉失养；气郁质者气机郁滞，血行不畅，骨髓失养，皆易罹患本病。

（二）性格情志特征

长期的抑郁或焦虑状态可以降低人体的骨密度，并且在绝经前的女性与此相关性更大。对于老年人，由于多种因素导致心理承受能力较年轻人差，容易产生抑郁或悲观情绪，长期负面的情绪会导致体内酸性物质的沉积，引起钙质流失，出现骨质疏松。

（三）年龄与性别特征

骨质疏松症的发病率随着年龄的增加而逐渐增高，人类的骨量到35岁时达到高峰，然后开始逐渐减少，骨密度及强度均下降，到80岁时人体的骨矿含量比35岁高峰时减少了一半。另外，女性在绝经后便出现骨量丢失增加，50岁以后的女性骨质疏松症的发病率要比同龄男性高出2倍以上。

（四）生活方式与环境特征

1. 饮食因素　钙的摄入不足时，机体为了维持血清钙达到一定水平，就要将骨中的钙释放到血液中，由此导致骨中钙量逐渐减少，容易引起骨质疏松。另外，长期的维生素缺乏，如体内维生素D缺乏时，保护骨的作用不足，易导致骨质疏松；维生素C不足时，影响骨基质形成并使胶原的成熟发生障碍，也容易产生骨质疏松；对老年人来说，维生素K水平和骨密度呈正相关，维生素K长期摄入不足，容易引起骨折。

2. 烟酒嗜好　烟酒是骨质疏松的危险因素，据研究，长期被动吸烟的人，骨密度也显著降低。酒精对成骨细胞有直接的毒性，过量饮酒会导致骨量下降，加速骨钙的丢失，形成骨质疏松。

3. 生活起居　经常熬夜会改变人体的体液环境，加重人体的酸性体质，人体为了中和体内的酸性物质，必须消耗大量骨骼中的钙，导致骨质疏松。成年人尤其是更年期的妇女如果长期缺乏锻炼，随着年龄的增加，钙的流失也会逐渐加重。对于长年卧床的老人，钙的丢失更加明显。

4. 环境因素　环境对骨质疏松影响很大，如光照对骨质疏松的影响已得到医学界的认可，如果长期缺少日光中的紫外线照射皮肤，可使体内一系列的光生物学作用受到影响，活性维生素D的生成减少，影响体内的钙、磷代谢，肠钙吸收量下降，进而导致骨的密度降低。

（五）家族遗传特征

骨质疏松症的发病和遗传相关，其发病和进展通常由多个遗传和环境因素以及它们的相互作用控制，据研究，如果父母曾经髋部骨折，则子女患骨折的风险增加3倍。遗传信息结合临床风险因子可以帮助预测骨质疏松症，使骨流失在有骨质疏松症或骨折阳性家族史的年轻人中得到早期的防治。

（六）职业与工作习惯特征

体力活动对成年人骨的形成影响明显，经常坐办公室工作者、职业司机等在长时间处于缺乏户外运动状态下，体内维生素D水平偏低，容易发生骨质疏松。农民、无业人员等由于营养状况及保健意识等原因，也是骨质疏松症的高发人群。

（七）并发疾病特征

某些疾病可以引起骨量减少、骨微结构破坏、骨脆性增加，导致骨质疏松症的发生。常见疾病有内分泌代谢性疾病如皮质醇增多症、甲状腺功能亢进症、糖尿病等，结缔组织疾病如系统性红斑狼疮、类风湿关节炎、干燥综合征等，胃肠疾病和营养性疾病如胃切除、营养性蛋白质缺乏、酒精中毒、低钙饮食等，肝肾疾病如慢性肝脏疾患、慢性肾炎血液透析等以及肿瘤如多发性骨髓瘤转移癌、单核细胞性白血病等。

（八）其他特征

长期服用皮质类固醇类激素药、抗癫痫药、部分抗肿瘤药、甲状腺素和抗抑郁药等会扰乱激素水平，导致骨骼中钙、维生素D等物质的流失，此类患者罹患骨质疏松症危险更大。

四、治未病调摄

（一）情志调治

中医强调"形与神俱""形神合一"，注重养神与养形两个基本方面。骨质疏松症患者，多思想负担重，易有烦躁、自卑、忧郁的不良情绪，若未接受及时的治疗，会出现严重的后果，导致骨折难以愈合。患者应该多与人沟通，乐观对待生活，避免情绪过大波动，同时，家属或医护人员要多与患者进行沟通交流，主动介绍疾病的相关知识，帮助患者确立正确的认知，既要降低患者过高的期望值，也要鼓励患者进行持续有效的治疗。

（二）起居调治

骨质疏松症患者要坚持科学的生活方式，养成良好的生活习惯，做到起居有常。避免熬夜、久视久卧。不要做剧烈运动，行走和上下楼梯时要注意避免跌倒，以免造成骨折。选用床垫切忌走极端，不睡太软和太硬的床。改变体位时动作不能太猛。

（三）饮食调治

1. 合理膳食 饮食是生命活动最基本的物质，是气血生化的源泉。合理的膳食结构，会给预防和治疗骨质疏松症带来极大的裨益。要增加钙的摄入量，要通过多吃含钙食物来补钙。牛奶、骨头汤、海产品和绿叶蔬菜中含有较为丰富、可供人体吸收的钙离子，多吃这些食物有利于增加钙的摄入。蛋白质的摄入对老年性骨质疏松症的预防尤为重要，蛋白质对骨基质的维护有很大作用，人到中老年要保证满足机体的蛋白质营养需要，摄入充足的食物蛋白质。鸡蛋、瘦肉、牛奶、豆类和鱼虾都为高蛋白质食物，应当合理搭配，保证供给，以达到补益气血，强壮筋骨之目的。

2. 戒烟忌饮 骨质疏松症患者应戒烟，忌饮酒、浓茶、咖啡和碳酸饮料。因为吸烟会加速骨质的吸收，还会加速雌激素灭活和分解。酒精会引起器官损害，抑制钙和维生素D的摄取，还抑制维生素D的活化；酒精中的有害物质及其毒素可致成骨细胞中毒、破坏，使得骨量降低而诱发骨质疏松。咖啡和碳酸饮料能加速钙的流失；茶叶内的咖啡因可明显遏制钙在消化道中的吸收和促进尿钙排泄，造成骨钙流失，日久诱发骨质疏松。

（四）药物调治

1. 虾米海带冬瓜汤 取虾米、海带、冬瓜适量，盐少许，加水煲汤，此药膳有补充蛋白质和钙质的作用，对防止和缓解骨骼疾病有一定的辅助作用。

2. 枸杞当归排骨汤 取猪排骨、枸杞子、当归适量,加清水适量及葱、姜、精盐、米醋、料酒等,文火蒸烂。此药膳可补血活血、强腰健骨,适用于骨质疏松症的辅助食疗。

3. 杜仲木瓜羊肉汤 用木瓜1个,去皮、籽,榨汁,另取杜仲、羊肉适量,加水以及生姜、葱、料酒、盐等佐料,共放入炖锅中,煮沸后文火慢炖至肉烂食用。此药膳适用于骨质疏松症引起痉挛疼痛的辅助食疗。

(五)针灸调治

针灸能作用于内分泌系统,有效地纠正激素的紊乱状态,平衡钙磷代谢,从而改善骨质疏松的程度。针灸治疗骨质疏松症可有效地缓解患者的症状,减轻患者的痛苦。

1. 体针 取背俞穴、夹脊穴、原穴和八会穴为主。脾胃气虚者,加内关、气海;肝肾阴虚者,加三阴交、太溪;脾肾阳虚者加关元、命门,配合隔姜灸或雷火灸;肝气郁结者加阳陵泉、行间;痰湿瘀阻者,加丰隆、血海,配合挑刺、刺血、拔罐等。因为背俞穴邻近内脏重要器官,对于第十二胸椎以上的背俞穴,可斜刺5分~1寸深;在第十二胸椎以下的背俞穴,可斜刺1~1.5寸深,进针的方向是朝脊椎侧。原穴在具体应用时,还可与其他腧穴相配伍,常用的配伍方法有脏、腑原穴相配,原、络相配,原、俞相配等。

2. 耳针 取肾、肝、脾、内分泌、肾上腺、皮质下等穴,用短毫针刺(或用王不留行、白芥子贴压)。

(六)推拿调治

轻度骨质疏松的患者可以进行适度的推拿和按摩,如在上肢按摩拿捏肩井、肩髃、臂臑、曲池、手三里、合谷等穴,下肢按摩环跳、伏兔、足三里、委中、犊鼻、丰隆、解溪、内庭等穴,背部以背俞穴和夹脊穴为主,来回适度揉搓,并可配合拔火罐、热疗等。严重骨质疏松症的患者,其骨质的骨皮质变薄,骨小梁纤细,不能耐受力量,即使是一个喷嚏,都可能导致骨折,所以禁止推拿。

(七)气功调治

气功在骨质疏松症的保健方面有独特的功效,通过气功这种特定方式的锻炼,可以让机体的生理、心理活动过程得到充分的修复、调整,使骨代谢在自身潜在能量的驱动下,达到新的平衡,同时可以避免大负重、大爆发力的活动对疏松骨骼的影响。比较适合骨质疏松症患者练习的气功健身方法有易筋经、五禽戏等,其中易筋经中大多是导引、按摩、吐纳等中国传统的养生功夫,共计十二势,是一套完整的套路式锻炼功法,练习中可以根据骨质疏松症的病情程度,进行全套完整的练习或有选择性地进行单个动作的练习。气功调治需因人而异,同时避免空腹或饱食后进行。

(八)动静调治

适度的锻炼可以增强体质,提高机体免疫力,坚持运动还可增强骨质的强度和骨量,延缓骨骼老化,预防骨质疏松。可以多参加户外活动,增加接触阳光的时间,适量日照可促进维生素D的转化,利于钙的合成。活动要量力而行,劳逸结合,循序渐进,持之以恒,"内养精气神,外练皮筋骨",动与静结合,养神与炼形结合。对于老年骨质疏松症患者,适宜的运动有散步、太极拳、游泳、舞蹈、老年体操等。无论在家或在户外活动,要保持地面干燥,穿舒适的鞋等,减少跌倒的危险。

(九)其他调治

1. 刮痧　先点刮大椎、肝俞、脾俞、肾俞,再从大椎穴旁沿夹脊穴两侧向下,呈一条直线向下,尽可能长地进行刮拭,最后刮拭胸背到腰两侧的肌肉。刮拭的力度要适中,动作要均匀,以皮肤出现轻度的紫红色为度。

2. 熨敷　用粗盐或添加干姜、小茴香等辅助中药炒热,制成药袋,趁热敷熨背俞穴、夹脊穴和疼痛部位,适用于骨质疏松症阳虚和血瘀体质者。

3. 拔罐　以走罐法为主,将腰背部涂上润滑油后,将罐吸拔在大椎穴,手握罐底,沿背俞穴和夹脊穴方向上下来回推移,至皮肤潮红为止。

4. 贴穴　用当归、红花、伸筋草、透骨草、骨碎补、川续断、杜仲等中药制成药饼,贴敷在肝俞、脾俞、肾俞及疼痛阿是穴,可达到补益肝肾、活血通络、强筋健骨的功效。

5. 日光浴　日光浴能够促使体内维生素D的生成,而维生素D能够增加人体对钙质的吸收,另外,日光浴还可改善钙、磷代谢,促进骨折复位后的愈合,因此有助于骨质疏松症的防治。日光浴以平射的阳光照射为宜,每日上午8～10时,下午3～4时为最佳日照时间。一般从5分钟开始,以后可每次增加5分钟,若全身反应良好,可延长到30分钟,冬季照射时间可适当延长。进行日光浴时应注意保护眼睛,宜戴上墨镜;为防止过度照射灼伤皮肤,可涂防晒霜。不宜空腹做日光浴,还应避免边做日光浴边睡眠(防止造成照射过量)。

第六节　慢性阻塞性肺疾病的治未病

慢性阻塞性肺疾病是一种慢性气道阻塞性疾病的统称,主要指具有不可逆性气道阻塞的慢性支气管炎和肺气肿两种疾病。本病属于中医学"咳嗽""喘证""肺胀"等范畴。

一、病因病机

慢性阻塞性肺疾病的发生多因久病肺虚、年老体弱、痰瘀潴留,复感外邪而诱发。

1. 久病肺虚　久咳、久喘、久哮、肺痨等肺系慢性疾患,迁延失治,痰浊内蕴,肺气郁阻,日久气阴耗伤,导致肺虚,虚实夹杂,成为发病的基础。

2. 六淫乘袭　六淫既可导致久咳、久喘、久哮、支饮等病证的发生,又可诱发加重这些病证,反复乘袭,使它们反复迁延难愈,逐渐演化成本病。

3. 年老体弱　年老体虚,肺肾不足,体虚不能卫外是六淫反复乘袭的基础,感邪后正不胜邪而病益重,反复罹病而正更虚,如是实实虚虚,循环不已,促使本病形成。

本病病位主要在肺,继则影响脾、肾,后期病及于心、肝。痰浊、水饮、瘀血、气虚及气滞等病理因素互为影响,兼见同病。病理性质多属标实本虚。基本病机是肺之体用俱损,气壅于胸,滞留于肺,痰瘀阻肺,导致肺体胀满,张缩无力。

现代医学认为,慢性支气管炎和阻塞性肺气肿发生有关的因素都可能参与慢性阻塞性肺疾病的发病,又可以分为外因(即环境因素)与内因(即个体易患因素)两大类。其中外因包括吸烟、粉尘和化学物质的吸入、空气污染、呼吸道感染及社会经济地位较低的人群(可能与室内和室外空气污染、居室拥挤、营养较差及其他与社会经济地位较低相关联的因素有关);内因包括遗传因素、气道反应性增高以及在怀孕期、新生儿期、婴儿期或儿童期由各种原因导致肺发育或生长不良的个体。关于其病理机制,目前普遍认为慢性阻塞性肺疾病以气道、肺实质和肺血管的慢性炎症为特征。

二、临床表现

慢性阻塞性肺疾病大多有长期的咳嗽、咯痰、气喘等症状,早期仅有疲劳或活动后心悸气短,病情加重时出现自觉憋闷如塞,甚有右胁下积块,下肢浮肿甚至有腹水。病变后期,可有发绀、烦躁、神志模糊,或嗜睡或谵语,或有昏迷、震颤、抽搐,甚或出现咯血、吐血、便血等。中医辨证分型表现如下。

1. 风寒内饮型   咳逆喘满不得卧,气短气急,咯痰白稀,呈泡沫状,胸部膨满,恶寒,周身酸楚,或有口干不欲饮,面色青黯,舌体胖大,舌质黯淡,舌苔白滑,脉浮紧。

2. 痰热郁肺型   咳逆喘息气粗,痰黄或白,黏稠难咯,胸满烦躁,目胀睛突,或发热汗出,或微恶寒,溲黄便干,口渴欲饮,舌质黯红,舌苔黄或黄腻,脉滑数。

3. 痰瘀阻肺型   咳嗽痰多,色白或呈泡沫,喉间痰鸣,不能平卧,憋闷如塞,面色灰黯,唇甲发绀,舌质黯或紫,舌下静脉瘀紫迂曲,舌苔腻或浊腻,脉弦滑。

4. 痰蒙神窍型   咳逆喘促日重,咳痰不爽,表情淡漠,嗜睡,甚或意识朦胧,谵妄,烦躁不安,入夜尤甚,昏迷,撮空理线,或肢体困动,抽搐,舌质黯红或淡紫,或紫绛,舌苔白腻或黄腻,脉细滑数。

5. 肺肾气虚型   呼吸浅短难续,咳声低怯,胸满短气,甚则张口抬肩,倚息不能平卧,咳嗽,痰咯不利,心慌,形寒汗出,面色晦黯,舌质淡或黯紫,舌苔白润,脉沉细无力。

6. 阳虚水泛型   面浮,下肢肿,甚或一身悉肿,脘痞腹胀,或腹满有水,尿少,心悸,喘咳不能平卧,咯痰清稀,怕冷,面唇青紫,舌胖质黯,舌苔白滑,脉沉虚数或结代。

三、易发对象预测

(一)体质特征

气虚质、痰湿质、湿热质是容易罹患慢性阻塞性肺疾病的人群。其中气虚质者以气息低弱,机体、脏腑功能低下为主要特征,平素懒于言语,语声低弱,活动后气短,容易感冒,或感冒后不易速愈,舌质淡红,舌体胖大有齿印,脉细缓;痰湿质者多因先天遗传以及后天过食肥甘,而痰湿凝聚,以黏滞重浊为主要特征,多肥胖,咽喉多痰,面部多油,困倦多寐,口中黏腻有甜味,喜食肥甘厚味;湿热质者平素嗜爱吸烟、饮酒,面部多痤疮,大便干结或黏滞不爽,口苦口干,双目红赤,急躁易怒,皮肤多疮疖之患。

(二)性格情志特征

本病患者性格情志无明显特征,因长期患病、影响活动,故性情多烦躁、易怒。

(三)年龄与性别特征

主要以中老年人最为常见,其原因可能与中老年人免疫力低下、抗病能力差,极易患有呼吸道系统疾病有关。男性明显较女性为多,可能与从事煤矿工作者多男性、男性吸烟者较多有关。

(四)生活方式与环境特征

1. 吸烟　烟草是导致慢性阻塞性肺疾病的第一致病原,在慢性阻塞性肺疾病患者中,有70%~80%的人都是吸烟者。吸烟直接造成呼吸道、肺部的炎症。已罹患慢性阻塞性肺疾病患者,如果继续吸烟,急性发作及住院的次数明显增加。

2. 环境因素　当生活环境中的雾霾严重,PM2.5超标,PM2.5被吸入肺组织,可使其表面吸附的铅、镉、镍、锰等重金属在肺泡内发生沉积。一方面可直接引起肺泡壁细胞膜损伤,导致或诱发急性呼吸系统疾病,出现咳嗽、痰液淤积,引起呼吸窘迫症、慢性支气管炎,甚至诱发哮喘、肺气肿、慢性阻塞性肺疾病等的发生。另一方面,PM2.5亦可透过肺泡壁毛细血管,随血液循环抵达全身各组织,引起其他脏器的积蓄,与体内的有机物质结合,并转化为毒性更强的金属有机化合物,进一步加重体内的毒性作用。还有,肺为娇脏,为脏腑之华盖,很容易受到外界有害气体的侵袭,如煤矿、金属矿、棉纺织业、化工行业及某些机械加工等环境和场所。

(五)家族遗传特征

慢性阻塞性肺疾病极少数能遗传,比如因遗传性otf抗胰蛋白酶缺乏引起的慢性阻塞性肺疾病可遗传。但此病有家族聚集性,家庭环境影响,吸烟与被动吸烟都可引起疾病的发生、发展。

(六)职业与工作习惯特征

1. 城市街面工作者　环卫工人、交警、路边小商贩等人群,因为经常在城市街面工作,汽车尾气、灰尘和雾霾等因素的侵袭,容易形成本病。

2. 娱乐行业的从业人员　娱乐行业的从业人员,因为存在更多的吸烟和被动吸烟的机会,加之通风不良,因此也是慢性阻塞性肺疾病的易患人群。

（七）并发疾病特征

反复感冒、呼吸道反复感染、哮喘等肺病患者，如果一直得不到有效根治，反复发作，则容易罹患上本病。

本病患者病情一般呈缓慢进展加重过程，难以逆转。后期可出现低氧血症和（或）高碳酸血症，可并发慢性肺源性心脏病和右心衰竭。

四、治未病调摄

（一）情志调治

本病患者常因久病不愈，反复发作，加之体力下降等因素，产生悲观、恐惧、无用感，又由于需反复住院治疗，对经济困难的患者更增添了焦虑心理。因此患者应注意精神、心理的健康，保持良好的心态，树立战胜疾病的信心。

（二）起居调治

1. 戒烟防尘　戒烟防尘是防止本病的首要环节。要避免在通风不良的空间燃烧生物燃料，如烧柴做饭、在室内生炉火取暖、被动吸烟等，最好能安装换气设备以净化空气。

2. 保暖避寒　起居有度，减少外感。天气变化要随时增减衣服，冬季要注意防寒保暖，外出时应戴口罩和帽子。

3. 翻身叩背　五指并拢，掌心屈曲，顺气管走向，由下至上，由两侧向中间轻叩患者背部，坐位时嘱患者头前额低下，由下逐渐向上轻叩，以刺激排痰，同时鼓励患者用力咳嗽，以将痰排出。

（三）饮食调治

应补充必要的蛋白质和维生素A的食物，如鸡蛋、鸡肉、瘦肉、动物肝、鱼类、豆制品等，这些食物具有保护呼吸道黏膜的作用；寒冷季节更应补充一些含热量高的肉类温性食品以增强御寒能力，如羊肉、狗肉等；经常进食新鲜蔬菜瓜果，以补充维生素C。

不要食用过于寒凉的食物，慢性阻塞性肺疾病患者病程较长，大多阳气不足，对寒凉食品反应较大。过于寒凉的食品可使气管痉挛，从而加重咳喘，使痰不易咳出；忌食油炸及辛辣刺激食物及各种发物，因油炸等油腻食品不易消化，会导致咳嗽、气喘加重；辛辣刺激食物及各种发物，刺激支气管黏膜，使局部水肿而咳喘加重。

（四）药物调治

1. 杏藕白梨饮　杏仁10 g，鲜藕30 g，白梨50 g。将鲜藕、白梨切碎与杏仁一起放入沙锅中，加水600 mL，先用大火煎沸，再用小火煎煮30分钟，滤取汁液约200 mL为头汁倒出，再加水300 mL，沸后小火煮约20分钟取汁，合并两次煎液饮服。有养阴生津之效，适用于咳嗽痰少质黏、口干多饮者。

2. 金橘饮 金橘3个，冰糖适量。金橘洗净，剖开挤出核，放水中，加入冰糖，以文火煮熟，吃橘饮汤，每日3次。功能理气化痰、止咳平喘，适用于咳嗽气喘、痰多色白者。

3. 黄芪红枣茶 黄芪20～30 g，红枣10枚。将黄芪、红枣共煎汤代茶饮。功能健脾益气，增加免疫力，适用于慢性阻塞性肺疾病缓解期，预防复发。

4. 人参蛤蚧粥 人参10 g，蛤蚧（去头足）1对，大枣5枚，生姜5片，大米100 g。人参、哈蚧研末混匀，分成10份。大枣、生姜洗净与大米一起煮粥，粥将熟时，加入人参、蛤蚧末1份，经稍煮即可服用，每日1次。功能补肾纳气，适用于慢性阻塞性肺疾病缓解期。

5. 猪肺桔梗汁 猪肺150 g，桔梗9 g，紫菀6 g。猪肺切成小块，加桔梗、紫菀同炖至烂熟，即可食用。每日1次，10～20次为1个疗程。功能补肺润肺、止咳平喘，适用于慢性阻塞性肺疾病咳喘痰多者。

此外，冬天可根据患者四诊资料辨证分析，以补益肺脾肾为主，配合化痰、宣肃肺气等药组成膏滋方，在冬至后开始服用膏方。

（五）针灸调治

选取肺俞、合谷、风门、大椎、膻中、太渊为主穴，配心俞、膈俞、气海、关元等为配穴，并随症加减：咳嗽痰多加天突、列缺、丰隆；胸闷气急加内关、膻中；久病体虚加膏肓、肾俞、足三里；咯血加尺泽等。用毫针刺入选定的穴位，用接上输出电源的导线夹在针柄上，持续通电20分钟。对于高龄或耐受性较差的患者，可用较弱的刺激量，通电的时间应稍延长方不降低疗效。针刺后取生姜1片，用干净针头刺7个小孔后置于穴位上，用艾条距离穴位1寸左右，隔姜灸3～5分钟，以局部皮肤潮红、有温热感为度。

（六）推拿调治

1. 胸部震颤 坐位，两手置于胸廓两侧，距腋下3～4厘米，从上至下做极快速的震颤动作。操作时需稍用力，但动作仍宜轻巧。如患者能自我按摩，左手按摩右胸侧，右手按摩左胸侧，做8～10遍。

2. 胸部拍打 右手五指并拢，用手指和手掌拍打左胸部，自胸侧向下、向内、向上，最后至锁骨下区，轻轻拍打3～5遍，然后换左手用同样方法拍打右胸。如由别人施术，可两手同时操作。

3. 胸部轻擦 用右手掌轻擦左胸部，左手掌轻擦右胸部，以乳房为中心，在周围做环行按摩，两侧各10～20遍。

4. 穴位按摩 取足三里、迎香、合谷、百会穴，每穴按摩2～3分钟，每天早晚各按摩1次。可减轻病痛，久做有较好的疗效。

（七）气功调治

患者通过练气功增加肺部通气和换气的功能，从而改善缺氧的状态。在练气功时要注意调身、调心、调息三方面,即调整练功姿势、调整精神意识状态、调整呼吸节律,做到在意念的作用下身体动作和呼吸节律整体有机结合。

1. 腹式呼吸　通过横膈活动增强肺通气量。患者将一手放在腹部,呼气时手随腹部下陷,并稍压力,吸气时上腹部抗此压力,将腹部徐徐隆起。每日3～5次,每次3分钟。在进行腹式呼吸时,要注意放松全身肌肉。呼气时要使腹部下陷,并应避免用力。吸气时要鼓腹,时间要稍比呼气长。每次吸气后不要立即呼气,要稍停片刻。

2. 吹线　把细线悬在距头部30～50厘米远的地方,取坐式或站式,深吸气后用力吹线,把线吹得越远越好,每日早晚各1次,每次10～20分钟。

3. 呼吸操　① 长呼气:身体正直站立,全身肌肉放松,用鼻吸气,用口呼气。先练呼气,深长,直至把气呼尽,然后自然吸气。吸气要求有入小腹感,呼与吸时间之比为2∶1或3∶1,以不头昏为度。要求慢而深,每分钟6次左右为宜。② 腹式呼吸:立位,一手放腹部,做腹式呼吸。吸气时尽力挺腹,胸部不动,呼气时腹肌缓慢主动收缩,以增加腹内压力,使膈肌上升,按节律进行呼吸。③ 动力呼吸:两臂向身旁放下,身体稍向前倾呼气,两臂逐渐上举吸气。④ 抱胸呼吸:立位,两臂在胸前交叉压缩胸部,身体向前倾,呼气。两臂逐渐上举,扩张胸部,吸气。⑤ 压腹呼吸:立位,双手叉腰,拇指朝后,其余4指压住上腹部,身体向前倾,呼气,两臂逐渐上举吸气。⑥ 抱膝呼吸:立位,一般向腹部弯曲,以双手环抱屈腿,以膝压腹时呼气,还原时吸气。⑦ 下蹲呼吸:立位,两足并拢,身体向前倾下蹲,双手抱膝呼气,还原时吸气。⑧ 屈腰呼吸:立位,两臂腹前交叉,向前屈弯腰时呼气,上身还原时两臂向两侧分开时吸气。以上每节练10～20次,每节中间可穿插自然呼吸30秒,全部结束后原地踏步数分钟,前后摆动双手,踢腿,放松四肢关节。

(八)动静调治

1. 耐寒锻炼　耐寒能力的降低可以导致慢性阻塞性肺疾病患者出现反复的上呼吸道感染,因此耐寒能力对于慢性阻塞性肺疾病的患者显得同样很重要。可采取从夏天开始用冷水洗脸,或每天坚持户外活动等方式进行耐寒能力锻炼。

2. 有氧训练　可促进血液循环和新陈代谢,改善呼吸功能,增强肌肉力量,提高机体对低温的适应能力,从而改善身体素质和提高机体抗病能力。以步行和慢跑等有氧运动最为适宜。先慢步行走,其步速根据自己的心脏功能决定,慢速每分钟60～80步,中速每分钟80～100步,快速每分钟100～200步,逐步增加步行距离,加快速度和减少中间休息次数,步行中可结合上肢扩胸运动和抚腹动作,以增加效果。在坚持1～2周后,可改为走跑交替,至全部为健身慢跑。每次慢跑时间由5分钟逐渐增加到20～30分钟,运动量掌握以每次慢跑后出现轻度气短为度。

(九)娱乐调治

古人认为音乐可以"通神明",音乐之声与"人气相接",能"动荡血脉,流通精神"。音乐旋律的阴阳升降可以协调人体阴阳的平衡。慢性阻塞性肺疾病患者可以选择每分钟

60拍左右的音乐,以保持身心平衡。

音调拉长的"歌咏"疗法,有康复咽喉、气管、口、唇、舌的作用。患者唱歌时有意拉长15～25秒称为音调拉长疗法,它具有通气排痰的功用,有利于气喘、慢性气管炎、支气管炎以及其他呼吸系统疾病的康复。

此外,吹管乐活动不仅能增强神经系统的机敏灵活性,加大五脏六腑以及一部分肌肉的活动量,对改善机体呼吸、消化、血液循环、肌肉及神经系统的功能都有很大帮助。吹管乐疗法能够增加肺活量、增加膈肌的活动量,有利于支气管炎以及其他一些呼吸系统疾病康复。

（十）其他调治

1. 贴穴 于夏季伏天时进行穴位贴敷治疗,取白芥子、细辛、甘遂、玄参、香附、肉桂等按照2∶2∶1∶2∶2∶1的比例研磨成粉,用生姜汁调匀做成直径约1厘米的药饼,用胶膏固定于穴位上。农历头伏、二伏、三伏的第一天各贴敷一次,贴敷3次为1个疗程。选取肺俞、天突、中府、云门、膻中、大椎、膏肓为主穴,根据不同的兼证选用局部穴位。肺虚明显者加气海,脾虚明显者加脾俞,肾虚明显者加肾俞,痰多者加丰隆,气喘明显者加定喘等。每次敷贴时长2～4小时,反应不敏感者可适当延长,但不宜超过12小时,过于敏感者则提前停止敷贴。

2. 雾化吸入 可使用超声雾化吸入器,也可使用简易蒸汽吸入,以使支气管内分泌物湿化,易于咳出。方法为选一保温杯,盛半杯开水,将口鼻放入杯中,用力吸蒸汽,反复多次,待水稍冷,再换开水,便可达到稀释痰液的目的,将痰液顺利排出,但要注意安全,防止烫伤。

3. 氧疗 慢性阻塞性肺疾病者由于通气功能障碍和通气/血流比例失调常导致缺氧和二氧化碳潴留。缺氧可迅速引起细胞损伤,纠正缺氧对具有进行性低氧血症的慢性阻塞性肺疾病患者具有重要作用,已证明长期氧疗可改善慢性阻塞性肺疾病伴慢性呼吸衰竭患者的生存率,每天平均吸氧16小时,5年存活率提高62%,10年存活率提高26%。长期氧疗是指慢性低氧血症患者每日实施吸氧,并持续较长时间。当呼吸衰竭稳定3～4周,PaO_2小于等于55 mmHg,无论有或无高碳酸血症都可进行长期氧疗。标准的长期氧疗应为1.5～2.5升/分钟,每日连续吸氧时间不得少于15小时。

第七节 支气管哮喘的治未病

支气管哮喘简称哮喘,是由多种细胞和细胞组分参与的慢性炎症性气道过敏性疾病。本病属于中医"哮证""哮病"等范畴。

一、病因病机

支气管哮喘的发生主要与宿痰(夙根)伏肺,复因外邪侵袭、饮食不节、体虚劳倦等诱因触发有关。

1. 外邪侵袭 外感风热或风寒之邪，未能及时疏散，邪气蕴于肺，肺气壅阻，气不布津，液聚而生痰；或吸入异物，影响了肺气的宣发肃降，导致津液疏布失常，凝而化痰，痰浊内阻而发作哮鸣。

2. 饮食不节 过食生冷、肥甘厚味或鱼虾等发物，导致寒饮内停，或积痰生热，脾失健运，津液不化，痰浊内生，上扰于肺而发为哮病。

3. 体虚劳倦 先天不足或病后失于调养，导致肺气耗损，气不布津，痰饮内生；或阴为热伤，阴虚火旺，灼津为痰，痰热胶固，导致哮证。

本病基本病机为"伏痰"遇感引触，痰随气升，气因痰阻，相互搏结，壅塞气道，肺管挛急狭窄，通畅不利，而致痰鸣如吼，气息喘促。由于病因不同、体质差异，又有寒哮、热哮、寒包热哮、风痰哮之分。若哮病反复发作，则可以从实转虚，表现为肺、脾、肾的气虚、阳虚或肺肾阴虚等证候。本病严重者，肺虚不能助心行血，心阳受累，可发生"喘脱"危候。

现代医学认为，本病多由于患者对外界某些物质（如尘埃、花粉、动物皮毛、螨、鱼虾、海鲜、化学气体、粉尘等）发生过敏反应而发病，其基本的病理改变以气道内嗜酸性细胞浸润为主，肥大细胞、淋巴细胞和巨噬细胞浸润为辅的慢性气道炎症为基本特征。

二、临床表现

支气管哮喘患者的常见症状有喘息、气急、胸闷或咳嗽等，少数患者还可以胸痛为主要表现，临床以反复发作、阵发性、带哮鸣音的呼气性困难，可自行缓解或经治疗后缓解为特征。这些症状经常在患者接触烟雾、香水、油漆、灰尘、宠物、花粉等刺激性气体或变应原之后发作，夜间和（或）清晨也容易发生或加剧。中医辨证分型表现如下。

1. 冷哮型 喉中哮鸣如水鸡声，呼吸急促，喘憋气逆，胸膈满闷，咳嗽不甚，痰少难咯，色白而多泡沫，口不渴或渴喜热饮，形寒怕冷，天冷或受寒易发，面色青晦，舌苔白滑，脉弦紧或浮紧。

2. 热哮型 喉中痰鸣如吼，喘而气粗息涌，胸高胁胀，咳呛阵作，咯痰色黄或白，黏浊稠厚，排吐不利，口苦，口渴喜饮，汗出，面赤，或有身热，舌质红，舌苔黄腻，脉滑数或弦滑。

3. 寒包热哮型 喉中鸣息有声，胸膈烦闷，呼吸急促，喘咳气逆，咯痰不爽，痰黏色黄，或黄白相兼，烦躁，发热，恶寒，无汗，身痛，口干欲饮，大便偏干，舌苔白腻、罩黄，舌尖边红，脉弦紧。

4. 风痰哮型 喉中痰涎壅盛，声如拽锯，或鸣声如吹哨笛，喘急胸满，但坐不得卧，咯痰黏腻难出，或为白色泡沫痰液，无明显寒热倾向，面色青黯，起病多急，常倏忽来去，舌苔厚浊，脉滑实。

5. 肺脾气虚型 气短声低，喉中时有轻度哮鸣，痰多质稀，色白，自汗，怕风，常易感冒，倦怠无力，食少便溏，舌质淡，舌苔白，脉细弱。

6. 肺肾两虚型 短气息促，动则为甚，吸气不利，咯痰质黏起沫，脑转耳鸣，腰酸腿软，心慌心悸，不耐劳累；或五心烦热，颧红，口干，舌质红少苔，脉细数；或畏寒肢冷，面色苍白,舌苔淡白,舌质胖,脉沉细。

三、易发对象预测

（一）体质特征

哮喘患者的体质一般都是特禀质。中医学认为,哮证的发生潜在因素是有"夙根",因"宿痰内伏,遇感而发",夙根宿痰的存在,就是先天禀赋不耐的表现。现代研究表明,先天禀赋的过敏体质状态,可导致机体接触变应原、药物等后诱发哮喘,并常伴有过敏性鼻炎、荨麻疹、湿疹等其他过敏反应。

（二）性格情志特征

由于精神因素而诱发哮喘者,占30%～70%。情绪诱发包括过度紧张、焦虑不安等,这些虽然不是哮喘的原发病因,但都可影响发作的次数和病情。通常认为,这种情况主要是由于患者迷走神经和大脑皮质产生反射或换气过度而致。

（三）年龄与性别特征

哮喘以儿童为多发。性别方面亦有一定差异,儿童期哮喘男孩较多见,青春期后女性患者多见。

（四）生活方式与环境特征

1. 饮食因素　哮喘可因饮食而诱发,非母乳喂养的孩子容易发生哮喘,因为牛奶等异性蛋白质是一种变应原,常可引发哮喘。类似的食物还有鸡蛋、鱼、虾、蟹等,尤其是海鲜之类的食物,更易诱发哮喘。因此中医自古就有"食哮""鱼腥哮""盐哮""醋哮"的记载。在成人中约有20%的哮喘发作与饮食有关,儿童高达50%。

2. 环境因素　如居住环境中经常接触花粉、真菌、宠物皮屑及尘螨等过敏原就容易出现哮喘。居住在地下室,因环境密闭和尘螨、真菌较多,或者室内湿度过高,如船坞环境,均是哮喘发病的危险因素。

（五）家族遗传特征

支气管哮喘是一种有明显家族聚集倾向的多基因遗传性疾病,大多数可以追溯到有哮喘（反复咳嗽,喘息）或其他过敏性疾病（过敏性鼻炎,特应性皮炎）的家族史。双亲中有一位患哮喘,则子女会有25%的概率罹患哮喘;双亲均为哮喘患者,则子女约有40%的概率罹患哮喘。

（六）职业与工作习惯特征

职业与哮喘有一定关系,医学上将接触职业性粉尘、异味、气体、烟雾等引起的哮喘称为职业性哮喘。引起职业性哮喘的物质一部分是致敏性物质,另一部分则是非致敏性物质。国外统计职业性哮喘患者约占全部哮喘的2%,高的可达20%。随着工业的发达,接触物种类也见增加,此类哮喘也呈上升趋势,特别是在纺织、化工、酿造业、粮食加工和保管、饲养人员及农民都可出现职业性哮喘。从事卫生保洁职业的人,如环卫工人经常接种各种散发异味的垃圾、被动呼吸汽车的尾气等,亦易罹患本病。

(七)并发疾病特征

过敏体质,以及患有过敏性鼻炎、荨麻疹等过敏性疾病的患者,因为机体的变异反应更容易罹患支气管哮喘。患有慢性支气管炎、阻塞性肺气肿、支气管扩张等慢性肺病的患者,因为反复的细菌和病毒感染,也易合并本病。

本病患者经治疗和调养大多预后良好,部分长期反复发作者,易发展为肺气肿、肺源性心脏病,最终导致呼吸衰竭。

四、治未病调摄

(一)情志调治

心理因素、过敏原和感染为诱发哮喘的三大因素,精神调摄对预防支气管哮喘复发十分重要。因此哮喘患者必须怡情悦性,襟怀坦荡,解除思想顾虑,避免各种不良刺激。

(二)起居调治

1. 保持空气清新 居住环境要注意保持空气新鲜、流通,无灰尘煤气、烟雾、漆气及其他刺激性物质,温度适宜。尽量消除各种诱发因素,防止受凉,患者及家庭成员要戒烟。

2. 避免接触过敏原 应避免穿着鸭绒、动物毛皮和丝棉制成的衣服,内衣、被褥应选用纯棉制品,不用化纤织品、羽绒制品。

3. 保暖御寒 在冬季及季节交换等哮喘易发时期,要注意保暖,防止受寒,不去公共场所,以避免外邪侵袭。

(三)饮食调治

1. 宜多食高蛋白质、高热量食物 可多食瘦肉、肝、蛋、奶、鸡、鸭、豆制品等,以提高身体素质、增强抗病能力。

2. 宜多食富含维生素A、维生素C及钙质的食物 维生素A能保护上呼吸道的上皮细胞组织,增强抗病能力,防止细菌感染。动物中的维生素A,以鱼类最丰富,其次为蛋黄、牛奶和牛油;植物性食物,如胡萝卜、菠菜、大白菜、西红柿等均含有维生素A的前身——胡萝卜素,适当多食亦可在体内转化为维生素A。大枣、柑橘、番茄、青椒、猕猴桃、红果、苋菜等含有丰富的维生素C,适当多食有抗炎、防感冒、增加抵抗力功效。钙能增强气管的抗过敏能力,含钙较多的食物有奶粉、牛奶、干酪、豆腐等。

3. 不宜食"发物"　某些食物会引起过敏、诱发哮喘,应避免食用,如水产品中的带鱼、黄鱼、蛤蜊、鲤鱼、鲢鱼、螃蟹、虾等;禽畜肉类中的猪头肉、鸡头、狗肉、驴肉、马肉等;蔬菜中的韭菜、芹菜、笋、秋茄子等;调味品中的葱、蒜、椒、酒、甜酒酿等,都可谓"发物"。

4. 忌食过咸　高钠饮食能增加支气管的反应性,吃盐越多,支气管哮喘的发病率和死亡率越高,美国曾有人做过统计,发现不同地区的食盐销售量与当地支气管哮喘的死亡率成正比,故哮喘患者饮食要清淡,切勿过咸。

(四)药物调治

1. 冬花茶　取绿茶6 g、款冬花3 g、紫菀3 g。用开水冲泡,每日代茶饮。功能祛痰止咳平喘,适用于哮喘痰多者。

2. 丝瓜藤定喘茶　取霜打的丝瓜藤200 g,白糖少许。将丝瓜藤洗净,沥水,剪成3厘米段,置锅内,加水3碗,煮沸,熬至1碗。每日1剂,分2~3次服完。服时以少量的白糖调味,连服数日。功能降气定喘,可辅助治疗支气管哮喘。

3. 僵蚕茶　绿茶10 g,白僵蚕15 g。将上药共研细末,放碗内,用盖盖定,冲入100 mL沸水,临睡前饮之。功效化痰止痉,适用于哮喘发作,痰声辘辘,不能平卧者。

4. 冬虫夏草茶　冬虫夏草10 g,开水泡15~20分钟,代茶常饮。其渣焙干为末,每次服6 g,每日2次。功能补益肺肾,适用于哮喘缓解期。

5. 贝母知母粥　川贝母、浙贝母各10 g,知母6 g,粳米50 g,冰糖20 g。将川贝母、浙贝母研成粉状,备用。知母洗净,与淘洗干净的粳米一同放入锅中,加水适量,以小火熬至半熟,再将川贝母、浙贝母粉及冰糖调入粥内,继续煮至熟烂即成。每日早晚温服,7天为1个疗程,可连服7天。适用于痰热内蕴、痰多稠黏、口干、咳嗽的哮喘患者。

6. 百合杏仁粥　鲜百合50 g,杏仁10 g,地骨皮15 g,粳米50 g,冰糖适量。将百合、杏仁、地骨皮洗净,共同放入锅中,加水适量,煎煮2次,取汁约300 mL。以小火煮粳米,至粳米熟烂,然后加入药汁一同熬成稀粥,加冰糖,溶化后即可服用。每日早晚2次,每次1小碗,连服3~4周。适用于肺阴虚兼有痰热的哮喘患者。

(五)针灸调治

可选取以肺俞、膻中、定喘、鱼际、天突等为主穴,根据不同证候类型适当配穴治疗。

(六)推拿调治

主要选择督脉穴和膀胱经穴祛风固表、调体脱敏,选择手太阴、阳明经穴和部分定喘常用穴止咳平喘。常用腧穴有身柱、肺俞、大杼、风门、中府、云门、尺泽、鱼际、合谷、天突、膻中、定喘穴等。胸背部穴位采用一指禅推法,上肢穴位可采用指揉法。

（七）气功调治

气功可调节迷走神经紧张度，使支气管平滑肌松弛，提高呼吸道黏膜纤毛的清除能力，增强横膈活动幅度，故在哮喘缓解期宜坚持气功调治。平时，哮喘患者还宜经常练习腹式呼吸，方法是取坐位或立位（卧位也可以），将一手放于胸前不动，另一手放于腹部，胸部尽量保持不动，而用膈肌及腹部进行呼吸，吸气时，让气流通过鼻腔进入肺内；呼气时，则让气流缓慢地从收拢的口唇（如吹口哨样）呼出，使吸气与呼气之间之比为1∶（2～3），即要求深吸慢呼，每分钟呼吸控制在10次左右。如此，每次锻炼20分钟左右，每天定时锻炼2～3次。

（八）动静调治

在哮喘缓解期宜加强医疗体育锻炼，适当参加一些力所能及的体育锻炼，以增强体质和抗病能力。例如：从夏天开始洗冷水脸或冷水澡，并长期坚持，可以逐渐适应天气的变化，增强抗寒能力；经常游泳可增强心肺功能，使胸肌及各种呼吸辅助肌变得强壮有力，肺活量增加；每天坚持慢跑，以增强体质，提高抗寒、抗过敏能力。

（九）其他调治

1. 贴穴 ① 取大椎、肺俞、膏肓俞、百劳、膻中等穴位，以白芥子、延胡索、细辛、甘遂等药打成粉末，在三伏天用姜汁调涂患处，通过皮肤、黏膜吸收药物的有效成分，促进皮肤排出汗液，清除细菌、病毒的代谢产物，扶正固本，祛除夙根，截治病根，调整人体阴阳平衡，提高哮喘患者体质，缓解哮喘发作的次数和程度。② 取桃仁、杏仁、栀子各10 g，白胡椒2 g，糯米7粒。上药混合共研细末，同时用鸡蛋1只，去黄留清，调和药粉，摊在纱布上，敷贴双侧涌泉穴，12～24小时取下，连用1～3次。有止哮平喘作用，适用于哮喘发作期。③ 取吴茱萸、明矾各等份。上药共研细末，用醋调成稀糊状涂敷两足心，可将两足掌敷满，厚度0.2厘米，盖上油纸或塑料薄膜，纱布包扎，每晚睡前涂敷，次晨取下。第二、第三次用时还要加醋，调成稀糊状涂敷，每次药可连用3个晚上。主要适用于寒性哮喘。④ 取白丑、黑丑各20 g（炒至半生半熟，研成细粉），大黄粉30 g，槟榔粉、木香粉各7.5 g。上药混匀，加入蜂蜜适量调和，捏成圆形小饼，以盖满脐孔为度，外敷纱布包扎固定。每日1次，10次为1个疗程。用于热性哮喘和实性哮喘。

2. 穴位注射 取胸1～6夹脊穴；每次取1对穴位，每穴注射胎盘组织液0.5～1 mL，适用于哮喘缓解期。

3. 塞鼻 取白果、麻黄、椒目各等份。上药共研细末，过筛，贮瓶备用。用时取脱脂药棉包药末，塞入一侧鼻孔，15分钟交替1次，每次每鼻孔30分钟，每日2～3次。

4. 佩戴口罩 口罩纱布夹层内装有中药粉（薄荷、苍耳子、防风、菊花等）的药袋，在遇过敏原之前或过敏季节佩戴。一般带上5分钟后起效。一般可用3个月，使用后装入塑料袋内，防止药味外透。

第八节 慢性胃炎的治未病

慢性胃炎指不同病因引起的各种胃黏膜慢性炎性病变,一般可分为非萎缩、萎缩性和特殊类型三类。本病属于中医学的"胃脘痛""痞满""反胃""呕吐""嘈杂"等范畴。

一、病因病机

慢性胃炎的发生多与饮食不节、情志不遂、脾胃虚弱、感受外邪等因素有关。

1. 饮食不节 饥饱无常,嗜食肥甘,恣食酒辛刺激,过食生冷寒凉,或饮食偏嗜,均可致胃腑受损。

2. 情志不遂 情志抑郁恼怒,肝气郁滞,横逆犯胃,或久郁化火犯胃;或忧思伤脾,脾损及胃;或气郁日久,血行不畅,停而为瘀,可致瘀血阻胃。

3. 脾胃虚弱 素体脾胃虚弱,或内伤久病,或药食不当,或中阳不足,中焦虚寒等皆损脾胃而发病。

4. 感受外邪 外感寒、热、湿诸邪,内客于胃;或误下伤正,邪气乘虚内侵,结于胃脘,久则入络成瘀,损伤胃腑罹发本病。

脾胃同居中焦,脾主运化,胃主受纳,共司饮食水谷的消化、吸收与输布。脾主升清,胃主降浊,清升浊降则气机调畅;胃为阳土,喜润恶燥,主受纳、腐熟水谷,其气以和降为顺,不宜郁滞。肝主疏泄,胆藏精汁,调节脾胃气机;肝胆气条达,则脾升胃降气机顺畅。本病病位在胃,涉及脾、肝、胆等脏腑。

现代医学认为,慢性胃炎是由多种因素造成的,包括急性胃炎的演变,食物刺激,精神神经因素,药物、温度、放射,病原微生物尤其是幽门螺杆菌感染,免疫因素,遗传因素及年龄,物理性、化学性及生物性有害刺激长期反复作用于易感人体等。其病理变化主要局限于黏膜层而引起的慢性炎症,随着病变进展,以至于胃黏膜腺体发生不可逆的受损、萎缩,常伴有肠上皮化生、异型增生、甚至癌变。

二、临床表现

慢性胃炎缺乏特征性症状、体征,大多数无明显症状,部分有消化不良的表现,如上腹饱胀、隐痛、反酸、嗳气、恶心、呕吐及上腹轻压痛等,严重者可有厌食、体重下降、贫血等。中医辨证分型表现如下。

1. 脾胃湿热型 胃脘胀痛,食后加重,痞闷灼热,嗳气嘈杂,口中黏腻或口臭,舌质红,苔黄厚腻,脉弦滑。

2. 肝胃蕴热型 胃脘灼痛,痛势急迫,连及两胁,烦躁易怒,泛酸嘈杂,口干苦,舌红苔黄,脉弦数。

3. 肝胃气滞型 胃脘胀痛,痛连两胁,因情绪因素加重或诱发,胸闷嗳气,善叹息,苔多薄白,脉弦。

4. 胃络瘀血型 胃脘刺痛,痛有定处,按之痛甚,日久不愈,或见吐血黑便,舌紫黯或有瘀斑,脉涩。

5. 胃阴不足型 胃脘隐痛,似饥而不欲食,口燥咽干,便干,五心烦热,舌红苔少,脉细数。

6. 脾胃虚寒型 胃痛隐隐,绵绵不休,喜温喜按,空腹痛甚,得食则缓,劳累或受凉后发作或加重,舌淡、边有齿印,苔白,脉细弱。

三、易发对象预测

(一)体质特征

气郁质者情志不遂,精神压力过大致气机郁滞,胃失和降,主要表现为神情抑郁、忧虑脆弱等;湿热质者湿热内蕴、脾胃受困,主要表现为面垢油光、口苦纳呆、苔黄腻;阴虚质者胃阴不足,失于濡养,主要表现为胃虚嘈杂、口燥咽干等;阳虚质者脾胃气虚、脾胃虚寒,运化失职,表现为畏寒怕冷、胃胀口淡等,这几种体质易罹发慢性胃炎。

(二)性格情志特征

精神心理因素对慢性胃炎发病关系密切,如性情急躁、常易恼怒、精神紧张、忧郁焦虑、神情恐惧等都可引起肝气郁结,或肝郁化火,横逆犯胃。现代医学证明神经、内分泌的改变,胃肌收缩或松弛,胃黏膜毛细血管痉挛,刺激胃酸过多亢进,破坏胃黏膜屏障及胃自身保护修复功能减退,胃肠功能紊乱等。

(三)年龄与性别特征

慢性胃炎在不同种族、不同年龄组男女均可发病,在中国男性发病率高于女性。随着年龄的增加,免疫力下降,胃黏膜退化萎缩,胃分泌功能减少,或其他疾病、药物的影响,慢性胃炎特别是慢性萎缩性胃炎的发病率明显上升。

(四)生活方式与环境特征

1. 饮食因素 饮食不节,饥饱无常或暴饮暴食;饮食过快或牙列缺损,咀嚼不充分;过食生冷寒凉及辛辣咸味之品;饮食结构不科学,缺少蛋白质或B族维生素、铁质等,均可引起胃黏膜屏障损害。嗜酒能直接损伤胃黏膜屏障,使胃酸中的氢离子反弥散进入胃黏膜,引起胃黏膜充血、水肿、糜烂;吸烟能刺激胃酸分泌增加,幽门括约肌紊乱,胆汁反流,使胃黏膜受损;嗜酸食者,增加了胃内的酸度;好甜食者,可刺激胃酸的分泌;毒品可使神经内分泌功能紊乱,免疫力下降,故嗜好酒、烟、酸食、甜食、毒品者都易伴发慢性胃炎。

2. 生活习惯 生活不规律,睡眠不足,过度劳累或运动过度,都可引起胃酸分泌和胃肠道功能紊乱,贪凉少衣,过度安逸使胃肠道功能减退;喜欢参加聚餐者其幽门螺杆菌感染的风险增加,而幽门螺杆菌是慢性胃炎的重要致病因素。

3. 环境因素　慢性胃炎也受不同地域的气候特点、环境因素的影响而发病。如不同地域的人群的生活习俗、气候的寒冷闷热或骤然变化、环境污染尤其是金属污染、生活环境差异变化等。

（五）家族遗传特征

慢性胃炎发生是否有遗传因素影响目前尚无定论,有明显的家族聚集性,可能与家族的长期共同的饮食生活习惯、幽门螺杆菌的相互传染、遗传基因的易感性等多种因素有关。

（六）职业与工作习惯特征

从事职业的不同,对本病的发病率也有一定的趋向性,如:① 教师、学生、记者、白领等长期用脑过度,精神紧张,熬夜,作息没有规律,造成神经内分泌功能紊乱。② 司机、军警等长期饮食不节,饥饱失常。③ 销售、管理人员等过于应酬,酒烟刺激、宿食不化等。以上因素都可伤胃而发病。

（七）并发疾病特征

糖尿病、甲状腺功能亢进或减退、垂体功能减退等内分泌系统疾病以及失眠、忧郁、焦虑等神经精神系统疾病,均可引起胃酸分泌功能紊乱。高血压、慢性心力衰竭等心血管系统疾病及肝硬化门脉高压,可致胃黏膜长期充血,血液循环受阻,缺血、缺氧而受损害;胆道及胰腺疾病,引起胆汁或胰液反流,直接损害胃黏膜;鼻腔、口腔、咽部甚至是下呼吸道的慢性感染,细菌或毒素的吞入胃内可引起胃黏膜慢性炎症;颈椎病尤其是交感型者,会抑制胃的蠕动和胃液的分泌。此外,免疫系统疾病、营养不良、恶性肿瘤患者,也易伴发慢性胃炎。

（八）其他特征

治疗风湿病或心血管病常用药物如阿司匹林等可直接引起胃黏膜损伤,致胃黏膜炎症甚至溃疡;一些抗癌药,如氟尿嘧啶、氨甲蝶呤、巯基嘌呤类会抑制细胞增殖,影响上皮修复,使胃黏膜修复受损而发病。

慢性胃炎预后一般良好。慢性萎缩性胃炎伴有重度肠上皮化生或上皮内瘤样变者有癌变可能;少数萎缩性胃炎可以直接演变为胃癌。

四、治未病调摄

（一）情志调治

情志失调是慢性胃炎的重要致病因素。患者要正确认识疾病,了解本病的诱发因素、病理变化及预后转归;重视精神调摄,要愉悦情志,勿抑郁恼怒、忧思悲观,特别要树立信心,克服焦虑恐癌的心理。同时,尽可能避免情绪上应激反应,解除紧张心理,做到遇事不急,急中不愁,保持心情舒畅,并注意身心调摄,养生保健以配合医疗。保持良好的精神状态有益于本病的治疗和康复。

（二）起居调治

患者生活要有规律,注意劳逸结合,避免过分疲劳;改变不良的生活习惯,按时作息,不劳累、熬夜;平时要注意保暖,避免受风寒;幽门螺杆菌是经口传染的疾病,所以,要尽量实行分餐制、少聚众吃喝,注意餐具的彻底消毒等;要注意工作、生活的环境,避免直接接触有害物质。

（三）饮食调治

慢性胃炎的形成和发展与饮食关系密切,饮食调治十分重要。要养成良好的饮食习惯,定时定量进餐,不暴饮暴食,不吃过冷、过热及生硬的食物,避免过饥过饱过快,做到少吃多餐,细嚼慢咽。饮食宜选用含粗纤维少、无刺激性、易消化、新鲜并富于营养的食物,如蛋类、乳类、瘦肉、动物肝脏、鸡、鱼、绿叶蔬菜、西红柿、茄子、红枣等。少吃含纤维多、不易消化或引起腹部胀气的食物,如粗粮、芹菜、韭菜、藕、菜梗、笋、豆类、豆制品、蔗糖等;少食咸菜等亚硝酸盐含量较高的食物,以防止诱发胃癌等;忌煎炸、烤熏、腌制、肥甘油腻、辛辣刺激之品,以及有刺激性的饮料如浓茶、咖啡、汽水、酒类等。同时,要注意食用酸碱平衡,当胃酸分泌过多时,可喝牛奶、豆浆、吃碱性馒头或面包以中和胃酸;当胃酸分泌减少时,可食用浓缩的肉汤、鸡汤、带酸味的水果如乌梅、山楂等,以刺激胃液的分泌,帮助消化。要戒烟戒酒,伴胆汁反流者更要低脂饮食。合理饮食,对慢性胃炎的预防、发展、转归有很大的影响。

（四）药物调治

1. 芡实山药粥 取芡实、山药、莲子肉、大枣等适量,入糯米或粳米一起煮粥。具有摄精安脏,补脾止泻之功,适用于慢性胃炎脾虚腹泻型。

2. 茯苓薏仁羹 郑氏广和堂验方:取茯苓、生薏苡仁、山药、三七等适量混合研细末,每日用30～50g,调制成羹服食,适用于慢性胃炎胃黏膜损伤、增生的脾虚夹湿型。

3. 五七薏仁羹 取薏苡仁、莲子浓煎,加五味子粉、三七粉适量,藕粉少许,调制成羹服食。适用于慢性胃炎的胃黏膜损伤,瘀热结滞证候。

4. 益胃百合饮 取百合、山药、黄芪、陈皮、黄连、白芍、甘草等各适量,水煎汤代茶饮,具有益气养阴、行气活血、清热消肿之功,适用于慢性胃炎属气阴虚者。

5. 白及三七蜜枣粥 取糯米、大枣、蜂蜜等各适量,加水煮粥,将熟时投入白及粉15g、三七粉5g,待粥汤稠黏时即可食用,此方甘缓和中、收敛止血、消肿生肌之功,有保护胃黏膜的作用,适用于对慢性胃炎伴有黏膜糜烂及少量出血者。

另外,将海螵蛸、浙贝母等份研细末口服,可用于胃酸多者;凤凰衣,烘干研粉服用,可修复损伤的胃黏膜;每天喝适量酸奶,可保护胃黏膜等。

（五）针灸调治

针灸对胃肠道运动功能有良性的双向调节作用,并可调节神经内分泌功能,协调胃酸的分泌,增进胃的蠕动,促进胃的排空和胃黏膜的血液循环,有利于胃黏膜的炎症消除和修复。

1. 体针 可选主穴如上脘、中脘、内关、足三里、膈俞、肝俞、脾俞等。脾胃虚弱者,加章门、足三里、内关;肝气犯胃者,加期门、太冲;寒邪客胃者,加神阙、梁丘;饮食伤胃者,加梁门、建里;湿热阻胃者,加内庭、厉兑;瘀血停胃者,加膈俞、血海;脾胃虚寒者,加气海、脾俞、胃俞;胃阴亏虚者,加胃俞、太溪、三阴交。实证针用泻法,虚证针用补法。寒邪客胃和脾胃虚寒者,加灸,可用温灸条、隔姜灸、药饼灸、雷火灸等。

2. 耳针 可取神门、胃、十二指肠、肝、脾、皮质下、交感等穴,用短毫针刺（或用王不留行、白芥子贴压）。

（六）推拿调治

用拇指在患者中脘、内关、足三里、胃俞、脾俞、肝俞、胆俞、大肠俞、膈俞和至阳等穴重压揉按,对合谷、太溪的推拿按压,均对改善慢性胃炎的症状、缓解病情有良好的效果。叩足三里、揉夹脊穴等也可增强胃肠活动,帮助消化吸收。

（七）气功调治

练功可使唾液分泌增多,肠胃消化液增多,使肠蠕动增强,加强消化功能,并可增强体质,提高抵抗疾病的能力。调治慢性胃炎的气功主要有静功和以静功为基础配合动功等,练功时不宜空腹或饱食后进行,要精神放松,不可急于求成。常用的静功有内养功、小周天功等。小周天功（又称内丹术）功法:取盘坐式或平卧式,两目微闭,舌抵上腭,调匀呼吸,排除杂念,意守丹田,练习腹式呼吸（吸气鼓腹,呼气收腹）,呼吸由粗调和至细软绵长,呼吸与腹肌运动配合,以自然为原则,练功后丹田感有股温热之气聚集,并有一种气流感,可通过意念向下至会阴尾骨端,再上升到头部,然后再回到丹田。

（八）动静调治

慢性胃炎调治要注意动静结合,过度劳累或运动时,要安静休息,静养调摄,恢复胃气。平时要注意配合运动疗法,增强体质,促进脾的运化功能。运动的方法很多,但总的要求是动静有度,推荐常用的运动方式有散步、腹式呼吸或收腹运动等。

（九）娱乐调治

慢性胃炎可通过各种娱乐活动如音乐、歌咏、书法、看电影、看电视、看戏剧或喜剧表演、跳舞、游戏、下棋、游园等,来陶冶性情、抒发健康的情感、消除神经紧张、调节神经内分泌和胃肠道功能。但娱乐调治要因人而异,根据患者不同的经历、个性特点、爱好和修养,选择合适的娱乐方式,不应做作、强硬、教条,力求轻松、自然,在潜移默化中实现调治的效果。

（十）熏浴调治

熏浴可借助热力和药物如藿香、佩兰、砂仁、干姜、草豆蔻等温中散寒药的双重作用,扩张皮肤毛孔及毛细血管,加快和改善全身的微循环及血液循环,并可使药物通过皮肤吸收,使经络疏通,气血调和,活血化瘀,扶正祛邪,出汗排毒,平衡阴阳,提高机体免疫力,促进胃肠正常功能的恢复。熏浴调治慢性胃炎的偏寒湿、瘀血证型者尤其适合。

（十一）其他调治

1. 刮痧　在患者上脘、中脘、下脘部和胸骨柄及脊椎两侧,用酒精消毒后,用刮痧板由上往下刮动,用力适度,反复至皮肤出现紫红色皮下出血点为度。适用于胃胀、胃痛偏气滞、胃热的实证。

2. 熨敷　用食盐或用含有辛温走窜药物的中药制成药袋,适量炒热,趁热敷熨胃痛部位,可治偏胃寒的疼痛。

3. 拔罐　选择合适的罐口,选上脘、中脘、关元、胃俞、脾俞、肝俞、胆俞、足三里等穴,采用火罐、药罐等,对解除胃痛、腹胀、嗳气等症状有较好的疗效。

4. 贴穴　用白芥子、甘遂、细辛、延胡索、麝香、生姜等中药制成的药饼,贴敷于上脘、中脘、胃俞、脾俞、内关、足三里等穴,达到温通经络、活血化瘀、健脾和胃、理气止痛的功效。

第九节　功能性便秘的治未病

功能性便秘,又称特发性便秘,是指由非器质性原因引起的便秘,可分为慢传输型便秘、出口梗阻型便秘和混合型便秘。本病属于中医学的"便秘"等范畴。

一、病因病机

功能性便秘的发生多与饮食不节、情志失调、正气不足、感受外邪等因素有关。

1. 饮食不节　平素阳明热盛,或饮酒过多,过食辛辣肥甘厚味,导致肠胃积热,灼伤津液,失于濡润;或恣食生冷,致阴寒凝滞,胃肠传导失司,造成便秘。

2. 情志失调　忧愁思虑过度,每致气机郁滞,不能宣达,脏腑通降失常,传导失职,糟粕内停,不得下行,而致便秘。

3. 正气不足　素体虚弱,或病后、产后及年老体虚之人,气血两虚,气虚则大肠传送无力,血虚则津枯肠道失润,甚则致阴阳俱虚,阴虚则肠道失荣,阳虚则肠道失温,皆可形成

"虚秘"。

4. 感受外邪　外感寒邪,直中肠胃,寒凝胃肠,传导失常;或热病之后,余热留恋,肠胃燥热,耗伤津液,大肠失润,而致排便困难。

便秘的中医基本病机为大肠传导失常,但与肺、脾、胃、肝、肾等脏腑的功能失调有关。便秘总以虚实为纲,热秘、气秘、冷秘属实,阴阳气血不足的便秘属虚。而寒、热、虚、实之间,常又相互兼夹或相互转化,如热秘久延不愈,津液渐耗,损及肾阴,致阴津亏虚,肠失濡润,病情由实转虚;气机郁滞,久而化火,则气滞与热结并存;气血不足者,多易受饮食所伤或情志刺激,则虚实相兼;阳虚阴寒凝结者,如温燥太过,津液被耗,或病久阳损及阴,则可见阴阳俱虚之证等。

现代医学认为,功能性便秘的病因并不十分明确,可能是受年龄、食物、精神心理等多因素的影响。如本病老年人发病率高,可能与进食量、老年性胃肠道功能下降如肠管分泌消化液减少、肠管张力蠕动减弱以及参与排便肌肉张力低下有关。

二、临床表现

功能性便秘主要表现为排便周期延长而便意少,便次减少;粪质干结,排便艰难费力,排便艰涩不畅。患者有时左下腹有胀压感,常有里急后重、欲便不畅等症状。长期便秘者可出现轻度"毒血症"症状,如食欲不振、口苦、精神委靡、头晕乏力、全身酸痛等。中医辨证分型表现如下。

(一)实秘

1. 肠道积热证　大便干结,腹胀腹痛,口干口臭,面红心烦,或有身热,小便短赤,舌质红,苔黄或黄燥,脉滑数。

2. 气机郁滞证　大便干结,或不甚干结,欲便不得出,腹中胀痛,嗳气频作,或便而不爽,肠鸣矢气,纳食减少,胸胁痞满,舌苔薄腻,脉弦。

3. 阴寒积滞证　大便艰涩,腹痛拘急,胀满拒按,胁下偏痛,手足不温,呃逆呕吐,舌苔白腻,脉弦紧。

(二)虚秘

1. 脾肺气虚证　大便并不干硬,虽有便意,但排便困难,用力努挣则汗出短气,便后乏力,面白神疲,肢倦懒言,舌淡苔白,脉弱。

2. 脾肾阳虚证　大便艰涩,排出困难,小便清长,面色㿠白,四肢不温,喜热怕冷,腹中冷痛,或腰膝酸冷,舌淡苔白,脉沉迟。

3. 阴虚肠燥证　大便干结,状如羊屎,形体消瘦,口干少津,头晕耳鸣,两颧红赤,心烦少眠,潮热盗汗,腰膝酸软,舌红少苔,脉细数。

4. 血液亏虚证　大便干结如栗,面色无华,头晕目眩,心悸气短,健忘,口唇色淡,舌淡苔白,脉细。

三、易发对象预测

（一）体质特征

气郁质者神情抑郁、忧虑,情感脆弱,可复因情志所伤、压力过大致气机郁滞,肠道通降失司;阴虚质者因肠道阴液不足,失于濡养;气虚质、阳虚质者因脾胃气虚、肠道运化失力,皆易发本病。

（二）性格情志特征

功能性便秘患者有些发病前曾有心理障碍。研究发现,便秘的发病与儿童时期性格形成就有很大的关系,儿童时形成的自闭、胆怯、压抑的性格,长大后便秘的发病率高。性格不开朗,孤僻自负,情绪易波动、多疑多虑者的便秘的发生率较高。精神抑郁或过分激动,使条件反射发生障碍,高级中枢对副交感神经抑制加强,使分布在肠壁的胸腰支交感神经作用加强,因而产生便秘。

（三）年龄与性别特征

功能性便秘与年龄的关系十分密切,随着年龄的增大,由于低纤维素饮食,进食量减少,肠道蠕动减弱,肠道菌群失调等原因,便秘的发病率增高。便秘与性别有关,患病率女性明显高于男性,男女之比为 1 : 2.75。主要原因可能是: ① 女性由于生殖解剖结构与男性不同,其直肠前突的发生率明显高于男性,经产妇尤为突出,妇女直肠黏膜内脱垂的发病率也高于男性,可导致粪便排出时不顺畅(出口梗阻),久而导致便秘。② 女性情绪易波动、运动量少。③ 女性月经周期的激素变化,妊娠期胎儿对肠道的挤压,影响肠道运输功能,也可导致便秘。④ 老人或女性腹肌及盆腔肌张力不足,排便推动力不足,难于将粪便排出体外,日久而致便秘。

（四）生活方式与环境特征

1. 饮食因素　饮食量过少,食物成分不适宜,都可引起便秘。食物中蛋白质多,碳水化合物不足,肠内分解蛋白质的细菌比发酵菌多。肠内发酵菌少,大便就呈碱性,干燥,排便次数就相应减少;食物中纤维素含量不足,使得食物中所含机械或化学的刺激不足,尤其是缺少遗留大量残渣的食物,使肠道所受刺激不足,反射性蠕动减弱造成便秘;不良的饮食习惯,如嗜好甜食、肉制品、奶制品等由于高热量、高脂肪、低纤维素,使得肠道蠕动变慢,造成便秘。此外,不当的饮食习惯,如喜欢吃辛辣刺激或油炸、煎烤、烟熏、腌制等食物,而食物加工过于精细等,或烹调方法不当,导致高脂高盐,纤维素、维生素丢失,也是引起便秘的原因之一。

2. 生活习惯　生活不规律,睡眠不足,过度劳累,运动过度,久坐(久卧)少动,都可引起胃肠道功能紊乱,可致肠道运动减弱造成便秘。长期快节奏生活,不能按时排便；如厕时边排便边玩手机、看报纸等不良的排便习惯，影响到正常的排便规律，日久易致便秘。

3. 环境因素　便秘可受环境的影响，不同地域的饮食习惯、气候变化特点的影响而发病。居住寒冷、喧嚣，以及各种污染等皆可引起胃肠道功能紊乱而发病。

（五）家族遗传特征

功能性便秘有明显的家族聚集现象，除生活、饮食习惯外，也有遗传因素，有研究报道，28%～50%儿童功能性便秘有家族史，遗传因素更是儿童便秘的重要原因。

（六）职业与工作习惯特征

从事职业的不同，对本病的发病率也有一定的影响，如教师、医师、学生、IT从业者、记者、白领等长期坐班，缺乏运动，且用脑过度，精神紧张，熬夜，作息和排便没有规律，造成神经内分泌功能紊乱，都容易导致便秘。

（七）并发疾病特征

很多疾病都可并发便秘，如患有肛裂和痔疮等肛门疾病，因恐惧疼痛、害怕出血、不敢大便而拖长大便间隔时间，这都可能使直肠壁上的神经细胞对粪便进入直肠后产生的压力感受反应变迟钝，使粪便在直肠内停留时间延长而不引起排便感觉，形成功能性便秘；肠易激综合征，因结肠运动功能紊乱，结肠及乙状结肠常痉挛引起便秘；结肠冗长症由于结肠过长，粪便在肠道排泄过程延迟，可致便秘；大量出汗、呕吐、腹泻、失血及发热等均可使水分损失，代偿性引起粪便干结；年老体弱、久病卧床、产后等，可因膈肌、腹肌、肛门括约肌收缩力减弱，腹压降低而使排便动力不足，使粪便排不干净，粪块残留，发生便秘。

（八）其他特征

功能性便秘还与长期使用某些药物有关，如服用碳酸钙、氢氧化铝、阿托品、普鲁本辛、吗啡、苯乙哌定、碳酸铋和收敛固涩类中药等药物，而铅、砷、汞、磷等物的中毒也可并发本病。另外，酚酞、液体石蜡、琼脂、甘油、硫酸镁等，长期应用后可形成药物依赖，降低肠壁神经感受细胞的应激性，使肠蠕动和排便反射麻痹，而肠内有足量粪便，也不能产生正常蠕动及排便反射，故导致本病。又脑与脊髓等神经精神因素病变可抑制副交感神经系统，使交感神经对肠壁的作用过强而产生便秘，如意识障碍、昏迷患者可丧失排便反射，精神上受到强烈刺激、惊恐、情绪紧张、忧愁焦虑或注意力高度集中于某一工作等会使便意消失，形成便秘。

功能性便秘大多预后良好，但久秘患者，由于粪毒素的吸收，有诱发老年性痴呆、肠癌等疾病的风险。

四、治未病调摄

（一）情志调治

由于现代社会节奏加快，工作、学习、生活等任务繁重，正常的生活习惯不能保持；精神紧张，心理压力过大，易致忧思多虑或抑郁恼怒，肝郁脾滞气机不调，肠腑传导失司，通降失常，糟粕内滞，而罹患便秘。所以，心理因素在功能性便秘发病、防治中起着重要作用。注意精神调摄，提高患者对本病的认识；调整心理状态，加强对患者的心理疏导和治疗，勿忧思恼怒，保持心情舒畅，调节其心理承受能力，避免受一些大的负性生活事件的影响，建立长期防治的信心和符合实际的治疗期望值；保持乐观的精神状态，缓解紧张心态，全面促进身心健康，对防治便秘也至关重要。

（二）起居调治

重视健康教育，制订并实施有规律的生活起居制度，做到起居有节，睡眠充足，养成良好的生活习惯，早睡早起，无论有无便意，每天早晨均应定时如厕排便，养成定时排便的习惯。蹲便时集中注意力，不看书、读报等，否则蹲时过长，可导致直肠黏膜松弛，会阴下降，肛门疾病等，引发排便困难；长期有意识地控制排便，导致排便反射减弱或丧失而引发便秘，无论工作、学习、乘车船、坐飞机、看电影，有便意时就去厕所排便，不要忍着不解，久之易形成便秘。同时，生活起居要有规律，合理安排工作和生活，劳逸结合，有利于改善胃肠功能。

（三）饮食调治

饮食调治功能性便秘至关重要，要保持合理的膳食结构：主要做到"两多一少"，即多喝水，晨起饮足量的淡盐水或蜂蜜温水，能促进肠蠕动，温和清洗肠道，还有每天要有充分的饮水量，可起到软化粪便的作用，但不宜多饮茶或含咖啡的饮料，以防利尿过多；食物应粗细搭配，增加膳食中的纤维素含量，多吃富含粗纤维的蔬菜、水果食物，如粗粮、蔬菜、水果，如芹菜、韭菜、菠菜、萝卜、莲藕、香蕉、苹果、梨等，粗纤维可增加粪便体积，提高粪便的含水量，促进肠内有益细菌的增殖，刺激肠壁促进肠道蠕动；多食用富含植物油脂的食品，如黑芝麻、麻子仁、胡桃仁、松子仁、杏仁、葵花籽、蜂蜜等，有润肠通便的作用。食用含双歧杆菌、乳酸杆菌、肠球菌等微生物的食品，如鲜酸奶、饮料等，可直接补充肠道有益菌群，改善、调节肠道微生态环境；饮食宜清淡为好，改变不良的饮食习惯，不偏食或盲目节食；避免过食辛辣厚味或寒凉生冷之品；戒烟戒酒，减少对胃肠道的损害。此外，建立规律的饮食习惯也有助于减少便秘的发生。

（四）药物调治

1. 润肠养生散　用黑芝麻、胡桃仁、松子仁、杏仁、葵花籽、花生等，研细末，稍加白蜜冲服,对阴血不足之便秘,颇有功效。

2. 红薯膳 红薯、芝麻、梨、香蕉等,可加工成各种药膳食品,如红薯芝麻饼,有滋阴润燥、补脾健胃的作用。

3. 芦荟羹 用芦荟、鲜梨汁、香蕉榨汁制羹作为饮料食用,可用于燥结便秘者。

4. 獐宝散 研末成散服用,有健脾开胃、促进消化功能,对老年、儿童的功能性便秘有效。

5. 药粥 何首乌红枣粥、生地白蜜粳米粥、麻仁芦荟红薯粥以及莲藕花生粥,均可用于便秘患者。

6. 药茶 热结实秘用决明子、番泻叶等;虚秘则用黄芪、当归、麦冬、熟地黄、枸杞子、肉苁蓉等,泡水代茶,对功能性便秘皆防治功效。

(五)针灸调治

1. 体针 针刺实证,取穴天枢、支沟、曲池、内庭、足三里等,针用泻法;虚证,取穴大肠俞、天枢、支沟、上巨虚、关元、气海等,针用补法。艾灸可选足三里、神阙、大肠俞、脾俞、肾俞等。

2. 耳针 可取神门、交感、大肠、皮质下、交感等穴,用短毫针刺或用王不留行、白芥子贴压。

(六)推拿调治

按摩揉腹 睡在床上,全身放松,将两手手心叠放按于肚脐上,反复按揉;或从右到左沿结肠走向按摩。也可指压按摩相关穴位:如神阙、会阴、气海、关元、曲骨、长强等穴。

(七)气功调治

气功的静心调息,有助于缓解精神压力,放松心情,并气沉丹田,运气于腹,促进胃肠道濡动,从而改善便秘的状态。常用的功法举例如下。

1. 平常式 取盘膝坐式或仰卧式或站桩式,肢体放松,宁神调息,排除杂念;口齿轻闭,二目微合,鼻吸口呼,缓慢均匀、自然深长。吸气时,腹凸出,松开腹肌,意想气入丹田,并将丹田之气,向肛门推送下压,然后松肛、屏息,慢慢呼气。

2. 便时式 正常蹲位,全身放松,排出小便,口齿微闭,鼻吸鼻呼;呼吸要均缓,吸气时,意念将气吸入丹田;呼气时,意想丹田之气迫使肠中粪便下排,并配合松腹、松肛,如有便意,则将意念加强,排出粪便。

(八)动静调治

长期久坐少动,运动量不足,可致腹肌力量减弱,流向肠道的血液循环减少,肠道蠕动减弱。加强身体锻炼,特别是腹肌的锻炼,如散步、慢跑、体操、仰卧起坐、蹲立、跳绳、提肛运动等,可以加强腹肌、肛门括约肌的收缩力,促进胃肠蠕动和增加排便动力,预防功能性便秘的发生。

（九）娱乐调治

功能性便秘患者可通过部分娱乐活动如音乐、歌咏、跳舞、游园等来放松心情,陶冶情操,以促进胃肠道运动。对便秘有利的娱乐活动,宜"稍动"而不宜"过静"。

（十）其他调治

1. 刮痧 在患者下脘部至耻骨联合部,用酒精消毒后,用刮痧板由上往下刮动,用力适度,反复至皮肤出现紫红色皮下出血点为度。

2. 熨敷 用食盐或用含有辛温走窜药物的中药,如降香、细辛、藿香、佩兰等制成药袋,适量炒热,趁热敷熨腹部。

3. 拔罐 选择合适的罐口,选气海、关元、大肠俞、脾俞、肝俞、足三里等穴,采用火罐、药罐等,对解除便秘、腹胀等症状有一定的帮助。

4. 贴穴 ① 用藿香、佩兰、乌药、白芥子、麝香、生姜等中药制成的药饼,贴敷于气海、关元、大肠俞、内关、足三里等穴,达到温通经络、行气通便的功效。② 用芒硝、皂角(9∶1),研细末混匀,水调湿润,用纱布包裹敷神阙穴,能清热通便,主治热结便秘;醋炒葱白适量至极热,用布包熨肚脐部,凉后再炒再熨,能温散寒结,温运通便,主治阴寒积滞及阳虚便秘。

5. 大肠水疗 通过电脑控制的全自动大肠水疗仪对肠道的作用,清腑通便排毒,达到防病治病的目的。对功能性便秘使用时先用A、B两种平衡液循环清洁肠道,再将相关的中药配方,如大黄、金银花、冰片等的煎剂灌入肠道,这样定时给肠道"洗澡",有较好的防治便秘、作用。

第十节 非酒精性脂肪性肝病的治未病

非酒精性脂肪性肝病是指除外酒精(乙醇)以及其他明确肝损因素而致的肝脏细胞内脂肪过度沉积为主要特点的临床病理综合征,主要包括单纯性脂肪肝、脂肪性肝炎、脂肪性肝纤维化和肝硬化。本病属于中医学的"胁痛""肥气""积聚""痰浊""肝着"等范畴。

一、病因病机

非酒精性脂肪性肝病的发生多与饮食不节、安逸少动、情志不畅、久病体弱、先天禀赋等因素有关。

1. 饮食不节 暴饮暴食,喜食油腻肥甘或酒酪之品,胃纳过盛,致脂浊内停,积于肝内,久成斯疾。

2. 安逸少动　喜静少动,贪睡懒动;或气滞气郁,津液输布不利,化为痰湿膏脂,沉积肝内而成。

3. 情志不畅　情志不畅,肝失条达,疏泄失度,气机不畅,胆气郁遏,清浊难分,脂浊难化;或思虑伤脾,脾虚气结,失于健运,膏脂运化失常,遂积而发病。

4. 年老体弱　中年以后,脏腑功能渐衰,脾运减退,聚湿生痰,痰湿壅结;或肾阳虚不能化气行水,酿生水湿痰浊,聚集于肝则成此病。

5. 先天禀赋　禀赋不足,或禀赋特异,父母肥胖,自幼多脂,形体丰腴,或阳虚膏脂输化迟缓;或阴虚阳亢,煎津熬液,酿成痰脂;或饮食过多,水谷过剩,脾胃难运,转为痰湿膏脂,聚于肝脏,发生脂肪肝。

本病病位主要在肝,与胆、脾、胃、肾关系密切。以肝失疏泄,脾胃失健,肾虚不化,湿邪内生,痰浊内蕴,痰浊不化等导致湿热痰瘀互结于肝为其主要病机。

现代医学认为,引起非酒精性脂肪性肝病的原因很多,常见的有肥胖、营养失衡、血脂异常、高血压、糖耐量减低、药物、毒物等。但其发病机制尚未完全明确,二次打击学说已成为解释该病发生机制的主要理论。初次打击主要指胰岛素抵抗和脂质代谢紊乱所导致的肝细胞内脂质沉积,形成单纯性脂肪肝;二次打击主要指各种原因所致的氧化应激及脂质过氧化损伤,引起非酒精性脂肪性肝炎。

二、临床表现

脂肪肝的患者非酒精性脂肪性肝病多无自觉症状,或仅有轻度的疲乏、食欲不振、腹胀、嗳气、肝区胀满等症状,患者转氨酶常有持续或反复升高,少数可出现脾肿大、蜘蛛痣和肝掌。中医辨证分型表现如下。

1. 肝胆湿热型　形体丰盛,胁肋胀痛,怕热多汗;口黏口苦,大便黏滞,舌红,苔黄厚腻,脉弦滑数。

2. 痰瘀阻滞型　形体丰盛,面晦,胁刺痛,夜甚,困倦,脘痞,纳减,舌体肥大,舌紫黯或有瘀斑,苔白腻,脉细涩。

3. 肝郁脾虚型　两胁胀痛,脘痞,倦怠,纳呆,矢气多,便溏,肠鸣易泻,舌质黯红,苔薄白,脉弦细。

4. 痰湿阻络型　形体丰盛,面多油脂,胸胁隐痛,脘胀,多汗,乏力懒言,困倦,纳少,口黏,大便油滑,小便混,下肢略浮,舌质红,苔白腻,脉弦滑。

5. 肝肾阴虚型　性急,烦热多汗,脱发,两颧丹丝,腰膝酸软,身倦乏力,手足心热,舌干红,苔少或花剥,脉细数。

三、易发对象预测

(一)体质特征

气虚质、痰湿质和湿热质者容易罹患本病。其中气虚质者主要表现为肌肉松弛、声低、便溏、便意难尽、四肢无力、怕冷、倦怠、舌淡胖,有齿痕,苔白腻,脉沉细;痰湿质者主要表现为素喜肥甘厚腻,体肥,腹满松软,汗多黏腻,手足多汗,头身重困,面部油腻,口黏口甜,痰多,喜睡懒动,舌胖大,苔白腻滑,脉滑;湿热质者主要表现为面部多油,易生粉刺,头颈多汗,口干口苦口黏,口有异味,便秘或黏滞不爽,尿黄,带下色黄,阴部潮湿瘙痒,舌红,苔黄腻,脉滑数。

（二）性格情志特征

肝疏泄失常,气机不畅,则影响津液的输布,致膏脂痰浊阻滞于肝络而成。患者如果经常情志不调,则可见两胁肋疼痛,甚至肝损加重。一些患者受到情绪刺激,易通过毫无节制的摄入高热量的食物,来缓解压力,进而引起肥胖及脂肪肝。强烈的精神情志刺激,还可引起身体各项功能低下以及人体内分泌失调,激素分泌不正常,脂肪代谢异常,使脂肪大量堆积。

（三）年龄与性别特征

不同种族、不同年龄组男女均可发病,40~49之间发病率最高。国外资料研究显示男女发病率相差无几,但在中国男性发病率约为女性的4倍。

（四）生活方式特征

1. 喜食肥甘厚味　饮食中摄入过多油腻之品,会增加肝脏负担,肝脏对脂肪的摄取、合成增加,或转运、利用减少,就会造成脂肪在肝脏的过量堆积;喜欢进食甘甜饮食的人,大量的糖分到体内会被转化为脂肪而贮存到肝脏。另外,蔗糖、葡萄糖均有诱导"脂肪酸合成酶"的作用,这种作用甚至比脂类还要强得多,故中医有"多食甘,令人中满"之训。

2. 经常熬夜　充足的睡眠对于机体修复是必需的,长期休息不足,会影响脏腑功能。晚上11时以后是肝脏排毒时期,得不到及时休息,会引起肝脏血液供应相对不足,已受损的肝细胞难以修复。

3. 久坐不动　运动可以增强胰岛素的敏感性,有效消耗脂肪。长期久坐会导致能量过剩转化为脂肪,并造成肝细胞代谢动力不足,脂肪无法及时运出体外,从而积存于肝脏。

4. 过度节食　长期节食,糖、脂肪、蛋白质等能量摄入不足,使其他部位脂肪和蛋白质转化为葡萄糖供能,期间大量脂肪酸进入肝脏,且肝脏脂蛋白合成减少影响肝脏的脂代谢,导致脂肪在肝脏大量沉积,从而形成脂肪肝;另外,长期饥饿状态,机体通过代偿,使得糖、蛋白质等都转化为脂肪,堆积到肝脏以贮存能量,都会导致脂肪肝。

（五）家族遗传特征

脂肪肝发生究竟有没有遗传因素影响目前尚无定论。但若有先天性痴呆综合征、糖原贮积症、遗传性果糖耐量低下、肝豆状核变性、瑞富森综合征、家庭性高脂血症、非β-脂蛋白血症等家族遗传病者,一般容易发生本病。

（六）职业与工作习惯特征

脂肪肝的发生与职业有关，厨师等饮食类从业者，由于容易热量过剩而罹患本病。另外，常坐办公室的脑力劳动者，如公务员、白领人士、职业经理人、IT人员、个体企业主、企事业领导等，也较体力劳动者易罹患本病。

（七）并发疾病特征

1. 肥胖症　体重指数（BMI）超过28的人群，60%的人有脂肪肝。BMI超过40，脂肪肝的发生率达90%。肥胖者皮下脂肪组织脂质分解可使血液中的游离脂肪酸增多，大量的脂肪酸被运往肝脏，同时一些肥胖者还存在高胰岛素血症，可促进肝脏对脂肪酸的合成，使大量的脂肪酸蓄积在肝脏，造成脂肪沉积在肝脏中。另有研究认为，腰围比BMI更能准确预测脂肪肝。2005年国际糖尿病联盟推荐的肥胖症诊断标准为：腰围＞90 cm（男性），＞80 cm（女性），和（或）BMI＞25 kg/m^2。

2. 糖尿病　糖尿病患者中28%～55%的患者会有脂肪肝，尤其是2型糖尿病，可能与胰岛素抵抗，胰岛素的敏感性下降有关。

3. 高脂血症　在高脂血症患者中，脂肪肝的发病率远远高于普通人。另外，脂肪肝患者也常并发各类高脂血症，最常见的就是高三酰甘油血症。

4. 肝炎　肝炎患者由于摄食过多、运动减少，加之肝功能尚未完全恢复，极易造成脂肪在肝内存积。

本病预后一般尚好，肥胖者肝硬化的发生率是普通人群的6倍。进展到肝硬化者，则有进展为肝癌的可能。

四、治未病调摄

（一）情志调治

要保持心情轻松愉快，不要过分计较个人得失，少气少怒，恬淡虚无。患了脂肪肝后更要正确认识，不要过于紧张和恐慌。

（二）起居调治

要注意早睡早起，不熬夜。《黄帝内经》认为"人卧则血归于肝"，因此在夜间11点至3点这段时间应处于良好的睡眠状态，以利于肝脏的修复。早晨起床后可以进行适当的锻炼，以促进全身气血的流通。

（三）饮食调治

日常饮食贵在遵循"谨和五味，食饮有节"原则，不应五味偏嗜，切忌暴饮暴食；应以清淡、高蛋白质、低脂饮食为主，忌食辛辣刺激、肥甘厚味之品。

对于易患本病的对象,可结合不同的体质特点,进行调治。

1. 痰湿质 宜多食健脾利湿类食物,如薏苡仁、小米、玉米、扁豆、荷叶、山药、海藻、海带、黄瓜、丝瓜、冬瓜、山楂、木瓜、佛手等。

2. 湿热质 宜多食清热利湿类食物,如赤小豆、绿豆、空心菜、苋菜、芹菜、黄瓜、丝瓜、葫芦、冬瓜、藕、西瓜等甘寒、甘平的食物,并宜饮绿茶、花茶等;少食羊肉、狗肉、鳝鱼、韭菜、生姜、辣椒、酒、饴糖、胡椒、花椒、蜂蜜等甘酸滋腻之品及火锅、煎炸、烧烤等辛温助热的食物,不饮酒。

3. 气虚质 宜多食具有益气健脾作用的食物,如黄豆、白扁豆、鸡肉、鹌鹑肉、泥鳅、香菇、大枣、龙眼、蜂蜜等;少食具有耗气作用的食物,如槟榔、空心菜、生萝卜等。

(四)药物调治

1. 垂盆草茶 新鲜垂盆草50 g,绿茶叶5 g,放入壶中,用开水冲泡后代茶饮。功效清热利湿解毒,适用于肝胆湿热型。

2. 山楂荷叶茶 生山楂10 g,荷叶10 g,每日1剂,泡水代茶频饮。功效化痰活血降脂,适用于痰瘀阻滞型。

3. 玉米须茶 茶树老根50 g,山楂树根50 g,荠菜花50 g,玉米须50 g。每日1剂,煎煮后分3次温服。功效利水健脾,疏肝活血,适用于肝郁脾虚型。

4. 五味子茶 取五味子15 g、枸杞子15 g,开水冲泡,代茶饮。功效滋补肝肾,适用于肝肾阴虚型。

(五)针灸调治

1. 体针 取穴足三里、丰隆、三阴交、中脘、太冲等进行针刺,直刺足三里1.5寸,丰隆2寸,三阴交、中脘各1寸,太溪、太冲各0.8寸。丰隆、太冲施泻法,足三里、三阴交、中脘施平补平泻法。留针30分钟,期间足三里、三阴交、中脘隔10分钟加强手法1次。15次为1个疗程,休息10天后可再继续下一疗程。

2. 耳针 取口、脾、肺、内分泌、饥点、直肠下段等穴,或取敏感点,用短毫针刺或用王不留行、白芥子贴压。

(六)推拿调治

揉摩内关、屋翳、渊腋、辄筋、肾俞、膏肓等穴。肾虚者加揉三阴交、涌泉穴;失眠便秘者,加揉天突、膻中穴等。

(七)气功调治

脂肪肝患者可以结合自身状况,习练强肝功法、静坐功法、疏肝导气功法、静卧功法、疏肝动静功法、静立功法等气功。

（八）动静调治

要经常锻炼身体,以有氧运动为主,如骑自行车、慢跑、打羽毛球、游泳、跳绳、爬山、郊游、交谊舞、广场舞等,促进体内脂质的转运和排泄,减去体内多余的脂肪。但过度锻炼导致体内乳酸堆积,并不能有效地消耗体内多余的脂肪,还对肝脏炎症的修复不利,故运动一定要适度。

（九）娱乐调治

琴棋书画等娱乐活动,可以让心情愉悦,预防脂肪肝的发生和加重。参加放风筝、登山、旅游等运动,可通过运动而达到消除体内多余脂肪的目的。

（十）熏浴调治

取麻黄、荷叶、生山楂叶、白鲜皮、海藻、车前草各15 g,薄荷10 g,鲜冬瓜皮30 g,一起装布袋后扎紧袋口,放入浴缸中,加入热水后浸泡15分钟,测试水温适宜后,即可入内浸泡洗浴。每日1次,每次30分钟,15日为1个疗程。可减轻疲劳、活血化瘀、去脂轻身。

（十一）其他调治

1. 刮痧　可按照有效的穴位和经络进行刮痧调治。常取穴位:曲池、关元、足三里、中脘、丰隆、期门、胆俞、肝俞、章门、京门、大椎、至阳穴等;常用经络:任脉、足厥阴肝经、手阳明大肠经、足阳明胃经、足太阳膀胱经等。

2. 拔罐　A组大椎、肝俞穴;B组至阳、期门穴,两组交替使用。先用三棱针点刺各穴2～3下,微出血后拔罐,留罐10～15分钟。10次为1个疗程。

3. 足疗　取茵陈蒿30 g,赤芍30 g,金银花15 g,鲜垂盆草50 g,生姜6片,加水1000 mL,煮沸10分钟后,将药液倒入足浴盆内,待温度适宜后浸泡双足30分钟。再擦干双足,按压肾、输尿管、膀胱反射区各3～5分钟,按压腹腔神经丛、胃、胸椎反射区各3～5分钟,按揉肝、胆囊反射区各3～5分钟。每日1次,每次30分钟,10次为1个疗程。按摩后喝温开水一杯。

4. 敲打胆经　采取坐位,用拳头或橡皮锤从环跳穴开始,从上至下,缓慢地沿着胆经走向从上向下循环敲打即可,遇环跳、风市、中渎、膝阳关、阳陵泉5个穴位时,可以适当增加敲打力度和次数,以增加治疗效果。

第十一节　过敏性鼻炎的治未病

过敏性鼻炎是以反复阵发性鼻痒、喷嚏、流大量清涕为主要临床特点的鼻部疾病,常分为枯草热或季节性变态反应性鼻炎和常年性变态反应性鼻炎。本病属于中医学的"鼻鼽""鼽嚏"等范畴。

一、病因病机

过敏性鼻炎的发生,多因肺脾肾亏虚,风寒、异气之邪侵袭而致。

1. 肺气虚弱,感受风寒 肺气虚弱,卫表不固,风寒之邪乘虚而入,犯及鼻窍,肺失通调,鼻窍壅塞,遂致打喷嚏、流清涕。

2. 脾气虚弱,水湿泛鼻 脾气虚弱,运化失司,土不制水,水湿泛鼻,肺失宣发,而出现喷嚏、清涕、鼻塞。

3. 肾阳亏虚,肺失温煦 素禀不足,或年高体弱,或胎前产后,或劳倦伤肾。或过服寒凉,而致肾阳不足,则肺失温养,乃出现喷嚏频作、清涕淋漓。

4. 肺肾阴亏,气阴耗伤 先天禀赋不足,后天劳倦伤气,金水不能相生,肾虚不能固摄,气阴耗散于外,或因空调使用不当令空气过于低温和干燥,寒伤阳气,燥伤肺阴,乃出现喷嚏频作、清涕淋漓。

肺为娇脏,为五脏六腑华盖,本病病位主要在肺,与脾、肾关系密切。脏腑功能失调,肺、脾、肾之虚损为发病内因,感受风寒、异气等外邪为发病之诱因,肺气失于宣发,乃发为本病。

现代医学认为,本病系机体对某些变应原(亦称过敏原)敏感性增高而发生在鼻腔黏膜的变态反应,不少人同时罹患支气管哮喘。

二、临床表现

过敏性鼻炎的典型症状主要是阵发性喷嚏、流大量清水样鼻涕、鼻塞和鼻痒,部分患者伴有嗅觉减退等。中医辨证分型表现如下。

1. 肺气虚寒型 鼻痒,喷嚏频作,流大量清水样鼻涕,鼻塞不通,嗅觉减退,鼻黏膜苍白、水肿,伴有气短,自汗,面色㿠白,舌淡,苔薄白,脉虚。

2. 肺脾气虚型 鼻塞而胀,鼻涕清稀或黏白,嗅觉减退,鼻黏膜苍白、肿胀,或呈息肉样变。伴有头晕,气短,困倦,胃纳欠佳,大便时溏,舌质淡胖,舌苔白,脉细弱。

3. 肾虚不足型 鼻痒不适,喷嚏连连,清涕难收,早晚加重,鼻黏膜苍白、水肿,鼻塞不重,畏寒肢冷,精神委靡,腰膝酸软,遗精早泄,小便清长,夜尿频多,舌质淡,舌苔白,脉沉细缓。

三、易发对象预测

(一)体质特征

过敏性鼻炎的体质一般都是特禀质。先天禀赋的过敏体质状态,更容易罹患过敏性鼻炎,这类人常见哮喘、荨麻疹、湿疹、咽炎咽痒等其他过敏反应。

（二）性格情志特征

过敏性鼻炎患者的性格一般过于敏感、好胜心强，遇精神压力过大、家庭关系紧张、身体罹患重疾之类的因素，便会导致病发或者鼻炎症状加重。

（三）年龄与性别特征

过敏性鼻炎在学生群体中和老年人中的发病率均较高，性别方面差异不大。

（四）生活方式与环境特征

1. 饮食因素 喜食发物如海鲜、竹笋、香菜、鱼虾等食物容易引发过敏，从而引发或加重过敏性鼻炎。

2. 环境因素 梧桐、银杏、臭椿、槐树、杨树等树种和各种花卉，极易引发过敏性鼻炎。另外，汽车排放的尾气也会引起过敏性鼻炎。

（五）家族遗传特征

有过敏性家族遗传病史的群体比正常人群的病发率高，更容易诱发过敏性鼻炎。

（六）职业与工作习惯特征

城市"白领"、办公室一簇，由于长时间接触电脑和频繁使用打印机、复印机等，幅射加粉尘的影响，再加上运动不足，身体免疫力下降，从而成为过敏性鼻炎的高发人群。

（七）并发疾病特征

约70%的过敏性鼻炎可诱发过敏性哮喘，哮喘患者发生过敏性鼻炎的危险性比正常人也高。

四、治未病调摄

（一）情志调治

过敏性鼻炎患者要注意情绪的调节，埋怨气恼于病无益。

（二）起居调治

过敏性鼻炎的最根本预防措施就是明确过敏原，尽量避免接触过敏原。当症状主要发生在户外，应尽可能限制户外活动，尤其是接触花草或者腐烂的树叶，以及柳絮和法国梧桐上的果毛，外出时可以带口罩，或者可以到过敏原较少的海滨居住。在花粉或者灰尘较多的季节，要注意关闭汽车或者房间的窗户。注意环境清洁卫生，家里的床单、被套、枕套、地毯、窗帘等要经常换洗，避免尘螨引起过敏。还要避免接触和喂养宠物，因为动物的皮屑、唾液及尿中的蛋白质均易诱发过敏性鼻炎。

此外,过敏性鼻炎患者还可用凉水浴鼻法进行调治,具体方法:每日早、晚洗脸时,用干净井水、泉水或自来水反复冲洗鼻腔3～5次,春夏秋冬不间断。冲洗时,放慢呼吸节奏,先轻轻用鼻吸水,稍停再呼出。切忌用力过猛,以防呛水。每次冲洗后有清爽、利索、舒适感。鼻炎初期,每日酌情增加冲洗次数,可止痛、消炎,促进早愈。

(三)饮食调治

多吃维生素C及维生素A含量丰富的食物,如菠菜、大白菜、小白菜、白萝卜等,但要注意容易引起过敏的食物,如牛肉、含咖啡因的饮料、巧克力、柑橘汁、玉米、乳制品、蛋、燕麦、牡蛎、花生、鲑鱼、草莓、香瓜、蕃茄、小麦等。过冷食物会降低免疫力,并造成呼吸道过敏。辣椒、大蒜等含刺激性成分的食品,容易刺激呼吸道黏膜,均要少食。慎食含有香草醛、苯甲醛、桉油醇、单钠麸氨酸盐等添加剂的食物。

(四)药物调治

1. 丝瓜藤煲猪瘦肉 取近根部的丝瓜藤3～5g洗净,猪瘦肉60g切块,同放锅内煮汤,熟烂后加少许盐调味,饮汤吃肉,5次为1个疗程,连用1～3个疗程自愈。功能清热消炎,解毒通窍,适用于过敏性鼻炎急性发作,鼻流脓涕、脑重头痛者。

2. 辛夷煮鸡蛋 用辛夷花15g,入沙锅内,加清水2碗,煎取1碗;鸡蛋2个,煮熟去壳,刺小孔数个,将沙锅复置于火上,倒入药汁煮沸,放入鸡蛋同煮片刻,饮汤吃蛋。功能通窍,止脓涕,祛头痛,适用于过敏性鼻炎鼻塞不通者。

3. 柏叶猪鼻汤 取猪鼻肉60g,刮洗干净,用生柏叶30g,金钗石斛6g,柴胡10g,同放沙锅内,加清水4碗煎取1碗,滤除药渣,冲入蜜糖60g,30度米酒30mL,和匀饮之。功能消炎通窍,养阴扶正,适用于过敏性鼻炎鼻塞、鼻流臭涕者。

4. 黄花鱼头汤 取鳙鱼鱼头1个,洗净后用热油两面稍煎待用。将大枣15g去核洗净,用黄花30g,白术15g,苍耳子10g,白芷10g,生姜3片,共放沙锅内与鱼头一起熬汤,待熟后吃肉饮汁。功能扶正祛邪,补中通窍,适用于过敏性鼻炎,喷嚏鼻塞、感冒频繁者。

(五)针灸调治

1. 体针 主穴取迎香、上星、禾髎、风池、风府、肾俞、足三里;配穴取合谷、百会、阳白、脾俞、肺俞、肾俞、足三里。每次选主穴及配穴各1～2穴,手法以捻转补法为主。每日1次,7～10日为1个疗程。

2. 艾灸 取百会、上星、身柱、印堂、涌泉、命门、肺俞、脾俞、肾俞、足三里、三阴交等穴。每次选1～3穴,悬灸15分钟,灸至局部焮热感,皮肤出现红晕为度。每日1次,7～10日为1个疗程。

3. 耳针 取肾上腺、内分泌、神门、鼻、肺、脾、肾等穴。每次选2～5穴,隔3日1次,用短毫针刺或用王不留行贴压。

（六）推拿调治

1. 揉捏鼻部　用手指在鼻部两侧自上而下反复揉捏鼻部5分钟，然后轻轻点按迎香和上迎香各1分钟。亦可每天用示指推迎香穴100次。

2. 按经穴　依序拇指交替推印堂50次，用手的大鱼际从前额分别推抹到两侧太阳穴处1分钟，按揉手太阴肺经的中府、尺泽、合谷各1分钟，最后按揉风池1分钟。

3. 提拿肩颈　用手掌抓捏颈后正中的督脉经穴，以及背部后正中线两侧的经穴，自上而下，反复4～6次。再从颈部向两侧肩部做提拿动作。重点提揉肩井穴3分钟，再按揉肺俞穴1分钟。

4. 揉擦背部　用手掌在上背来回摩擦按揉，感觉到皮肤透热时为度。

以上按摩手法每日做1次，10日为1个疗程。

（七）动静调治

锻炼可以增强体质，提高免疫力，增强对过敏物质的适应能力，也可达到治疗的目的。锻炼可选择跑步、健身等，增加户外体育运动，身体允许的话也可以进行冷水浴锻炼。

（八）其他调治

1. 穴位注射　选取迎香、合谷、足三里、三阴交、肺俞、脾俞、肾俞等穴，选用黄芪注射液、当归注射液、党参注射液等药物。穴位常规消毒后，选用5～7号针头，直刺穴内，一般深度为0.5～1厘米；当患者感觉有酸、麻、胀并感到得气时，即停止进针，抽吸无回血后，将药液缓慢注入穴内。每次选用2～4组穴位，注入药液0.5～1 mL，每日或隔日1次，10次为1个疗程。

2. 贴穴　取白芥子、细辛、甘遂以5∶3∶2的比例，共研细末，用生姜汁调和，做成直径2 cm大小药饼。将药饼放在4 cm防潮纸上，用胶布固定。选取肺俞、风门、厥阴、心俞等穴位，贴敷，每次1～3小时，皮肤感觉灼热即取下，小儿40分钟即可。最佳贴敷时间为夏季的伏天，初伏、中伏、末伏或每隔10日各贴1次，连贴3年。

3. 塞鼻　取苍耳子40粒，将其捶破后放入锅中，倒入香油50 mL，用文火煎炸。待苍耳子炸枯时，用筷子夹出，然后把锅内的油盛到碗中。待油冷却后，装入玻璃瓶备用。使用时，用消毒棉球浸油少许，于每晚睡前塞入鼻腔内，每日1次，1周即可见效。为防止夜间呼吸困难，轮流塞两鼻腔即可。

4. 足疗　热水洗足后，按揉足底的肺、气管、支气管、呼吸道、肾上腺和脾反射区。

第十二节　类风湿关节炎的治未病

类风湿关节炎是一种病因未明的慢性、以炎性滑膜炎为主的慢性、全身性自身免疫病。本病属于中医学"痹证""历节""白虎病"等范畴。

一、病因病机

类风湿关节炎的发生主要与感受外邪、劳逸不当、久病体虚等因素有关。

1. 感受外邪　多为感受风寒湿邪，久居潮湿之地、严寒冻伤、贪凉露宿、水中作业等，外邪注入肌腠经络，滞留关节筋骨，又或久居炎热潮湿之地，外感风湿热邪，袭于肌表，壅于经络，痹阻气血经脉，滞留于关节筋骨。

2. 劳逸不当　劳欲过度，将息失宜，精气亏损，卫外不固；或激烈活动后体力下降，防御功能降低，汗出肌疏，外邪乘袭。

3. 久病体虚　老年体虚，肝肾不足，肢体筋脉失养；或病后、产后气血不足，腠理空疏，外邪乘虚而入。

4. 其他　恣食甘肥厚腻或酒肉海腥发物，导致脾运失健，湿热痰浊内生；或跌仆外伤，损及肢体筋脉，气血筋脉痹阻，亦与类风湿关节炎的发生有关。

正虚卫外不固是其发生的内在基础，感受外邪是外在条件，风、寒、湿、热、痰、瘀等邪气滞留肢体筋脉、关节、肌肉，筋络痹阻而成。病初以邪实为主，邪在经脉，累及筋骨、肌肉、关节。邪痹经络，络道阻滞，影响气血津液运行输布，血滞为瘀，津停为痰，痰浊瘀血在疾病的发展过程中起着重要作用。日久耗伤气血，损及肝肾，病理性质虚实相兼。此外，风寒湿热之邪也可由经络内舍脏腑，出现相应的脏腑病变。

现代医学认为，类风湿关节炎的发生与体质因素、气候条件、生活环境及饮食等有密切关系。类风湿关节炎的发病可能与遗传、感染、环境、过敏、营养代谢、性激素等有关，其病理主要有滑膜衬里细胞增生、间质大量炎性细胞浸润，以及微血管的新生、血管翳的形成及软骨和骨组织的破坏等，基本病变是滑膜炎和血管炎，滑膜炎是关节表现的基础，血管炎是关节外表现的基础。

二、临床表现

类风湿关节炎主要表现为受累关节的肿胀、疼痛，晨僵，后期可出现关节畸形及功能丧失等。中医辨证分型表现如下。

1. 风寒湿痹阻型　关节疼痛、肿胀，屈伸不利，初起可见有恶风、发热等表证，遇寒则痛甚，局部皮肤或有寒冷感，舌质淡，苔白，脉紧。

2. 风湿热痹阻型　关节疼痛，活动不便，局部灼热红肿，痛不可触，得冷则舒，可有皮下结节，常伴有发热、恶风、汗出、烦躁不安等全身症状，舌质红，苔黄，脉数。

3. 痰瘀痹阻型　关节刺痛，固定不移，或关节肌肤紫黯、肿胀，或关节僵硬变形，屈伸不利，有硬结，面色黯，舌质紫黯，苔白腻，脉弦涩。

4. 肝肾亏虚型　日久不愈，关节屈伸不利，肌肉瘦削，腰膝酸软，舌质淡红，苔薄白，脉沉细。

三、易发对象预测

（一）体质特征

气虚质、阳虚质者因脾胃气虚、脾胃虚寒，运化失职，不能化生气血，腠理空疏，卫表不固，外邪乘虚而入；湿热质、痰湿质因湿困脾胃，脾运失健，痰浊内生，痹阻筋脉，皆易发本病。

（二）性格情志特征

性格情志特异与类风湿关节炎的发病亦关系密切，有研究发现，类风湿关节炎是一种原因不明的自身免疫病，其性格特征多见精神质得分高，情绪稳定性差，强烈的应激反应或致自身免疫功能的改变，而罹发本病。

（三）年龄与性别特征

据中国国内有关统计报道：类风湿关节炎发病年龄最小的仅6岁，可发生于任何年龄，高发年龄为40～60岁。妇女经期产后，尤其是绝经以后，气血不足，肝肾亏虚，易于感邪，故女性好发，发病率为男性的2～3倍。

（四）生活方式与环境特征

1. 饮食因素　饮食不节，过食生冷，克伐阳气，卫表不固，易于感邪；嗜食肥甘辛辣，湿热内生，蕴困脾胃，流注骨节；喜食鱼虾海鲜等异体小分子蛋白，易诱发机体的免疫反应。毒品可使神经内分泌功能紊乱，免疫力下降，故吸毒、吸烟者易伴发类风湿关节炎。

2. 生活习惯　生活不规律，过度劳累或懒于运动；怕热贪凉，尤其是汗出冒风，或追求时尚，衣着单薄暴露，关节不能保暖，寒湿入侵而发病。

3. 环境因素　类风湿关节炎受环境的影响较大，不同地域的气候特点、环境因素如气候寒冷、潮湿，居住环境临近水湿之地；环境污染尤其是重金属污染等都易诱发本病。

（五）家族遗传特征

类风湿关节炎虽不属于遗传性疾病，但有一定的家族聚集性，遗传因素决定了类风湿关节炎的易感性。在类风湿关节炎患者的近亲中，类风湿因子阳性率比一般人群高2～3倍，在类风湿关节炎患者家族中，类风湿关节炎发病率比一般人群高2～10倍。其发病也具有一定的种族差异，印地安人高于白种人，白种人高于亚洲黄种人。

（六）职业与工作习惯特征

从事职业的不同，对本病的发病率也有一定的趋向性，如渔民、涵道工、清洗工等经常涉水受寒工作的人群；从事野外、丛林工作常露宿受凉的也易受寒湿入侵，易发本病。

（七）并发疾病特征

风湿病、荨麻疹、系统性红斑狼疮等与免疫系统反应有关的疾病；慢性感染或恶性肿瘤手术、放化疗后，身体免疫力下降，都易于诱发本病。

类风湿关节炎虽不直接引起死亡，但无特效药，病情反复，治疗棘手，常因治疗不及时或得不到有效控制而致残废，严重者晚期患者可死于继发感染，其中血管炎是类风湿关节炎预后不良的因素之一。

四、治未病调摄

（一）情志调治

患者要正确认识疾病，了解本病的诱发因素、病理变化及预后转归；重视精神调摄，愉悦情志，勿抑郁恼怒、忧思悲观，特别要克服焦虑的心理，树立信心。并注意身心调摄，养生保健以配合医疗。保持良好的精神状态有益于本病的治疗和康复。

（二）起居调治

经受寒湿是诱发本病的重要因素，当防范风寒湿邪。炎热之天，切不可汗出当风，或睡于风口，更不要让电风扇直接吹身体，也不要在冷气房内赤身睡觉，不在屋檐、走廊、过道等风袭较强处驻留休眠，注意保暖、避免受凉、淋雨。生活要有规律，注意劳逸结合，适度锻炼，提高抗病能力，使全身气血流畅，调节体内阴阳平衡。

（三）饮食调治

防治类风湿关节炎，在饮食上宜选择清淡容易消化的食物，忌辛辣、油腻及冰冷的食物。有些食物及蔬菜、水果含有维生素、微量元素和纤维素，如薏苡仁、山药、扁豆、豆腐、芹菜、苦瓜、丝瓜、大枣、香菇、黑木耳等具有改善新陈代谢，减少脂肪的摄取，达到清热解毒、消肿止痛作用，有助于缓解关节炎症状。鱼油中富含的n3型脂肪酸是一种抗炎物质，可直接作用于免疫系统，抑制可破坏关节的白细胞介素的释放，促进关节炎症消散，如鲱鱼、鲑鱼、鲭鱼、沙丁鱼、金枪鱼、鲤鱼中富含Q3型的脂肪酸，可以常吃。适当补足维生素A、维生素C、维生素D、维生素E或富含钙、铁、铜、锌、硒等矿物质的食物，以增强免疫力及预防组织氧化或贫血。高脂肪类食物，对关节有较强的刺激作用，故患者不宜多吃，像牛肉、羊肉、奶制品等。海产类食品因其中含有尿酸，被人体吸收后，能在关节中形成尿酸盐结晶，使关节症状加重，因此，类风湿关节炎患者不宜多吃海产品。

（四）药物调治

1. 防风粥 防风10～15 g，葱白2根，粳米50～100 g。将防风、葱白水煎，煮取药汁备用。粳米煮粥，待粥将熟时加入药汁，共煮成粥。一日2次，趁热服食。可祛风除湿、通经宣痹,适用于类风湿关节炎肢体关节疼痛、痛处游走不定、关节屈伸不利的行痹证。

2. 桂枝粥 桂枝10 g,大米100 g,葱白2根,生姜3片。将桂枝洗净,放入锅中,加清水适量,浸泡5～10分钟后,水煎取汁,加大米煮粥,待熟时调入葱白、姜末,再煮一二沸即成,每日1～2剂,连续3～5天。可发汗解表、温经通阳,适用于类风湿关节炎骨节酸痛等。

3. 二活粥 羌活、独活各10 g,大米100 g,白糖少许。将羌活、独活择净,放入锅中,加清水适量,水煎取汁,加大米煮粥,待熟时调入白糖,再煮一二沸即成,每日1剂。可散寒解表、胜湿止痛,适用于类风湿关节炎,头痛身痛,肩臂肢节疼痛等。

4. 薏仁绿豆汤 薏苡仁具有祛湿除痹消肿的作用,用薏苡仁或和绿豆一起煮汤常服,对类风湿关节炎关节肿痛者有利。

5. 蕲蛇酒 取蕲蛇、寻骨风、五加皮、威灵仙等用酒浸泡,制成药酒,有祛湿通络之效,可用于类风湿关节炎,关节疼痛等症。

(五)针灸调治

针灸对类风湿关节炎的调治,体现在对局部功能的调节与镇痛,以及对整体免疫的调节和对脾脏功能的调节。

1. 体针 处方:取穴分为3组,第一组取上肢与脾脏相关的部分穴位,如合谷、中渚、内关、后溪、中脘、建里等;第二组取下肢与脾脏相关的部分穴位,如足三里、三阴交、公孙、太溪、内庭、下脘、天枢等。两组穴位交替使用。每次选用双侧。第三组穴位应根据受累关节或受累器官情况,用受累关节附近的穴位或受累器官相关神经节段区内的穴位,并与上述两种处方配合使用。

2. 耳针 常取脾、皮质下、肾上腺、交感等,双侧交替使用。用短毫针刺或用王不留行、白芥子贴压。

(六)推拿调治

类风湿关节炎可常以推拿按摩调治,用棉花沾酒、桉叶油,作局部擦揉。并可配合用穴位推拿、按摩、叩击,取穴有曲池、合谷、肩井、风池、阳溪、内关、脾俞、肾俞、肝俞、委中、足三里、阳陵泉、悬钟、太溪、涌泉等。

(七)气功调治

类风湿关节炎的气功调治方法很多,天津中医研究所专门编制了一套适合于类风湿关节炎患者的气功法,现简介如下:

放松功:取卧式、坐式、站式均可,自然呼吸,放松与呼吸结合,意念运气于"三线放松",第一条线(两侧):头部两侧—两肩—两肘—两前臂—两腕—两手十指。意守中指端2～3分钟。第二条线(前面):面部—颈部—胸部—腹部—两大腿—两膝部—两小腿—两足背—两足十趾。意守大趾1～2分钟。第三条线(后面):后脑部—枕项部—背部—腰部—两大腿—腘窝部—两小腿—两足底。然后意守涌泉穴3～5分钟。该功法是有意识地依次注意身体各部位,逐步将全身调整得自然、轻松、舒适,解除紧张状态,从而调和气血,协助脏腑疏通经络,改善关节僵痛等症状。

（八）动静调治

类风湿关节炎是由于邪痹经络骨节引起疼痛、肿胀、僵硬甚至畸形,动静调治能疏通气血、调和阴阳。动的概念包括全身运动和局部运动,全身运动要参加力所能及的体育煅炼,如太极拳、康复操、散步、慢跑等,以增强体质,提高抗病能力,并结合局部关节运动以舒展关节,如尽量屈伸各病变关节、捻捏、拔拉手指、足趾各关节等。平时患病关节也应静养为宜,防止运动时损伤关节、筋膜,增加病痛。

（九）娱乐调治

类风湿关节炎与精神情绪关系密切,特别是患病后很多人紧张、焦虑,积极参加各种娱乐活动,有利于放松心情,解除焦虑,帮助身心康复。可参加的娱乐活动有音乐、歌咏、书法、下棋、看戏剧或喜剧表演、游戏、游园等,娱乐调治要因人而异,根据患者病情进展、性格爱好,选择合适的娱乐方式,力求轻松、自然,身心娱乐。

（十）熏浴调治

类风湿关节炎的熏浴调治可用祛风散寒、温经活血类药如海桐皮、海风藤、络石藤、苏木、降香、油松节、艾叶、五加皮、透骨草、伸筋草等煎汁成药液熏浴,并在熏浴时配合适当的关节运动,借助热力和药物的双重作用,可起到温经散寒、疏经通络、气血调和、活血化瘀、出汗祛邪、平衡阴阳、提高肌体免疫力的作用,对防治类风湿关节炎都有很好的帮助。

（十一）其他调治

1. 刮痧　取发病关节附近、脊背部、膀胱经的大杼穴进行刮痧治疗,在发病关节附近取穴,以达到行气血通经络的目的,使发病关节功能恢复正常。膀胱经的大杼为骨会,有舒筋壮骨之功,脊背部为督脉所循,总督一身之阳气,可疏通经络、激发阳气。

2. 熨敷　用芒硝或用含有辛温走窜药物的中药如细辛、桂枝、麻黄、苏木、油松节等制成药袋,适量炒热,趁热敷熨关节部位,以达到温经活血消肿,对肿痛偏寒湿者有益。

3. 拔罐　因关节部位不适宜拔罐,可选择关节附近肌肉丰满、皮下组织充实处拔罐,并结合在脊背部督脉、膀胱经所循部位拔罐,可行气活血、祛风散寒、消肿止痛。

4. 贴穴　用雷公藤、白芥子、麻黄、麝香、生姜等中药制成的药饼,贴敷于关节附近穴位,并加用大杼穴、足三里、大椎穴等,以温通经络、散寒止痛、活血化瘀、通利关节。

5. 其他　用蜂疗、热疗、蜡疗、超声波、中药离子导入等治疗,有一定的缓解关节疼痛和伴发的肌肉痉挛作用,有助于维持及恢复关节功能。

第十三节 痛风的治未病

痛风是由高尿酸血症引起的一组嘌呤代谢紊乱所致的疾病。本病属于中医学"痛风""痹证""白虎历节"等范畴。

一、病因病机

痛风的发生主要与饮食不节、素禀失调、脏腑不和、高年体衰等因素有关。

1. 饮食不节,湿浊内生 平素过食醇酒厚味、膏粱辛辣之物,碍胃滞脾,食物不归正化,酿生湿浊。湿浊随气血行于周身致病。

2. 素禀失调,脏腑不和 正常之人,通过脏腑的协调与疏解作用,代谢产物不致蓄积为害,机体处于相对无毒的平衡状态。若因素体禀赋不足,阴阳失衡,致使脏腑功能失常,湿浊之邪不能及时排泄,则蕴结为害。

3. 高年体衰,脾肾不足 本病多见于中年以后,故与脏气衰退不无关系,其中尤以脾肾为主。肾精亏耗,肾虚难以气化泄浊;脾气不足,脾虚生湿,湿蕴生热为患。

总之,本病的发生多与过食膏粱厚味,滋生湿热痰浊,流注关节筋骨,再兼过度劳累或风邪诱触,致使浊毒凝聚、气血郁滞而发病,病情日久或反复发作,多有瘀血阻滞经脉、气血亏虚的表现。

现代医学认为,本病与遗传有关,由于受地域、民族、饮食习惯的影响,高尿酸血症与痛风发病率差异较大。当血尿酸浓度过高和(或)在酸性环境下,尿酸可析出结晶,沉积在骨关节、肾脏和皮下等组织,造成组织病理学改变,导致痛风性关节炎、痛风肾和痛风石等。

二、临床表现

痛风多发生于中老年男性。在急性期往往起病突然,多为单个小关节发炎,约半数为足趾第一跖趾关节,其次为踝、足跟及其他小关节,疼痛关节伴有红、肿、热、痛,或伴全身发热。这种关节炎发病急骤,消退也快,可在一周左右自行缓解。若转为慢性时,可见关节肿痛,畸型僵硬,部分有痛风石沉积,严重者可发生肾实质性病变及尿酸结石等。中医辨证分型表现如下。

1. 湿热痹阻型 关节红肿热痛,病势较急,局部灼热,得凉则舒,伴发热,口渴,心烦,小便短黄,舌质红,舌苔黄或腻,脉滑数或弦数。

2. 风寒湿痹型 关节肿痛,屈伸不利,或见局部皮下结节、痛风石,伴关节喜温,肢体重着,麻木不仁,小便清长,大便溏薄,舌质淡红,苔薄白,脉弦紧或濡缓。

3. 痰瘀阻滞型 关节肿痛,反复发作,时轻时重,局部硬节,或见痛风石,关节畸形,屈伸不利,局部皮色黯红,体虚乏力,面色青黯,舌质绛红有瘀点,舌苔白或黄,脉沉滑或细涩。

4. 脾肾阳虚型 关节肿痛持续,肢体及面部浮肿,气短乏力,腰膝酸软,畏寒肢冷,纳呆呕恶,腹胀便溏,舌质淡胖,舌苔薄白,脉沉缓或沉细。

5. 肝肾阴虚型 关节疼痛,反复发作,日久不愈,时轻时重,或关节变形,可见结节、屈伸不利,腰膝酸软,耳鸣口干,肌肤麻木不仁,神疲乏力,面色潮红,舌质干红,舌苔薄黄燥,脉弦细或细数。

三、易发对象预测

(一)体质特征

痰湿质、湿热质和血瘀质为痛风的高发体质,尤以痰湿质最为多见。其中痰湿质者多体型肥胖,腹部肥满松软,面部皮肤油脂较多,多汗且黏,胸闷,痰多,舌体胖大,舌苔白腻,口黏腻或甜,喜食肥甘,大便正常或不实,小便不多或微浑等,系先天遗传或后天过食肥甘所致。湿热质者往往见局部关节的红肿热痛,面垢多油,易生痤疮,舌质偏红,舌苔黄腻,容易口苦口干,身重困倦,心烦懈怠,大便燥结,或黏滞,小便短赤,脉多见滑数;瘀血质者以年老或病程久的患者多见,主要表现为局部痛风结石、刺痛、固定不移,动则加重,舌质紫黯有瘀斑,脉细涩。

(二)性格情志特征

痛风患者中A型性格的人比较多见,这类人多行动积极,富有进取心,在公司担任管理和领导职务,心理压力大。

(三)年龄与性别特征

年龄与性别对血尿酸值的影响很大,年龄大的人比年轻人易患痛风,发病年龄约为45岁。不过,由于近年来人们生活水平普遍提高,营养过剩,运动减少,痛风正在向低龄化发展。现在30岁左右的痛风患者亦很常见。男性比女性易患痛风,男女发病比例为20∶1。且女性患痛风几乎都是在绝经以后。

(四)生活方式与环境特征

1. 饮食因素 贪食肉类及海鲜的人比素食的人易患痛风,其原因就在于这些饮食物中嘌呤含量过多。

2. 酗酒 酗酒的人较不饮酒的人易患痛风。一方面酒类中含有丰富的嘌呤成分,可导致外源性的血尿酸增高;另一方面,饮酒可以使体内产生大量乳酸,会抑制肾脏排泄尿酸。

3. 环境因素 高尿酸血症的发病率因地区不同而有差异,海边居民因为进食海产品过多,成为本病易发对象;欧美地区2%~18%;南太平洋的土著人群如Nauru

（Micronesian）则高达64%；中国台湾原住民痛风患病率亦较高。

（五）家族遗传特征

原发性痛风患者中，10%～25%有痛风的阳性家族史。从痛风患者近亲中发现15%～25%有高尿酸血症。因此认为原发性痛风是染色体显性遗传但外显性不完全。高尿酸血症的遗传情况变异极大，可能为多基因性。现已确定有两种先天性嘌呤代谢异常症是性连锁的遗传，即次黄嘌呤-鸟嘌呤磷酸核糖转移酶（HGPRT）缺乏型及5-磷酸核糖-1-焦磷酸合成酶（PRPPsynthetase）活性过高型，女性为携带者，男性发病。在继发性痛风中，肝糖贮积病Ⅰ型（vonGierke病）是染色体隐性遗传。

（六）职业与工作习惯特征

企事业干部、教师、私营企业主等社会应酬较多和脑力劳动者易患痛风，可能与应酬过多、营养过度、运动过少等多种因素有关。

（七）并发疾病特征

肥胖的中年男性易患痛风，尤其是不爱运动、进食肉类蛋白质较多、营养过剩的人比营养一般的人易患痛风，限制饮食或降低体重均可改善病情；骨髓增生性疾病和溶血性贫血、慢性肾病、肾性尿崩症、铅中毒、铍中毒、类肉瘤、甲状旁腺功能亢进、Down症候群及银屑病等，由于核酸加速分解，导致尿酸过多和（或）因肾脏排泄尿酸减少，均可引发痛风；痛风常并发于高血压病、高脂血症、动脉硬化、冠心病、肾功能不全及2型糖尿病等患者。

（八）其他特征

长期使用维生素B_{12}、胰岛素、青霉素、利尿药、糖皮质激素、抗痨药、环孢素A等药物的人群，也容易发生本病。

本病预后一般较好，关节炎反复发作可以加速关节的畸形及致残，伴有心血管疾病及肾脏进行性病变者预后不良。

四、治未病调摄

（一）情志调治

本病患者因病情反复发作和逐渐加重，痛风发作时的疼痛和行动困难常严重影响患者情绪，因此一定要保持良好的心态，乐观开朗，多与人交往，充实自信地生活，积极控制疾病的发生与发展。

（二）起居调治

要养成良好的起居习惯，按时作息。要做到三餐固定，运动时间一般在餐后1小时为宜,进餐后立即运动会影响食物吸收,空腹运动会引发低血糖。由于痛风多见足部病症,故平时还要选择舒适的鞋,以免引起足部的损伤。此外,定时睡眠,定时起床,可使机体得到充分休息。

(三)饮食调治

1. 限制高嘌呤食物的摄入 要根据食物中嘌呤含量,严格控制饮食。如果是瘦肉、鸡肉、鸭肉等,应该煮沸后去汤食用,避免吃炖肉或卤肉。

(1) **含嘌呤较高的食物**(每100 g食物含嘌呤100～1000 mg) 肝、肾、胰、心、脑、肉馅、肉汁、肉汤、鲭鱼、凤尾鱼、沙丁鱼、鱼卵、小虾、淡菜、鹅、斑鸠、石鸡、大豆制品、酵母、香菇、紫菜。

(2) **含嘌呤中等的食物**(每100 g食物含嘌呤75～100 mg) 鲤鱼、鳕鱼、大比目鱼、鲈鱼、梭鱼、贝壳类、鳗鱼及鳝鱼,熏火腿、猪肉、牛肉、牛舌、小牛肉、兔肉、鹿肉以及鸭、鸽子、鹌鹑、野鸡、火鸡。

(3) **含嘌呤较少的食物**(每100 g食物含嘌呤<75 mg) 青鱼、鲱鱼、鲑鱼、鲥鱼、金枪鱼、白鱼、龙虾、蟹、牡蛎,火腿、羊肉、牛肉汤、鸡、熏肉,麦片、面包、粗粮以及芦笋、菠菜、蘑菇。

(4) **含嘌呤很少的食物** 大米、小麦、小米、荞麦、玉米面、精白粉、富强粉、通心粉、面条、面包、馒头、苏打饼干、黄油小点心,白菜、卷心菜、胡萝卜、芹菜、黄瓜、茄子、芜青、甘蓝菜、莴笋、刀豆、南瓜、倭瓜、西葫芦、蕃茄、山芋、土豆、泡菜、咸菜,各种水果,蛋、乳类(鲜奶、炼乳、奶酪、酸奶、麦乳精)以及汽水、茶、咖啡、可可、巧克力。

2. 均衡饮食 主食以碳水化合物为主,碳水化合物可促进血液中的尿酸排出,饮食中碳水化合物应占总热量的50%～60%,可选择大米、玉米、面粉及其制品(如馒头、面条、面包、饺子等);避免高蛋白质、高脂肪饮食。

3. 多食碱性食品 碱性食品有助于降低血清和尿酸的酸度,转变尿液呈碱性,从而增加尿酸在尿液中的可溶性。含有较多钠、钾、钙、镁等元素的碱性食品,如蔬菜、水果、牛奶、坚果、海藻等,可在体内氧化生成碱性氧化物,对促进尿酸代谢有益。

4. 多饮水,少食盐 饮水是促使尿酸溶解和排泄最有效而简便的方法。饮水应选用淡茶水、白开水、矿泉水,不宜饮用浓茶、浓咖啡和汽水等,一般成人患者每日水摄入量以2500～3000 mL为宜,尿量保持在2000 mL以上,以利于尿酸排泄;还可以饮用富含维生素和钾的蔬菜果汁和豆乳。另外,要限制食盐,食盐中的钠有促使尿酸沉淀的作用,每天食盐应限制在2～5 g。

5. 限酒 饮用含酒精的饮料,会在体内产生乳酸,降低尿酸的排泄量;啤酒中含有大量的嘌呤,而且热量较高,饮用后更易导致血中尿酸的升高。

(四)药物调治

1. 百合方 百合20～30 g,煎汤或蒸熟食,每日1剂,可长期服用。功效:润肺止咳,宁心安神。百合含有秋水仙碱等成分,对痛风性关节炎有防治作用。

2. 百前蜜　百合20 g,车前子30 g,煎水约500 mL,加蜜一勺,调匀服,每日1剂。功效:补肺益气,健脾利尿。车前子可促进尿酸排出,可防止痛风性关节炎发作。

3. 赤豆薏仁粥　赤小豆50 g,薏苡仁50 g,熬粥服,每日1剂。功效:补益脾胃,利尿渗湿,有促进尿酸排出的作用。

4. 土茯苓粳米粥　土茯苓30 g,粳米50 g,先将土茯苓煎成药液,再入粳米熬成稀饭,每日1剂,可经常服用。功用:清热解毒,利湿通络。土茯苓可增加血尿酸的排泄。

5. 山慈菇蜜　山慈菇5 g,煎水,加蜂蜜一勺,调匀服,每日1剂。功用:解毒化痰,散结消肿。山慈菇含有秋水仙碱等成分,适用于湿热型急性痛风发作期。

6. 桃仁粥　桃仁15 g,粳米150 g。先将桃仁捣烂如泥,加水研汁,去渣,再入粳米煮粥,每日1剂。功用:活血祛瘀,通络止痛,适用于瘀血痰浊痹阻型痛风。

7. 加味萝卜汤　萝卜250 g,柏子仁30 g。萝卜洗净切丝,用植物油煸炒后,加入柏子仁及清水500 mL,同煮至熟,酌加食盐即可。功用:养心安神,利尿渗湿。常服可预防痛风发作。

8. 防风薏仁粥　防风10 g,薏苡仁30 g。水煮至米熟,每日1剂,连服1周。功用:清热祛风行痹,适用于湿热痹阻型痛风。

(五)针灸调治

一般风寒湿痹宜针灸并用;风寒热痹则宜针不宜灸;正虚久痹以灸为宜。常用取穴:肩痛取肩髃、肩贞穴及压痛点;腕痛取阳池、外关、合谷;肘痛取合谷、手三里、曲池;膝痛取膝眼、阳陵泉;踝痛取中封、昆仑、解溪、丘墟等。

(六)动静调治

要保持理想体重,超重或肥胖者要设法减轻体重,减肥的方法除了控制饮食外,最重要的方法是要加强运动。要根据身体状况选择合适的体育锻炼项目,确定运动强度、时间。痛风患者一般都有关节破坏,而游泳不需要关节受力,是全身肌肉的协调运动,它有助于改善胰岛素抵抗;其次推荐骑自行车运动,这项运动关节受力也比较小,同样以肌肉受力为主;另外快步走、慢跑、做广播操、打乒乓球等,比较适合痛风患者。竞技性强,运动剧烈,消耗体力过多的项目,如快跑、足球、篮球、滑冰、登山、长跑等,则不适宜痛风患者。对于痛风关节炎患者,关节不能过分地运动以避免出现劳损,运动带来的创伤对痛风关节炎是非常不利的。

(七)熏浴调治

在痛风发作时,可取忍冬藤30 g,艾叶10 g,土茯苓50 g,苦参30 g,威灵仙30 g,煎水后浸泡足部,每晚约半小时。

第十四节 抑郁症的治未病

抑郁症是一种常见的精神疾病,以显著而持久的心境低落为主要临床特征,且心境低落与其处境不相称,主要表现为情绪低落,兴趣减低,悲观,思维迟缓,缺乏主动性,自责自罪,饮食、睡眠差,担心自己患有各种疾病,感到全身多处不适,严重者可出现自杀企图和行为。本病属于中医学"郁证"范畴。

一、病因病机

抑郁症的发生主要与情志失调等因素有关。

1. 愤懑恼怒,肝气郁滞 肝失条达,气机不畅,日久化火,形成火郁。津液运行不畅,凝聚成痰,则形成痰郁。郁火伤阴,可导致肝阴不足。

2. 忧愁思虑,脾失健运 由于忧愁思虑,脾气郁结,或肝气郁结横逆侮脾,均可导致脾失健运,以致食积不消,则形成食郁。若不能运化水湿,则形成湿郁。水湿凝结成痰,则形成痰郁。火热伤脾,气血生化乏源,导致心脾两虚。

3. 情志过极,心失所养 由于精神紧张,忧愁悲哀等精神因素,损伤心脾,使心失所养而发生一系列病变。

抑郁症的基本病机为气机郁滞导致肝失疏泄,脾失健运,心失所养,脏腑阴阳气血失调。病位主要在肝,但可涉及心、脾、肾。病理性质初起以气滞为主,常兼血瘀、化火、痰结、食滞等,多属实证;日久易由实转虚,或见虚实夹杂。

现代医学认为,抑郁症的发生与遗传、生化、心理、社会等因素有关,一种假说是大脑突触间隙神经递质5-羟色胺(5-HT)和去甲肾上腺素(NE)的浓度下降导致抑郁症发生。另一种假说是5-HT和NE受体敏感性增高(超敏)导致抑郁症发病。

二、临床表现

抑郁症表现为精神情绪异常。中医辨证分型表现如下。

1. 肝气郁结型 情绪不宁,精神抑郁,胸部满闷,胁肋胀痛,痛无定处,脘闷嗳气,不思饮食,大便不调,苔薄白,脉弦。

2. 气郁化火型 性情急躁易怒,胸脘痞闷,口苦而干,或头痛,目赤,耳鸣,或嘈杂吞酸,大便秘结,舌质红,苔黄,脉弦数。

3. 痰气郁结型 精神抑郁,胸脘痞闷,胁肋胀满,咽中如有物梗阻,吞之不下,吐之不出,苔白腻,脉弦滑。

4. 心神失养型 精神恍惚,心神不宁,易惊多疑,悲忧善哭,喜怒无常,或神疲乏力,或手舞足蹈,骂詈喊叫等,舌质淡,脉细弦。

5. 心脾两虚型 多思善虑,神疲头晕,心悸胆怯,失眠,健忘,纳差,面色无华,舌质淡,苔薄白,脉细。

6. 心肾阴虚型 情绪不宁,心悸,健忘,失眠,多梦,盗汗,五心烦热,口燥咽干,舌红少津,脉细数。

三、易发对象预测

(一)体质特征

抑郁症主要见于气郁质人群,愤懑郁怒,肝气郁结;忧愁思虑,脾失健运;情志过及,心失所养,日久损及脏腑阴阳气血,致使抑郁症的发生。另外,性格内向、精神敏感的特禀质者,受遗传影响,发病率也较高。

(二)性格情志特征

精神心理因素是抑郁症的致病因素,表现为神情忧郁、敏感多虑、烦闷不乐、胸闷不舒、性格内向而不稳定;具有较为明显的焦虑、强迫、冲动等特质;贪欲妄想、爱钻牛角尖、孤注一掷、悲观自责等,都较易患上抑郁症。

(三)年龄与性别特征

青春期少年因叛逆、厌学、自我孤立而易于抑郁;孕产妇由于激素剧烈变化,加上初为人母,角色变化,照顾孩子,兼顾事业和家庭等原因,其中有50%～70%的人会出现反应性抑郁;老人因退休、丧偶、子女不在身边等易感到孤独、失去生活目标而抑郁。女性因情感细腻丰富,所以比男性更易患抑郁症。

(四)生活方式与环境特征

1. 饮食因素 喜食猪肉或油炸食物,过食辛辣、腌熏类等有刺激性食物;饮食不节,饥饱无常或暴饮暴食;饮食偏嗜,食谱中缺乏含叶酸与维生素B_{12}食物;爱吃快餐、加工食品和甜食,如汉堡包、薯条、炸鸡等,均可导致行动缓慢、思考迟钝、精神疲劳,从而诱发或加重本病。

2. 生活习惯 抽烟、酗酒与滥用药物会引发抑郁症,长期饮酒者、使用精神活性物质如阿片类药物(如吸毒)者,其抑郁症发病率高达50%以上。生活压力过大,过度劳累;经常熬夜,生活作息无规律或生活方式的巨大变化;喜欢孤独,不善交友,人际关系紧张;喜欢阅读观看悲剧文学作品或影视等;过量饮茶和喝咖啡,会导致失眠,都易罹患抑郁症。

3. 环境因素 社会环境因素对抑郁症的发病影响较大,社会动荡或对个体有不利的社会因素,如受追随的政治人物、明星的失落而悲观;经济困难,低经济收入家庭中成员易患抑郁症。令人感到有压力的生活事件及持续性的困境也可能诱发抑郁症,如丧偶、离婚、失恋、失业等。环境日照不足,也可成为抑郁症的发病原因。抑郁症发病还与季节气候变化有关,具有昼重夕轻的昼夜节律以及春秋冬季重而夏季轻的季节性规律,可能与冬季日照时间短、日照不足和天气变冷时人体内分泌变化有关。

(五)家族遗传特征

抑郁症跟家族病史有密切的关系。研究显示:父母其中1人得抑郁症,子女得病概率为25%;若双亲都是抑郁症患者,子女患病率提高至50%～75%,故有抑郁家族史的患病概率高。婚姻状况的不满意是发生抑郁症的重要危险因素。大的突发或持续时间在2～3个月以上的负性生活事件,对个体抑郁症的发生构成重要影响;重大的负性生活事件如亲人死亡或失恋等情况,是导致抑郁症的直接因素。儿童期的不良经历,往往构成成年期发生抑郁症的重要危险因素。

(六)职业与工作习惯特征

抑郁症与职业有密切关系,脑力劳动者,如科研人员、高级知识分子、IT从业者、白领、医护人员等工作压力大,生活不规律,缺乏与社会沟通的机会;悲剧演员易受剧情影响即"入戏",都易诱发抑郁症。

(七)并发疾病特征

慢性重症疾病缠身者如心血管疾病如心肌梗死、慢性心力衰竭,神经系统疾病如中风偏瘫、帕金森症、阿尔茨海默病以及糖尿病、恶性肿瘤等,因疾病顽固难愈,康复困难,会出现情绪低落、失眠、消极厌世,并发抑郁症的概率都很高。甲状腺功能亢进,即使是轻微的情况,大多也会患上抑郁症。

四、治未病调摄

(一)情志调治

精神刺激是引起"心因性"抑郁症的原因,尽可能消除精神刺激,加强心理免疫能力,增强对刺激的抵抗力,可降低抑郁症的发病率。若疾病尚较轻微,应及时看心理医生,或从家人、亲友、同事中得到帮助,从根本上找到情志致病的原因,通过语言暗示、诱导,可控制发作,解除症状,常能收到良好的效果。情志调治可从以下三方面进行。

1. 人际关系调治　要保持良好基本的人际交际和社会关系,经常和家人、朋友来往,交流沟通,倾诉发泄不愉快的情绪,减少日常生活中的冲突,获得家人和朋友的支持。

2. 认知行为调治　认清消极的思维模式和行为,不要自责、自卑,用乐观、积极的思维模式和行为进行代替。

3. 心理动力学调治　学会自我反省,揭示和了解可导致抑郁症的情绪冲突,改变性格趋向。

（二）起居调治

患者生活要有规律，注意劳逸结合，避免过分疲劳；改变不良的生活习惯，按时作息，不劳累，戒烟禁毒，减少饮茶、咖啡等。改变生活方式，转移精神压力，如饲养宠物等。对于各种疼痛要采取积极措施进行处理，去除身体疼痛引发心情抑郁的原因。对季节性情感障碍（SAD）的抑郁症者，黑暗寒冷、缺少阳光的冬季是发病的高峰期，所以，冬天要到室外接受阳光日照。不要熬夜，保持足够的睡眠。避免居住狭小的环境，尽量使居室宽敞明亮、视野开阔、朝阳日照多。

（三）饮食调治

良好的饮食习惯，合理膳食，能保持身心愉快，是调节身体功能的有效方法。抑郁症者宜食用黄花菜（金针菜）、深海鱼、香蕉、葡萄柚、菠菜、樱桃、大蒜、南瓜、低脂牛奶、鸡肉、巧克力等。禁酒，避免富含饱和脂肪的食物、猪肉或油炸食物，不食过量辛辣、腌熏类等有刺激性食物。研究表明食物中的Omega-3和维生素B_{12}有助于缓解因抑郁症导致的情绪变化。各种鱼类、亚麻籽、坚果、黄豆和菜心都含有丰富的Omega-3；海产品、乳制品、强化谷物则是很好的维生素B_{12}的来源。很多负面情绪如易怒、焦虑、疲劳、慢性疼痛和焦躁不安都和大脑血清素（5-羟色胺）水平降低有关。血清素是一种抑制性神经递质，在大脑皮质及神经突触内含量很高。碳水化合物食物能提高大脑中的血清素水平，低脂肪的碳水化合物如米饭、全麦面包、面条应适当摄入，同时蔬菜、水果和全麦还能提供人体必需的膳食纤维。

（四）药物调治

1. 养心安神粥 用百合、莲子、龙眼肉、粳米同煮成粥。具有养心安神之效，适用于抑郁症之失眠等。

2. 远志枣仁粥 用远志、炒酸枣仁、枸杞子、粳米同煮成粥。具有解郁、安神之效。

3. 首乌桑椹粥 用何首乌、合欢花、女贞子、桑椹适量加水煎煮，去渣取药汁300 mL，再与小米同煮成粥。具有滋补肝肾之效，适用于抑郁症见失眠、健忘、烦躁者。

4. 莲子百合粥 用莲子、芡实、干百合、粳米适量，少量冰糖，红枣数枚，加水煮粥。有滋阴健脾、养心安神之效。

5. 蒸百合枸杞 取百合、枸杞子适量，加蜂蜜少许，拌匀，同蒸至百合烂熟。具有补肾养血、清热除烦、宁心安神之效。

6. 甘麦饮 取小麦、红枣、甘草适量，水煎代茶饮用。适用于绝经前后伴有潮热出汗、烦躁心悸、忧郁易怒、面色无华者。

7. 其他 还可将具有疏肝理气解郁的各种花类药物，如合欢花、玫瑰花、茉莉花、梅花等，用沸水冲泡，代茶饮用，有稳定情绪、镇静安神、抗抑郁的功效。

（五）针灸调治

针灸可以起到醒脑安神、疏肝理气的作用,对调治抑郁症帮助很大。

1. 体针 主穴:肝俞、胆俞、内关、神门、太冲。配穴:肝气郁结者,加曲泉、膻中、期门;气郁化火者,加行间、侠溪、外关;痰气郁结者,加丰隆、阴陵泉、天突、廉泉;心神惑乱者,加通里、心俞、三阴交、太溪;心脾两虚者,加心俞、脾俞、足三里、三阴交;肝肾亏虚者,加太溪、三阴交、肝俞、肾俞。

也可选用温针灸夹脊穴,基于夹脊禀足太阳与督脉之气,督脉入络脑,总督诸阳经,总督神明、温通经脉、振奋阳气。

2. 耳针 可取神门、皮质下、交感、心、肾、肝、胆等穴,用短毫针刺或用王不留行、白芥子贴压,疏通经络、协调阴阳、调理脏腑。

（六）推拿治疗

推拿治疗是中医疗法中的独特疗法,通过特殊的穴位按摩,进而达到调理气血,舒缓情志的目的。如按揉中脘、气海、关元等穴位,助气血生化,调理脾胃,改善抑郁症的食欲;按揉百会、四神聪、印堂、睛明等穴,使患者头部清醒,消除疲乏,缓解焦虑抑郁的情绪;按揉患者膀胱经所循部位,可使其全身放松,消除紧张疲劳;点按肺俞、心俞、肝俞、胆俞、三焦俞等穴位,调整脏腑功能,振奋人体阳气等。

（七）气功调治

气功以意念调节为特色,可以通过存想而诱导入静,消除对自我的执着,达到恬淡虚无的境界,从而思绪平静,情绪平静,排除外在的心理、生理影响,使心身回归到平衡态,从而使抑郁症得到自然的调节而趋于康复,是一种安全有效的方法。具体功法很多,简介一种静念功法是:处静室,闭目调息;取仰卧或侧卧位、平坐或靠坐姿势;轻松自然呼吸,深吸缓呼;排除杂念,意守丹田;意念从丹田处引气周循全身,可分段放松或整体放松,如此往复,感局部或全身可松弛,纳气收功。

（八）动静调治

抑郁症调治要注意动静结合,通过轻松的运动来提高自身的情绪,感受到运动后带来的身心愉悦,与他人一起运动,更能收获快乐,能非常有效地改善自身的抑郁状态。如跳绳、散步、慢跑、骑马、打球等。运动能增加人体的协调性,改善心肺功能及提高摄氧,促使大脑大量分泌内啡肽,让人产生欢乐、愉快、满足的感觉,还可帮助排遣压力和忧郁。但不可过度劳累,运动时要动静结合,随时放松休息,运动后要静养调摄,恢复元气。

（九）娱乐调治

娱乐活动能陶冶性情、抒发健康的情感、消除神经紧张、调节神经内分泌功能。抑郁症可通过一些轻松愉快娱乐活动,如音乐、歌咏、跳舞、游戏、书法、绘画、摄影、下棋、看电影、看喜剧影视片、相声小品表演、游园等,消除神经紧张,增进人际交流,产生愉悦感。对抑郁症选择娱乐调治要因人而异,根据患者不同的经历、个性特点、爱好和修养,选择合适的娱乐方式,不应做作、强硬、教条,并尽量在环境优美、视野开阔、阳光充足之处进行,力求轻松、自然,在潜移默化中实现调治效果。

(十) 其他调治

1. 刮痧　头部刮痧法采用厉刮法,使刮痧板与被施术区域呈90度角,前后或左右刮拭,两侧头部可以采用刮痧板的梳状区进行由前到后的刮压,呈一问号状走向,力度以抑郁症患者能承受为限。采取面刮手法,每个部位的刮拭次数15次左右。有活血通络、安神定志之效。

2. 药枕、香囊　用磁石、龙骨适量研粗末,加适量合欢花、菊花、决明子等制成药枕,或用合欢花、菊花、玫瑰花、茉莉花等制成香囊佩戴,有解郁安神、疏肝理气之效。

3. 足疗　中药足浴剂配方(黄芪、当归、牛膝、桂枝、白芍、熟地黄、石菖蒲、合欢花、夜交藤、五味子、酸枣仁、远志、冰片、薄荷)。水煎,临睡前将双脚浸没于加入中药的热水中,水位高过三阴交穴,浸泡30分钟,1天1次。疗程4周。治疗期间禁饮茶、酒、咖啡。该法具有疏通经络、调和气血、解毒化瘀、扶正祛邪等作用,使失去平衡的脏腑阴阳得以重新调整和改善,从而促进机体功能,使人体气血阴阳调和,肝气得疏,肺脾肾之气得固。

4. 贴穴　用合欢花、远志、酸枣仁、松香、麝香、生姜等中药制成的药饼,贴敷于心俞、肝俞、肾俞、三阴交等穴,有疏肝解郁、安神定志的功效。

第十五节　恶性肿瘤的治未病

恶性肿瘤又称癌,是指以不可控制的恶性细胞生长和扩散以及组织浸润为特征,并经病理检验确定符合中国卫生与计划生育委员会公布的"疾病和死因分类"标准归属于恶性肿瘤之列的疾病。本病属于中医学的"积聚""癥瘕""岩证""失荣""噎膈""肿疡""乳岩""肾岩""肠覃""肉瘤"等范畴。

一、病因病机

恶性肿瘤的发生主要与正气亏虚、饮食不节、情志失调、外邪侵犯等多种因素有关。

1. 正气亏虚　人体正气亏虚是肿瘤发病的内在因素,也是其他各种致病因素导致肿瘤发生的基础条件。正气亏虚包括先天不足,体质素虚;后天失养,摄生不当,久病顽疾,正气亏虚,阴阳失衡,痰瘀互结而致本病。

2. 外邪侵犯　外感六淫之邪,稽留不去,脏腑受损,气血亏虚,正气不足,阴阳失调,久病入络,痰瘀互结而致病。

3. 饮食因素　饮食不当,长期进食过量,暴饮暴食,过食肥甘厚味,进食无规律,致胃难腐熟,运化失职,或摄食过少,营养不足,气血生化乏源;饮食失宜,常食腐败霉变、腌制熏烤之品,损伤肠胃,蓄毒体内,累及脏腑;饮食偏嗜,营养失衡,或嗜好烟酒辛辣,积湿生热,或嗜食生冷,克伐阳气。诸因皆可致脾胃损伤,健运失常,湿浊内生,蕴久化热,气机升降失司,痰瘀内聚,而诱发本病。

4. 情志失调　七情过激,气机逆乱,升降失常,脏腑经络功能失调,如忧思伤脾,脾失健运,聚湿生痰;郁怒伤肝,肝气郁结,气滞血瘀;精神紧张,情志不遂,脏腑气机逆乱,气血失调,功能失常。

此外,先天禀赋特质,或特殊易感体质,是恶性肿瘤的高发人群。年龄越大,正气越亏,经络脏腑功能越弱,肿瘤的发病率就越高。

正气不足是恶性肿瘤发生的前提条件;邪气壅滞是恶性肿瘤发生的重要原因;阴阳失衡是恶性肿瘤发生的根本原因;情志内伤是恶性肿瘤发生的不可忽视的诱发因素。

现代医学对恶性肿瘤的病因尚未完全明了,根据流行病学的研究以及实验和临床观察,导致细胞癌变的致病因子大体上分为:① 物理因素,如X射线、电离辐射等;② 化学因素,如烷化剂、多环芳香烃类化合物、氨基偶氮类、亚硝酸盐(多见在腌制过的蔬菜或隔夜的菜中)、黄曲霉毒素等;③ 生物因素,主要为病毒,如人类乳头状病毒、乙型肝炎病毒、EB病毒等;④ 内在因素,包括遗传、免疫、内分泌等。恶性肿瘤是机体在各种致瘤因素的作用下,局部组织的细胞在基因水平上发生突变,导致异常增生与分化,并不受机体的生理调控,进而破坏正常的组织与器官,影响其结构和功能,易发生出血、坏死、溃疡,继发感染、营养不良等。恶性肿瘤常有远处转移,并发严重的脏器功能衰竭而死亡。

二、临床表现

恶性肿瘤的早期大多没有典型的临床症状,而来源于不同器官的恶性肿瘤也可能会表现出不同的症状,如不明原因的消瘦,贫血,食欲不振,便血,伤口长期不愈合,身体的某些部位出现肿块,吞咽困难,刺激性咳嗽等。中医辨证分型表现如下。

1. 热毒蕴结型　局部肿块灼热疼痛或溃破流秽、出血,发热或五心烦热,口渴尿赤,便秘或便溏黏滞,舌红或绛、苔黄而干,脉数等。

2. 气滞血瘀型　胸胁胀满,走窜疼痛,急躁易怒,或痞块形成,刺痛拒按,或妇女月经有瘀血块、闭经等,舌质紫黯或有瘀点,脉涩等。

3. 痰凝毒聚型　瘰疬丛生,或见于腹股沟假性横痃形成,皮核相连,并可相互融合成块,推之不移,坚硬如石,自觉疼痛,舌苔腻,脉弦滑等。

4. 正气亏虚型　面色萎黄或㿠白,神疲气短,畏寒怕冷,腰膝酸软,伴局部肿块疼痛,舌淡苔白,脉沉细无力等。

三、易发对象预测

（一）体质特征

气郁质、阴虚质、血瘀质人群易发恶性肿瘤。其中气郁质者表现为神情抑郁、情感脆弱、多愁善感、好烦焦虑,或急躁易怒、易于激动,因气机郁滞,聚痰生瘀所致;阴虚质者表现为形体消瘦、手足心热、心烦口干等,因阴液亏少,化火凝津生瘀所致;血瘀质者表现为面色晦滞、肤色晦黯、色素沉着、皮下瘀斑、舌质紫黯等,因血行不畅,瘀血内停所致。

（二）性格情志特征

性格特征与恶性肿瘤的发病有关。儿童时期父母早亡、离异、不和睦,对儿童的性格形成有很大的影响。长期处于孤独、挫折、失望、压抑状态,如家庭的不幸事件、工作生活压力过度、人际关系不协调、事业失败、理想破灭、难以宣泄的悲哀、生活中的巨大精神刺激等恶劣情绪往往是肿瘤细胞的"激活剂",是诱发恶性肿瘤的重要因素。

（三）年龄与性别特征

据统计报告,在中国,60岁以上恶性肿瘤发病率超过1%,恶性肿瘤与年龄增长呈正相关,但重症的年轻化是发病趋势。恶性肿瘤的发病与性别有关,不同的肿瘤好发于不同的性别,缘于男女在精神性格、内分泌激素等多方面都有差异,故肿瘤发病的性别趋向差异很大。而职业肿瘤的发病则是男性较高。

（四）生活方式与环境特征

1. 饮食因素 据2013年中国肿瘤登记中心调查,与膳食营养因素相关的癌症占30%以上,常见的易致癌食物有腌制食品如咸菜等,烧烤食品如烤鸭、烤羊肉串等,烟熏食品如熏肉,油炸食品,霉变食品等;食品添加剂如含有亚硝胺,食用色素如含有二甲氨基偶氮苯等,长期食用这些食物的人,恶性肿瘤的发病率增高。饮食偏嗜,营养失衡,如长期缺铁,或营养不足,也易并发恶性肿瘤。食物热量过高、脂肪过高、纤维素过少,某些微量元素如硒浓度过低,长期缺碘或碘过多,也可诱发相关的恶性肿瘤。

2. 生活习惯 生活无规律,熬夜,饥饱无常,过度劳累,房事过度,缺乏锻炼等均是诱发恶性肿瘤的因素。其他如吸烟除导致肺癌外还可导致口腔、咽、喉、食管、胰腺、膀胱等多种癌症,饮酒与口腔癌、咽癌、喉癌、直肠癌有关,长期饮酒还可导致肝硬化继而有发展为肝癌的风险。

3. 环境因素 世界卫生组织（WHO）指出,人类恶性肿瘤的90%与环境因素有关,其中最主要的是与环境中化学因素有关,如空气污染物易致肺癌,电离辐射污染可引起人类多种癌症等。

（五）家族遗传特征

仅少数的恶性肿瘤属于明显遗传性发生，已发现的一些遗传倾向比较显著的恶性肿瘤如结肠癌、皮肤癌、乳腺癌、卵巢癌及原发性肝癌等，遗传性最为特殊的是视网膜母细胞瘤。但目前的共识是恶性肿瘤的发生是遗传因素与环境等外在因素共同起作用的结果。

（六）职业与工作习惯特征

恶性肿瘤与职业密切相关，中国卫生部（现称卫生与计划生育委员会）等政府机构早在1987年颁发了《职业病范围和职业病患者处理办法的规定》中规定了8种职业性肿瘤，分别是石棉所致肺癌、间皮瘤；联苯胺所致膀胱癌；苯所致白血病；氯甲醚所致肺癌；砷所致肺癌、皮肤癌；氯乙烯所致肝血管肉瘤；焦炉工肺癌；铬酸盐制造工肺癌。美国NIC曾列出12种癌症高发职业及其相关靶器官是：煤矿工与胃相关；化学工作者与肝、淋巴结相关；铸造作业者、金属矿工与肺有关；纤维作业者及报纸印刷工与口腔、咽喉有关；焦碳副产品操作工与肺、前列腺有关；橡胶工业生产过程、轮胎生产、轮胎干燥与膀胱、脑有关；家具工、制鞋（皮鞋）工与鼻腔、鼻窦、白血病有关；皮革工与膀胱有关。

（七）并发疾病特征

常见的癌前病变易转化为恶性肿瘤，如发生在口腔、食管、子宫颈、外阴等处的黏膜白斑，子宫颈的不典型增生，乳腺囊性增生症，大肠腺瘤与腺瘤病，慢性萎缩性胃炎伴重度肠上皮化生、不典型增生及巨大溃疡，超过1 cm的胆囊息肉等都有转化为恶性肿瘤的风险。部分病毒感染性疾病亦可诱发恶性肿瘤，如乙型肝炎病毒导致原发性肝细胞癌；EB病毒可导致淋巴瘤、鼻咽癌；单纯性疱疹病毒Ⅱ型，可导致宫颈癌等。

（八）其他特征

长期使用一些特殊用药或特殊治疗也可导致恶性肿瘤的发生。国际癌症研究中心（CIRC）宣布的30种致癌物中包括已被确认的致癌药物，如二乙基己烯雌酚（DES）可导致第二代阴道癌、子宫颈癌；雄激素、睾丸酮可导致肝细胞癌；偶合雌激素可导致子宫颈癌；砷剂可导致皮肤癌（鳞癌）；萘氮芥可导致膀胱癌；烷化剂类可导致急性非淋巴细胞性白血病；环磷酰胺可导致膀胱癌、白血病、乳腺癌；免疫抑制剂可导致组织细胞型淋巴瘤；放射性镭可导致骨肉瘤、鼻窦瘤等。

四、治未病调摄

（一）情志调治

患者要精神乐观，淡泊名利，心胸豁达，提高自身修养，学会自我调节，掌握排除不良情绪的方式方法，避免长期或剧烈的情志恶性刺激，改变抑郁、焦虑的性格，多与人沟通交流,善于化解矛盾,不要对人对己过于苛刻。医师也要帮助患者正确地认识疾病,解除焦虑、恐惧心理,树立战胜疾病的信心,保持愉悦的精神状态。情志调治对恶性肿瘤的预防、治疗和转归都有重大的意义。

（二）起居调治

患者生活要有规律,注意劳逸结合,避免过分疲劳;平时要注意保暖,避免受风寒;改变不良的生活习惯,按时作息,不劳累、熬夜。要根据四时气候变化,做好气象起居调治,如:春夏之季宜早起床,广步于庭,使阳气充沛;秋冬之季,应早卧晚起,必待日光等。居住环境须保持安静、清洁、整齐、空气新鲜,居室内光线要充足,温湿度要适宜,温度以18～20℃为宜。

（三）饮食调治

饮食对恶性肿瘤的调治十分重要,合理膳食,可增强患者体质,提高免疫功能,增强抗癌能力。

恶性肿瘤患者的饮食应多以新鲜清淡、富有营养、维生素及微量元素的水果、蔬菜为主,佐以新鲜的鱼类、瘦肉、禽肉、牛奶等。饮食要规律,要粗细搭配,容易消化,不暴食暴饮,禁酒,忌食腌腊、烟熏、霉变、烧烤、油炸、高脂、高盐、久储、粗硬食品等。

中医的"辨证施食"是调治肿瘤的一大特色,即是在明确诊断的前题下,根据中医辨证结论,选用药食进行调治。如:气血亏虚证,宜进食人参、黄芪、獐宝、大枣、冬虫夏草、枸杞子、乌鸡、甲鱼、猕猴桃等;阴血亏虚证,可进食西洋参、百合、石斛、麦冬、阿胶、银耳、百合、梨汁、荸荠、桑椹、乌鸡、甲鱼、猪肝等;脾胃亏虚证,可进食如人参、黄芪、獐宝、山药、薏苡仁、生姜、橘皮、柚子、大枣等;气滞血瘀证,可进食如桃树脂、山楂、当归、藏红花、黑木耳、茄子、慈菇等。还可根据体质辨证确立饮食宜忌,如:阴虚质宜选用性平甘寒或甘凉滋润之品,如鸭、兔、甲鱼、乌龟、鸽子、水牛肉、瘦肉、奶类、蛋类、豆制品、菌菇类,蔬菜如百合、藕、茄子、波菜、绿豆、丝瓜、苦瓜、花菜、香蕉、梨、冰糖等,不宜进食属热性或辛辣食物如羊肉、狗肉、桃核、胡椒、荔枝、大蒜、辣椒等及煎炸、炙烤之品;阳虚质宜选用性平、甘温之品,如鸡肉、鹅肉、黄牛肉、羊肉、海参、乌龟、鲫鱼、瘦肉、蛋类、奶类、菌菇类,蔬果类如小米、魔芋、大蒜、韭菜、菠菜、龙眼、核桃、南瓜、苹果,不宜进食寒凉或腻滞之品如鸭、甲鱼、兔、糯米、蜂蜜、冰糖、梨等。

恶性肿瘤有时也有特殊的饮食禁忌,如肿瘤化疗中如使用奥沙利铂药等,应禁忌食生冷的食物、饮料,以及粗燥或肥腻厚味等不易消化的食物;食管癌、鼻咽癌在放疗时忌食辛辣或热性食物;食管癌手术后,多数患者因迷走神经被切断,消化功能难恢复,对油脂吸收差,宜少油易消化的饮食,少量多餐,忌酒、辣椒、花椒、韭菜、葱、姜、蒜等辛辣之物,以免伤阴耗津等。

（四）药物调治

1. 猴头菇草菇汤　取鲜草菇、鲜猴头菇适量切片,加食油、盐少许,炒后加水煲汤食用,主要用于防治消化道肿瘤。

2. 猴头白花蛇舌草汤　取猴头菇、白花蛇舌草、藤梨根适量,加水煎汤服,用于防治胃癌、食管癌、贲门癌和肝癌等症。

3. 薏苡山药半枝莲汤　取薏苡仁、山药、半枝莲适量,加水煎汤,长期服用,用于防治胃癌、宫颈癌等。

4. 苡仁百合粥　生薏苡仁、百合、粳米适量,白糖半匙,熬粥,可用于调治肠胃癌脾胃亏虚者。

(五)针灸调治

针灸是一种新兴的抗肿瘤疗法,可提高机体免疫功能、抑瘤消瘤,改善临床症状,减轻放疗、化疗副反应等。

1. 体针　操作时强调辨证施针,注意补泻手法。气滞血瘀证选穴如足三里、阳陵泉、脾俞、太溪、三阴交、内关等理气活血,化瘀消积;痰湿凝聚证选穴如内关、足三里、脾俞、胃俞、中脘、三阴交、合谷、间使等化痰祛湿,软坚散结;热毒内炽证选穴如合谷、内关、足三里、阳陵泉、三阴交、百会、神阙(灸)等清热解毒,扶正祛邪;气血不足证选穴如足三里、内关、三阴交、阳陵泉等补养气血;脏腑亏虚证选穴如足三里、三阴交、脾俞、太溪、内关等温补脾肾,益气养血;气虚血瘀证选穴如内关、足三里、阳陵泉、三阴交等益气活血;阴虚火旺证选穴如太冲、合谷、三阴交、肺俞、足三里等滋阴清热;阳虚水泛证选穴如水分、气海、足三里、三阴交、脾俞、肾俞等健脾益气,温肾行水等。

2. 耳针　可取神门、交感、皮质下以及肿瘤所在部位的耳穴反应区等穴,用短毫针刺或用王不留行、白芥子贴压。

(六)推拿调治

推拿调治恶性肿瘤的方法很多,如循经推拿任督两脉、点穴按摩足太阳膀胱经上对应的相关脏腑的腧穴、局部病变部位按摩、足底及手部待定反射区按摩等,通过对经脉、腧穴推拿,可调节脏腑的功能,疏通经络,调和气血,软坚散结,活血止痛,扶正祛邪,提高机体的免疫功能,抑制肿瘤细胞的生长,且无毒副作用,可作为恶性肿瘤的调治方法之一,尤其适用于肿瘤康复期。

(七)气功调治

气功亦可调治恶性肿瘤,具体功法很多,现简介"动静功"功法:练动功时要思想集中,精神内守,意念运气循环周身,配以舒展自如动作;练静功时要宁心静神,恬淡虚无,意守丹田或转周天。每天练功按动—静—动的顺序反复进行数遍,并在练功之后,松静自然地或站桩或静坐或散步,使真气充分地敷布于全身。

恶性肿瘤有许多种,且各有其特殊性,而人的体质也各不相同,所以要从各人的实际出发,选择适当的功法进行锻炼。

（八）动静调治

在药物治疗的同时加强日常锻炼有助于固护、恢复正气。恶性肿瘤调治要注意动静结合，劳逸结合。适当的运动可以增强体质，提高免疫功能，运动以不疲劳为原则。恶性肿瘤患者往往正虚体弱，不宜做大剂量运动，以静养为主，配合在床上或室内放松活动，尽量做到动静有度，推荐常用的运动方式如散步等。

（九）娱乐调治

恶性肿瘤者可通过一些娱乐活动，如音乐、书法、绘画、下棋、游园等，消除紧张焦虑情绪，陶冶情操，调节神经内分泌和胃肠道功能，从而有助于恶性肿瘤的治疗和康复。

（十）熏浴调治

常选具有芳香、温通的药物如苏木、降香、乳香、没药、红花、凌霄花、桂枝、艾叶等煮水熏浴，熏浴可扩张皮肤毛孔及毛细血管，加快和改善全身的微循环及血液循环，借助热力和药物的双重作用，使药物通过皮肤吸收，疏通经络，调和气血，扶正祛邪，活血化瘀，平衡阴阳，提高机体免疫力，促进机体正气的恢复。这种熏浴调治，对于恶性肿瘤的气滞血瘀、痰凝毒聚型者较为适合。

（十一）其他调治

1. 刮痧　常取任、督二脉、足三里部及恶性肿瘤所患脏腑的经脉所循部位，用酒精消毒后，用刮痧板由上往下刮动，用力适度，反复至皮肤出现紫红色皮下出血点为度。适用于各种恶性肿瘤的偏气滞血瘀证，体质尚实者。

2. 熨敷　用食盐或用含有辛温走窜药物如肉桂、细辛、麝香、生姜等的中药制成药袋，适量炒热，趁热敷熨疼痛部位，可调治恶性肿瘤的疼痛；用芒硝制成药袋加热熨敷水肿部位，可利水消肿，适用于恶性肿瘤引起的各种水肿、腹水等。

3. 拔罐　选择合适的罐口，选恶性肿瘤所患脏腑经脉所循部位的腧穴及关元、气海、足三里等强身穴，采用火罐、药罐等，对解除恶性肿瘤引起的并发症有效。

4. 贴穴　用吴茱萸、白芥子、甘遂、麻黄、细辛、延胡索、麝香、生姜等中药制成的药饼，贴敷于疼痛的阿是穴及关元、内关、足三里等穴，达到温通经络、活血化瘀、理气止痛的功效。

第十六节　颈椎病的治未病

颈椎病是颈椎骨关节炎、增生性颈椎炎、颈椎间盘脱出症、颈神经根综合征的总称，是一种以退行性病理改变为基础的疾患，临床上常分为颈型、神经根型、脊髓型、椎动脉型、交感神经型、食管压迫型、混合型等类型。本病属于中医学"痹证""头痛""眩晕""项筋急""项肩痛""痿证"等范畴。

一、病因病机

颈椎病的发生多与感受外邪、脾气虚弱、肝肾亏损、劳损外伤等因素有关。

1. 感受外邪 因营卫虚弱,风寒湿邪乘虚而袭,闭阻经络,不通而痛。

2. 脾气虚弱 脾为生痰之源,脾气虚弱则痰湿中阻,清阳不升,清空之窍,失其所养;或脾虚生化之源不足,气虚无以推动血行,血不能荣于头目,发为本病。

3. 肝肾亏损 肝主筋藏血,肾主骨生髓,肝肾亏虚,筋脉骨髓得不到精血的充分营养,会导致退化变性,复受外邪的侵袭或外伤、劳损的影响,会引起颈部气血运行不畅,经络闭阻不通而出现相应的症状。

4. 劳损外伤 长期颈部姿势不良引起的局部肌肉劳损或颈部挫闪、落枕等都可阻遏气机,导致气血凝滞,闭阻络脉,久而为痹。

风寒湿邪闭阻经络;或因脾气虚弱,痰湿内生;或因肝肾亏虚,精血不足,不能濡养筋骨;或因劳损筋骨,气滞血瘀,以上因素都可导致气血不和,经脉痹阻,不通则痛。风寒、痰湿和血瘀是主要致病因素,颈部经脉痹阻不通是发病的关键。

现代医学认为,引起颈脊椎病变的原因较多,其中颈椎退行性改变是颈椎病发病的首要原因;其他如不当的工作姿势、不良的睡眠体位、不适当的体育锻炼引起的颈椎慢性劳损对颈椎病的发生、发展等都有着直接关系;头颈部的外伤可使原已退变的颈椎和椎间盘损害加重而诱发颈椎病。

二、临床表现

颈椎病的临床症状较为复杂,主要有颈背疼痛、头晕、头痛、上肢无力、手指发麻、下肢乏力、行走困难、恶心、呕吐,甚至视物模糊、心动过速及吞咽困难等。中医辨证分型表现如下。

1. 寒湿阻络型 头痛或后枕部疼痛,颈项部有受凉的感觉,颈僵,转侧不利,一侧或两侧肩臂及手指酸胀痛麻,或头部疼痛牵涉至上背痛,肌肤冷湿,畏寒畏风喜热,颈椎项韧带旁可触及软组织肿胀结节,舌淡红,苔薄白,脉细弦。

2. 痰浊中阻型 眩晕,视物旋转,头重如裹,胸闷恶心,心烦欲呕,惊悸怵惕,舌红苔腻,脉弦或滑。

3. 风阳上扰型 颈部不适伴头晕头痛,耳鸣目眩,心烦易怒,失眠多梦,胸闷胸痛,肢体麻木,血压升高,舌红,脉弦。

4. 气滞血瘀型 颈部隐隐刺痛,痛有定处,头昏,眩晕,站立时明显,伴面色苍白,视物模糊或视物目痛,神疲乏力,气短懒言,心悸怔忡,纳差,舌淡,苔薄白,脉细涩。

三、易发对象预测

(一)体质特征

颈椎病患者在中医九种体质类型中都有分布,但以阳虚质、阴虚质、痰湿质、血瘀质居多。阳虚质者因肾阳不足，复感风寒，客于颈部经络，气血上行不畅，清窍失养；阴虚质者因肝血不足，肾精亏损，致风阳上扰；痰湿质者因痰湿中阻，清阳不升；血瘀质者因血行不畅，闭阻颈部经脉所致。

（二）性格情志特征

颈椎病造成的颈部不适以及一些伴发症状，会让患者产生较大的心理压力以及各种形式的心理障碍，如抑郁、孤独、焦虑、恐惧、人际关系敏感等，这些精神和心理特征降低了身体的耐受性，使全身的肌张力增高，导致颈部不适、头晕、心慌等症状加重，对患者今后的生活、工作、学习等造成很大的负面影响。

（三）年龄与性别特征

颈椎病好发于45～50岁的中年人，随着年龄的增长，颈椎病的发病率逐渐增多，50岁左右的人群发病率约占25％，60～70岁的人群发病率占到50％左右，70岁以上几乎达到100％。但随着科技的进步、劳动方式的改变和一些新兴行业的出现，手机、电脑等占据了学生和上班一族的很大部分时间，因此颈椎病的发病有年轻化的趋势。颈椎病的发病率性别差异不大，但在临床表现方面女性多表现为头晕、头痛等症状，男性则以手臂发麻等症状较常见。

（四）生活方式与环境特征

1. 生活方式　不当的生活方式会对颈椎造成损害，促使颈椎发病。长期使头颈部处于单一姿势位置，如长时间低头工作，打麻将，玩游戏，经常躺在床上看电视、看书，不良的睡眠体位如高枕或坐位睡觉等使颈椎间盘和韧带长时间处于一种紧张僵硬状态，破坏了正常的生理弯曲；不适当的体育锻炼如超过颈部耐量的活动或运动等，也可加重颈椎的负荷，加快颈椎退行性变的进程，对脊髓已有受压症状者甚至可能发生意外。另外，吸烟也是颈椎病的致病因素之一，烟中的尼古丁等有害物质可以导致毛细血管痉挛，减少对颈椎椎体的血液供应，椎间盘的有氧供应下降，与椎体连接的软骨板钙化，最终使椎间盘发生退变，引起椎间盘突出或加重颈椎病。

2. 环境因素　颈椎病还与居住环境有关，长期居住在潮湿或者透风的房间，使风寒湿邪停滞于颈部或关节，导致气血凝滞而患病。外界环境的风寒湿因素可以降低机体对疼痛的耐受力，使颈部肌肉痉挛、小血管收缩、软组织血循环障碍，继之产生无菌性炎症，诱发或加重颈椎的病情。

（五）家族遗传特征

颈椎病虽然不是遗传性疾病，但是与家庭生活环境以及共同的生活习惯有关，如居住环境潮湿、夏天习惯用空调等。一些家族式的先天性遗传性疾病，如先天性颈椎裂、颈肋、椎管狭窄等会直接导致颈部血管和神经受压。

（六）职业与工作习惯特征

长期伏案低头工作的人，包括科研人员、设计师、编辑、教师、医师、办公室职员、财务人员、电脑人员、电焊工、缝纫工以及刺绣人员等容易得颈椎病；头颈部频繁活动的职业，如交通警察、经常抬头观察记录仪表者等使颈部向一个方向的频繁活动，可以造成颈椎各部分不均衡的劳损；司机经常突然刹车所造成的颈部软组织损伤；颈部易受伤的职业或颈部训练受力过多的人，如足球运动员、杂技演员等。

（七）并发疾病特征

某些疾病可能成为颈椎病的重要发病因素，如慢性感染，主要是咽喉部炎症，其次为龋齿、牙周炎、中耳炎等，这些部位的炎症刺激颈部软组织或通过淋巴系统引起颈枕部软组织病变，可能与软组织慢性劳损引起的炎症相互影响而加重病情；头颈部的外伤可使原已退变的颈椎和椎间盘损害加重而诱发颈椎病。

颈椎病已经被世界卫生组织（WHO）列为影响健康的十大疾病之首，可对身体健康造成以下危害：中风、猝倒、脑萎缩、瘫痪、经常性耳鸣甚至耳聋、神经性肠胃功能紊乱、面部肌肉萎缩、面瘫、顽固失眠、神经衰弱、肩周炎、肩膀僵硬、咽喉问题及咳嗽、手指、手臂麻木及疼痛等。

四、治未病调摄

（一）情志调治

颈椎病是慢性退行性病变，如果病程较长，迁延不愈，可能对患者的身心健康造成负面影响，产生抑郁、焦虑、恐惧等不良情绪。要引导患者了解颈椎病产生的原因、进程及预后转归，同时要进行积极的心理疏导，解除患者的疑虑，使患者心情舒畅，为治疗创造有利的条件。

（二）起居调治

1. 纠正坐姿　不良的坐姿导致颈部骨损筋伤，气血瘀滞，椎间盘及脊柱的退变而引发颈椎病。因此，平时的坐姿要端正，尽量眼睛平视，不要弯腰驼背、歪头扭腰，桌面高度要合适，以使头、颈、胸保持正常的生理曲线为度，避免让颈椎长时间处于过屈或过伸状态。椅子高度以能使眼睛与电脑显示屏中线高度一致为宜。伏案工作30分钟后应起来活动一下颈部，切忌趴在桌上午睡。

2. 适宜枕头　枕头高度以8～15 cm为宜，对于习惯仰卧的人，其枕头的高度应与自己的拳头高度一致；习惯侧睡的，其枕头高度与自己一侧肩宽长度一致为宜。对于枕头的形状，最好选择中间低两边高的枕头，可利用中间的凹陷部来维持颈椎的生理曲度，也能起到固定颈部的作用，减少睡觉时头颈部的损伤。枕芯填充物以选择柔软、透气佳的为好,如鸭绒、荞麦皮、蒲绒、木棉等。

（三）饮食调治

颈椎病是由于椎体增生、骨质退化疏松等引起,所以颈椎病患者在治疗期间,应以富含钙、蛋白质和维生素D、B族维生素、维生素C、维生素E的饮食为主,如甘蓝、栗子、蚌类、大多数绿叶蔬菜、海带、燕麦、鲑鱼、沙丁鱼、海菜、芝麻、小虾、黄豆、豆腐、萝卜叶和麦胚等。如属阳虚体质者可吃一些温经散寒、祛风湿之品,如葛根、干姜、樱桃等,忌寒性食物及生冷、瓜果等凉性食物;阴虚体质者可多吃一些养阴血、益肝肾之品,如山药、黑豆、香菇、黑芝麻、枸杞子等;痰湿体质者以健脾利湿化痰的食物为主,如紫菜、扁豆、赤小豆、薏苡仁,忌肥甘、油腻、辛辣、刺激之品;血瘀体质者可多选择一些能行气活血之品,如桃仁、油菜、黑大豆等,也可用蛇肉、黄膳、当归等食物泡酒后饮用。

（四）药物调治

1. 当归天麻炖鱼头 取当归、天麻适量,花鲢鱼头1个,加生姜、葱、盐佐料,放炖锅内,隔水慢炖半小时。有平肝息风、活血通络的作用,适用于椎动脉型颈椎病的辅助调治。

2. 川芎葛根海带粥 取大米若干,加川芎、葛根、海带丝适量,熬粥。有祛风通络止痛的作用,适用于颈型和神经根型颈椎病的辅助调治。

3. 石斛山药瘦肉汤 取石斛、山药、竹茹、杜仲适量,猪瘦肉250 g,加生姜、葱、盐少许佐料,煲汤。有健脾和胃、补益肝肾的作用,适用于交感神经型颈椎病的辅助调治。

（五）针灸调治

1. 体针 针灸治疗颈椎病能祛风散寒,活血化瘀,疏通经络。体针以局部选穴,配合选取督脉、太阳经、少阳经的腧穴为主。常取颈部夹脊穴,头项部和后背部的穴位如风池、大椎、肩井以及曲池、外关、后溪等穴。寒湿阻络者加列缺、阴陵泉,配合艾条灸;痰湿中阻者加内关、丰隆;风阳上扰者加阳陵泉、太冲;气滞血瘀者加膈俞、三阴交。其中,颈部夹脊穴针刺时,毫针向脊椎方向成75度角刺入或旁开夹脊穴成45度角刺入,至针尖有抵触感即略退针,可以采用提插结合小幅度捻转,促使针感传导;风池穴针刺时向鼻尖方向进针1.5寸左右,使针感向头颈部放射;大椎穴进针时针尖略朝上,得气后针尖略朝下,然后快速小幅度捻转,使患者有酸麻感循督脉下行,然后退针至皮下,再将针尖指向患侧,稍作提插捻转,使酸麻达到肩臂。

2. 耳针 取穴颈椎、枕、交感、内分泌、肾上腺、神门,用耳针或耳压治疗。

（六）推拿调治

推拿按摩是颈椎病较为有效的治疗措施,它的治疗作用是能缓解颈肩肌群的紧张及痉挛,恢复颈椎活动,松解神经根及软组织粘连来缓解症状。需要注意的是,脊髓型颈椎病一般禁止重力按摩和复位,否则极易加重症状,甚至可导致截瘫。推拿时常用滚法配以点穴法对颈脊部及肩部穴位反复按揉,也可配合推拿后溪穴以缓解头项僵痛等。

(七)气功调治

颈椎病的气功调治是通过患者的意守、调息功能,使大脑皮质更好地发挥对机体内部的主导调节作用,使血液循环加快,血中含氧量增加,同时有助于疏通颈部的经络,缓解颈部症状,使治疗的效果更有持久性。调治颈椎病的气功主要有八段锦、五禽戏等,如八段锦,可选其中的第一、第三、第四、第六、第七、第十一、第十二式简化提炼进行练习。颈椎病的气功调治作为辅助的康复锻炼方法,必须因人而异,根据病情由小幅度到大幅度,循序渐进地锻炼。

(八)动静调治

各型颈椎病症状基本缓解或呈慢性状态时,可配合做医疗体操以促进症状的进一步消除及巩固疗效。症状急性发作期应注意局部休息,不宜增加运动刺激。有较明显或进行性脊髓受压症状时禁忌运动,特别是颈椎后仰运动应禁忌。椎动脉型颈椎病患者颈部旋转运动宜轻柔缓慢,幅度要适当控制,否则会因颈部突然供血不足而摔倒。

1. 米字操 取坐位或是站位,双手叉腰,尽量让颈部伸展,下颌略收,双臂放松下垂,肩膀向后微微张开,缓慢向前屈颈低头,保持5秒钟后,缓慢放松回复原位,头部缓慢偏向左侧,感觉让左耳向左肩贴近,然后头部慢慢偏向右侧,让右耳与右肩靠近,再头部向左侧扭转,目光尽量看向身体后方,然后头部向右侧扭转,最后回复原位。

2. 转肩运动 患者的两肩慢慢收缩,然后慢慢放松,再上下耸肩,慢慢左右转动双肩,可以同时用手拍打对侧的肩背部,此法对治疗肩颈综合征很有益处。

注意:颈椎病动静调治时,强度不要太大,以免拉伤颈部的肌肉,加重颈椎病。要注意颈部肌肉保持放松,尽量不用力,让肌肉各关节得到舒展。如感觉不舒服,如出现呕吐、头晕、感到身体发麻等情况,则立即停止自我治疗,尽快就医。

(九)娱乐调治

对于颈椎病患者,可根据其爱好与身体状况选择娱乐活动项目。对颈椎病有预防治疗作用的娱乐疗法有多种,如唱歌、跳舞、听音乐、弹琴等,可以增加生活情趣,消除颈椎病引起的紧张和忧虑状态,从而改善颈椎病的症状;放风筝能调节颈部肌肉和神经,缓解颈肌的疲劳;垂钓动静结合,既可舒筋活血,也能松弛肌肉,放松心情等。

(十)熏浴调治

颈椎病患者可选用温泉泡浴,温热的泉水能缓解颈部的肌肉痉挛,减轻颈部神经根肿胀及炎症,温泉水中对人体有益的微小物质会通过皮肤而被吸收,从而达到防治颈椎病的目的。但温泉泡浴水温较高时,皮肤血管扩张,大量的血液转至皮肤,可使心跳加快、呼吸加速、心脏负担加重,因此,温泉泡浴调治时间不能太长,有心脑血管疾病者更应慎之。

（十一）其他调治

1. 刮痧 选择颈肩部位,涂上刮痧油,刮痧范围可从风池穴一直到肩井穴。由于肩部肌肉丰富,用力可适当加重,从上往下沿着一个方向刮动,刮拭面尽量拉长,应一次到位,中间不要停顿,切忌来回刮。然后由颈部两侧向中间刮拭,用力要轻柔,不可用力过重,以出淡紫痧为度。可配合刮双侧的三阴交、昆仑穴。

2. 熨敷 选用温经散寒、行气活血、舒筋通络的中药如川椒、桂枝、透骨草、防风、红花、羌活、木瓜等,适量炒热,置于药袋中,趁热敷熨颈、肩、背及上肢的疼痛部位,可治寒湿阻络型颈椎病。

3. 拔罐 选取大杼、肩井、曲垣、天宗穴。先用梅花针轻叩上述部位,以微出血为度。血止后在以上部位走罐,走罐以皮肤潮红为度。起罐后再用艾条温灸或雷火灸。

4. 贴穴 选用白芥子、沉香、乳香、没药、香附、苍术、川椒、川乌、草乌等中药研粉,制成药饼,敷于颈肩部大椎、肩井等穴以及疼痛部位,使其"发泡",从而产生活血化瘀、舒筋通络的作用。贴药所取穴位,每次贴药时间为2~6小时,以免刺激过久,引起皮肤溃破、感染等不良后果。对于皮肤过敏的患者不宜使用本法。

第十七节 荨麻疹的治未病

荨麻疹是由于皮肤、黏膜小血管扩张及渗透性增加而出现的一种局限性水肿反应的疾病,可分为急性荨麻疹、慢性荨麻疹及特殊类型荨麻疹。本病属于中医学"瘾疹""赤白游风"等范畴。

一、病因病机

荨麻疹的发生多与禀赋不耐、外邪入侵、饮食不慎、情志所伤、气血虚弱等原因有关。

1. 禀赋不耐 《儒门事亲》说:"凡胎生血气之属,皆有蕴蓄浊恶热毒之气。有一二岁而发者,有三五岁至七八岁而作者,有年老而发丹嫖瘾疹者。"较为明确地阐明了禀赋不耐是本病较为重要的病因。禀赋不耐,一旦受到过敏物质的刺激,则易发为本病。

2. 外邪入侵 引起本病之外邪,以风邪最常见,风邪又常与寒邪或热邪相兼,搏于肌肤腠理而致本病。风热客于肌表致营卫失调,络脉热盛致风团色红。风寒外袭,蕴积肌肤,腠理闭塞,络脉结聚而风团色白。此外,外邪亦包括昆虫叮咬、接触花粉以及其他过敏物质等侵袭肌肤,腠理失常,络脉郁结,发为本病。

3. 饮食不慎 因食鱼腥海味、辛辣酵酒等,致湿热内蕴,化热动风而发病;或因饮食不洁,湿热生虫,虫积伤脾,以致湿热内生,熏蒸肌肤,发为本病。其他如服用某种药物,注射生物制品,致血热外壅,郁于肌肤也可致本病的产生。

4. 情志所伤 精神紧张、焦虑等情志因素,可使脏腑功能失调,阴阳失衡,营卫失和而发为本病。如精神烦扰,心绪不宁,心经郁热化火,以致血热偏盛,络脉壅郁而发病。

5. 气血虚弱　平素体虚或罹患久病、大病,或冲任不调,以致气血虚弱,气虚则卫外不固,风邪乘虚而入。血虚则虚热生风,肌肤失养而发为本病。

本病病位虽在肌腠,但与脏腑、气血、阴阳等密切相关。系因禀赋不耐,机体对某些物质过敏所致。可因卫外不固,风寒、风热之邪客于肌表;或因肠胃湿热郁于肌肤;或因气血不足,虚风内生;或因情志内伤,冲任不调,肝肾不足,而致风邪搏结于肌肤而发病。

现代医学认为,荨麻疹的病因非常复杂,约3/4的患者找不到原因,尤其是慢性荨麻疹。本病常见原因有食物及食物添加剂,吸入物,感染,药物,物理因素如机械刺激、冷热、日光等,昆虫叮咬,精神因素和内分泌改变及遗传因素等。

二、临床表现

皮肤上突然出现风团,色白或红或正常肤色;大小不等,形态不一;局部出现,或泛发全身,或稀疏散在,或密集成片;发无定时,风团成批出现,时隐时现,持续时间长短不一,但一般不超过24小时,消退后不留任何痕迹,部分患者一天反复发作多次。自觉剧痒、烧灼或刺痛。部分患者,搔抓后起条索状风团;少数患者,在急性发作期,出现气促、胸闷、呼吸困难、恶心呕吐、腹痛腹泻、心慌心悸。急性者,发病急,来势猛,风团骤然而起,迅速消退,瘙痒随之而止;慢性者,反复发作,经久不愈,病期多在1～2个月以上,甚至更久。中医辨证分型表现如下。

1. 风热犯表型　风团鲜红,灼热剧痒,遇热则皮损加重,伴发热恶寒,咽喉肿痛,舌质红,舌苔薄白或薄黄,脉浮数。

2. 风寒束表型　风团色白,遇风吹或寒冷刺激,皮损骤然而起,当身体转温,则皮损逐渐消失,口不渴,舌质淡,舌苔白,脉浮紧。

3. 血虚风燥型　风团反复发作,迁延日久,午后或夜间加剧,伴心烦易怒,口干,手足心热,舌质红少津,舌苔薄,脉沉细。

4. 湿热蕴肤型　风团反复发作,瘙痒,色红,遇热增多,青壮年多见,口苦,口干,头身困重,烦躁易怒,尿黄有臊味,大便质黏不爽,舌质红,舌苔黄腻,脉濡数。

5. 胃肠湿热型　风团色红而痒,发作时常伴有消化道症状,纳差、腹胀、腹痛,大便干或溏泄,甚至恶心呕吐,全身乏力,舌质淡,舌苔白腻,脉濡数。

三、易发对象预测

(一)体质特征

阳虚质、特禀质、气虚质是易患荨麻疹的体质类型。其中阳虚质者多见于女性,平素喜食甜食,年龄常在30岁以上,常表现为畏寒怕冷、手足不温,遇寒冷则荨麻疹发作加重;特禀质者年龄一般在30岁以下,对多种物质过敏,常合并有哮喘、过敏性鼻炎等;气虚质者多见于女性,性格内向,不喜冒险,对外界环境适应能力差,不耐受风、寒、暑、湿气,且易患感冒、内脏下垂等病,常表现为疲乏、气短、自汗,肌肉松软不实,语音低弱,气短懒言,容易疲乏,精神不振,容易出汗,舌质淡红,舌边有齿痕,脉弱等。

（二）性格情志特征

精神紧张、情绪波动、抑郁等也是荨麻疹的诱发因素,一部分荨麻疹患者常在情绪紧张或生气不悦后发作、加重。

（三）年龄与性别特征

本病与年龄和性别关系不大,但有研究表明,女性因生育后免疫力低下以及更年期因体内激素分泌紊乱而引发荨麻疹的发生率较高。

（四）生活方式与环境特征

1. 饮食因素　喜食辛辣和海鲜饮食,如辣椒、竹笋、虾、香菜等,食用这些食物容易引发过敏,从而引发或加重荨麻疹。

2. 衣被因素　冬季的衣被一般要在夏天拿出来清洗和放到阳光下暴晒,如果冬天衣被不洗不晒,到了下个冬天直接穿上,衣被上聚积的螨虫等,很容易让人罹患丘疹性荨麻疹。

3. 居住环境　生活在潮湿阴暗、密闭的环境里,如地下室的人群容易罹患荨麻疹,可能与尘螨、真菌等过多有关;环境中奇花异木过多,绿化或城市建设需要引进的梧桐、银杏、臭椿、槐树、杨树等树种和各种花卉,容易引发荨麻疹。

（五）家族遗传特征

寒冷性荨麻疹的原因往往与家族遗传体质有关,是一种与遗传有关的荨麻疹类型。患者的父母如果是有过敏体质的,也有可能会患上荨麻疹。

（六）职业与工作习惯特征

1. 导游　春天是一个人们外出旅游的好季节,外面阳光明媚,山花烂漫,漫山遍野开满的野花令人陶醉。但是如果一个人天天都出现在这样的环境中,就极易因为花粉的原因而染上急性荨麻疹,因此,导游易发本病。

2. 化妆品专柜人员　由于现代的一些高端化妆品往往加入了大量的化学合成制剂,对于销售人员的体质也会产生影响,这就是久立化妆品专柜旁的工作人员特别容易得急性荨麻疹的原因所在。

3. 环卫工人　环卫工人基本处在无保护的状态之中。不仅汽车驶过时扬起的灰尘,而且春天里隐藏在犄角旮旯的爬虫,都可能使环卫工人出现急性荨麻疹。

（七）并发疾病特征

肥胖的人群容易发生本病,原因是皮下丰厚的脂肪使皮肤表面失去滋养,而发达的汗腺又引来无数的细菌,风寒湿气很容易通过这两种因素的结合作用进入到人体的内部,成为导致急性荨麻疹的过敏原。

（八）其他特征

药物是诱发荨麻疹的重要原因,因为药物过敏,身上会容易起风团疹块,身体内也会有残留的过敏原,很容易引起荨麻疹。如青霉素、四环素、氯霉素、链霉素、磺胺类药物、多黏霉素等抗生素,以及安乃近、阿司匹林等药物。

本病急性者发作数天至1～2周,骤发速愈;慢性者可反复发作,迁延数月,甚至多年不愈。

四、治未病调摄

（一）情志调治

慢性荨麻疹的发作和加重,与人的情绪或心理应激有一定的关系。中医学认为,保持一种平和心态,可以使人体气机调和,血脉流畅,正气充沛,久而久之,荨麻疹等疾病就会不药而愈。

（二）起居调治

对于寒冷性荨麻疹,要注意防冷,尤其冬天要多穿衣服,夏天要少吃冷饮;对于热性荨麻疹,夏天要少运动,洗澡时水不要太热,防止太阳暴晒等。

荨麻疹最根本的保健措施是尽量避免接触各种过敏原。当症状主要发生在户外,应尽可能限制户外活动,尤其是要避免接触过敏原。在花粉或者灰尘较多的季节,要注意关闭汽车或者房间的窗户。注意环境清洁卫生,家里的床单、被套、枕套、地毯、窗帘等要经常换洗,避免尘螨引起过敏。

荨麻疹患者不宜接触及喂养宠物,因为动物的皮屑、唾液及尿中的蛋白质均易引起过敏。

（三）饮食调治

避免食用容易引起过敏的食物,如牛肉、含咖啡因饮料、巧克力、柑橘汁、玉米、乳制品、蛋、燕麦、牡蛎、花生、鲑鱼、草莓、香瓜、蕃茄、小麦,以及含有香草醛、苯甲醛、桉油醇、单钠麸氨酸盐等添加剂的食物。多吃含维生素C及维生素A的食物,如菠菜、大白菜、小白菜、白萝卜等,

（四）药物调治

1. 益气固表汤 生黄芪15克,白术、防风、桂枝各9克,白芍10克,生姜6克,大枣9克,浮萍6克,白鲜皮10克,荆芥穗9克,陈皮12克,甘草9克。水煎服,每日1剂,早晚服。

功能调和营卫,益气固表,适用于风寒束表型荨麻疹。

2. 大蓟茶　取鲜大蓟100克(干品减半),水煎,代茶,分2～3次饮用,适用于风热犯表型荨麻疹,或者荨麻疹遇热加重者。

3. 黑芝麻黄酒糊　取黑芝麻9克,研碎,加白糖9克与黄酒1盅调匀,放碗内蒸半小时后服食。每日2次,早、晚空腹食用。

(五)针灸调治

1. 体针　荨麻疹发于上半身者,取曲池、内关;发于下半身者,取血海、足三里、三阴交;发于全身者,配风市、风池、大肠俞等。除血虚风燥证外,其他均用泻法。

2. 耳针　取神门、肺区、枕部、肝区、脾区、肾上腺、皮质下等穴,针刺后留针1小时,每次选2～3穴。

(六)推拿调治

对于小儿荨麻疹患者可以进行推拿治疗,让患儿仰卧,医生(或家长)用大拇指点揉膻中穴1～5分钟。按揉曲池、风池、足三里、血海穴,每穴操作1分钟。再让患儿俯卧,医生(或家长)用单掌横擦肾俞至大肠俞的部位,以局部透热为度。

也可让患儿取坐位,医师(或家长)以掌按揉并推擦患儿颈项部,以透热为度。患儿坐位或俯卧,医师(或家长)以一手扶住患儿前额,用另一手的大拇指及中指点揉双侧风池穴,使穴位局部和头侧部有酸胀感为度。掐、揉血海、三阴交穴各2分钟,并使酸胀感向上下扩散为最佳。患儿仰卧,医师(或家长)以掌心对准肚脐,顺时针摩动5分钟。

(八)动静调治

锻炼可以增强体质,提高免疫力,增强对过敏物质的适应能力,也可达到治疗的目的,如跑步、健身、游泳等户外体育运动。但如果是运动型荨麻疹患者则不建议进行运动锻炼。

(七)熏浴调治

取苦参、白鲜皮、地肤子、徐长卿、败酱草、核桃叶、紫苏、苍耳草各30克,加水煎煮后,趁热先熏后洗,每晚1次。

(八)其他调治

1. 拔罐　选取大椎、肺俞、脾俞穴,留罐5～10分钟,亦可背部走罐。可加血海、曲池两个穴位先放血,再拔罐,疗效更佳。

2. 放血　分别在双耳尖、双中指尖、双足趾尖经常规消毒后,用三棱针刺之,挤出少许血液。

第十八节 前列腺增生症的治未病

前列腺增生症又称前列腺肥大,是老年男性比较常见的疾病,为前列腺腺体增大,增大后可阻塞尿道前列腺部及膀胱颈,使膀胱逐渐扩张,膀胱肌肉肥厚,以后输尿管也可发生扩张,引起肾盂积水和肾功能衰退,严重的可引起尿毒症。本病属中医学"癃闭""淋证"等范畴。

一、病因病机

前列腺增生症的发生多与年老肾虚、肝郁气滞、肺热气壅、湿热壅盛、脾虚气陷等因素有关。

1. 年老肾虚 年老体弱,房劳过度,久病体虚,肾阳衰微,膀胱失于温煦,气化不利,则小便排出困难;又或老年人肾阴亏损,或久病及肾,热病暗耗真阴,致使肾阴不足,虚火上炎,无阴则阳无以化,亦可出现小便短涩不利。

2. 肝郁气滞 情志不畅,肝气郁结,气滞则血瘀,气滞血瘀日久,癥结渐成,水道受阻,小便虽通而不爽,甚至溺窍闭而涓滴不出。

3. 肺热气壅 肺为水之上源,外感风寒,郁久化热,或外感风热、燥热,肺热壅滞,失其调节,肃降失常,不能通调水道,下输膀胱,致使上、下焦均为热气闭阻,排尿困难。

4. 湿热壅盛 外感湿热之邪,阻滞膀胱,或肾移热于膀胱,或嗜酒、过食肥甘厚味,酿生湿热,流注下焦,影响膀胱气化功能,致使膀胱气化不利,则小便不通。

5. 脾虚气陷 劳倦伤中或饮食伤脾,或久病中气受损,升降失司,清气不升,浊阴不降,故小便不利。

前列腺增生症的病位在膀胱,与三焦、肺、脾、肾、肝等脏腑密切相关。上焦之气不化,肺失其职,则不能通调水道,下输膀胱;中焦之气不化,责之于脾,脾气虚弱,则不能升清降浊;下焦之气不化,责之于肾,肾阳亏虚,气不化水,肾阴不足,水府枯竭,均可导致癃闭。肝郁气滞,使三焦气化不利,也会发生癃闭。基本病机为三焦气化不利,导致肾和膀胱气化失司。

现代医学认为,前列腺增生症必备条件是高龄和有功能的睾丸,但真正病因尚未阐明。一般认为与双氢睾酮的作用相关,各种抗雄激素疗法以此为理论基础。在病理学上前列腺中最常见的是产生症状的瘤样病变,结节开始发生可能是基质细胞自发逆转至胚胎阶段,其生长潜力可能是基质-上皮之间的相互协同作用所致,最终形成前列腺增生。

二、临床表现

前列腺增生症的早期由于代偿,症状不典型。后期可见潴尿期症状,主要是尿频、夜尿增多、尿急、尿失禁等；排尿期症状，主要是排尿困难加重，排尿起始延缓，排尿时间延长，射程不远，尿线细而无力，小便分叉，有排尿不尽感觉，尿流中断及淋漓；排尿后症状，主要是尿不尽、残余尿增多，或尿失禁。有的患者可突然发生急性尿潴留，还会出现血尿、泌尿系感染、膀胱结石等症状。中医辨证分型表现如下。

1. 膀胱湿热型　小便点滴不通，或量少而短赤灼热，小腹胀满，口苦口黏，或口渴不欲饮，或大便不畅，舌苔根黄腻，舌质红，脉数。

2. 肺热壅盛型　小腹胀满，尿量极少或点滴不通，咽干，烦渴欲饮，呼吸急促或咳嗽，舌苔薄黄，脉数。

3. 肝郁气滞型　小便不通，或通而不爽，胁腹胀满，情志抑郁，或多烦易怒，舌红，舌苔薄黄，脉弦。

4. 尿道阻塞型　小便点滴而下，或尿细如线，甚则阻塞不通，小腹胀满疼痛，舌质紫黯或有瘀点，脉细涩。

5. 脾气不升型　时欲小便而不得出，或量少而不爽利，气短，语声低微，小腹坠胀，精神疲乏，食欲不振，舌质淡，脉弱。

6. 肾阳衰惫型　小便不通或点滴不爽，排出无力，面色㿠白，神气怯弱，畏寒怕冷，腰膝冷而酸软无力，舌质淡，舌苔薄白，脉沉细而弱。

三、易发对象预测

（一）体质特征

湿热质和痰湿质的人群均易罹患本病，可能与这类体质人群平素喜食辛辣饮食、抽烟饮酒、久坐少动、形体肥胖有关。另外，一些气郁质的年轻人，由于性情抑郁，经常通过自慰和性生活来释放压力，也易发生本病。

（二）性格情志特征

精神心理因素与前列腺增生症发病有密切关系，处于性活跃期的年轻男性，如经常性情急躁、怨天忧人、精神紧张、忧虑焦躁等，可引起肝气郁滞，血液瘀积而导致前列腺增生、肥大。

（三）年龄特征

因为前列腺的生长与睾丸有着密切的关系，一般在45岁以后，前列腺就开始增大。容易罹患本病的人群以青年人和老年人为多见。青年人容易患病的原因主要与过度手淫、性生活过度，导致前列腺组织持久充血而增大有关；老年人容易患病的原因则与体内雄性激素平衡失调有关。

（四）生活方式与环境特征

1. 久坐　前列腺位于膀胱下方,几乎处在盆腔的最底部,是男性呈坐位时位置最低的实质性组织器官之一。由于前列腺增生为腺体组织增生,静脉侧支相对较少,加之位置低,使得前列腺静脉回流容易受阻,特别是在前列腺增生后外层组织受压而萎缩,形成包膜,更加阻碍静脉回流而易引起前列腺增生和充血水肿,加重症状。

2. 憋尿　憋尿会造成膀胱过度充盈,使膀胱逼尿肌张力减弱,排尿发生困难,容易诱发急性尿潴留,导致前列腺炎性增生,加重前列腺增生的症状

3. 嗜食辛辣刺激性食物　酒、大葱、生蒜、辣椒等辛辣刺激性食物对前列腺和尿道具有刺激作用,食用后易引起前列腺血管扩张、水肿或导致前列腺的抵抗力降低,并有利于前列腺寄居菌群大量生长繁殖而诱发急性前列腺炎,或使慢性前列腺炎症状加重。

4. 吸烟　香烟中的烟碱、焦油、亚硝胺类、一氧化碳等有毒物质,不但可以直接毒害前列腺组织,而且还干扰支配血管的神经功能,影响前列腺的血液循环,加重前列腺充血。数据显示,长期吸烟的男人在40岁后出现前列腺肥大和慢性前列腺炎的概率是不吸烟人群的5倍。

5. 环境因素　一般认为,亚洲国家居民良性前列腺增生的发生概率要高于欧美国家人群。有资料显示,对移居美国及夏威夷的中国及日本移民进行跟踪调查,结果发现数代之后其发病概率与当地美国人基本相同。

(五)家族遗传特征

前列腺增生有一定家族倾向性,同卵双生者发生本病的机会较异卵双生者高。也有专家对2119例有中度或严重下尿路症状的良性前列腺增生患者的家族史进行研究,发现其家族成员发生前列腺增生的概率,比没有患前列腺增生的家族成员高30%。

(六)职业与工作习惯特征

1. IT男　这是由于IT男士必须久坐的工作生活模式造成的。另外,久坐加上缺乏体育运动,使IT人士的气脉运行和血液流通受阻,容易造成前列腺充血、肿胀、发炎,继而发生前列腺增生。

2. 股民　炒股者在电脑前坐的时间过长、憋尿、精神紧张等,也容易引发本病。

3. 司机　汽车司机,尤其以长途客运、货运及出租车司机为多见,其原因仍与久坐和缺少运动有关。

4. 男性性工作者　男性性工作者由于性器官和前列腺反复充血,亦易发生本病。

5. 经常熬夜者　睡眠不足严重影响身体的免疫能力,使前列腺容易受到细菌的侵袭。同时,熬夜与烟酒、上网、久坐等相加,危害更大。

(七)并发疾病特征

1. 慢性前列腺炎　长期患前列腺炎症的患者是前列腺增生的高危人群,前列腺慢性炎症未彻底治愈是引起前列腺增生的原因之一。另外,尿道炎、膀胱炎、精阜炎等男性泌

尿系炎症也会使前列腺组织充血而增生。

2. 代谢综合征　有代谢综合征的前列腺增生患者与无代谢综合征者相比,前列腺体积增长速度明显升高。体重指数与前列腺体积也有阳性关联,体重指数每升高 $1\,kg/m^2$,前列腺的体积就增加 $0.41\,mL$。其原因可能与胰岛素样生长因子、性激素代谢、交感神经系统活性增加有关。

本病预后一般尚好,晚期由于输尿管反流,肾积水导致肾功能衰退,严重的可引起尿毒症。

四、治未病调摄

（一）情志调治

由于前列腺增生的患者有不同程度的夜尿增多、排尿困难,甚至尿床的症状,导致患者夜间休息差,加之患者尿急,尿后滴沥不尽,患者常年待在家里,不能出门,出门容易尿失禁等。患者时常有紧张恐慌、精神不振、疲劳乏力、情绪低落、性欲减退等,而这些情绪严重影响患者生活质量,加重前列腺增生的不适。因此要对前列腺增生有一个正确的认识,从心理上消除恐惧紧张的情绪。

（二）起居调治

1. 保暖防寒　受凉会引起膀胱周围相关肌肉组织受体激活,加重排尿阻力,引起患者排尿不畅甚至出现尿潴留。

2. 预防感染　日常生活中需要防止泌尿系感染,注意生殖器卫生,有包茎者应及早施行包皮环切术。

3. 勤排尿　排尿是人体排出代谢废物的重要途径,年轻人憋尿容易引起前列腺炎、膀胱炎、膀胱结石等。老年人,特别是有前列腺增生基础疾病的老年人,长期憋尿更易引起前列腺、膀胱的充血水肿,增加尿潴留概率。

4. 节制手淫和房事　过度手淫和性生活导致前列腺经常过度充血,没有足够的恢复和休息时间,势必影响其功能和修复。但完全禁止性生活也不可取,因为前列腺液长期不能排出,也会影响前列腺的正常新陈代谢。

（三）饮食调治

饮食清淡是防治前列腺增生和加重的有效方法。要饮水和多食蔬菜水果,如冬瓜、西瓜、葫芦、荠菜、西红柿、黄瓜等;多食含锌丰富的食物,如南瓜子、牛乳、带胚芽的粮食、新鲜的豌豆、胡萝卜、菠菜、香菇和海鲜汤等,这对前列腺具有良好的保健作用。忌食肥甘厚腻、油炸、烧烤、辛辣刺激及不易消化的食物及饮酒,以免引发下焦湿热,加重前列腺增生症病情。

（四）药物调治

1. 浮小麦茶　取浮小麦50 g，用沙锅慢火炒成半焦半黄，放入杯中，沸水冲泡，代茶饮用，适用于时欲小便而不得出，或通而不爽、心烦、自汗、失眠者。

2. 紫花地丁炒田螺　取新鲜紫花地丁菜60 g，田螺肉20枚，麻油适量，常法炒熟后食用，每日1次，适用于小便频数、尿道热痛、会阴坠胀、口干、便秘者。

（五）针灸调治

1. 体针　取穴关元、三阴交、肾俞、中极、次髎、秩边等，可在脊柱同侧穴位上接上电针，以中低频连续波刺激，每次30分钟，每日1次，10次为1个疗程。可以改善小便不畅、小便频数现象。

2. 隔姜艾灸　取至阴、关元、中极3个穴位，先将生姜切片，将姜片放在至阴穴上，用底直径为0.5 cm、高为0.5 cm大小的艾炷行隔姜灸5壮，觉有灼痛时立即更换下一壮。关元与中极穴上放置同样姜片，用底直径为0.8 cm、高为1.0 cm大小的艾炷行隔姜灸5壮，觉有灼痛时立即更换下一壮。隔日1次，1个月为1个疗程。具培补肾中阳气功效，适用于前列腺增生症肾阳亏虚者。

（六）推拿调治

1. 按摩前列腺法　清洁肛门及直肠下段后即可行按摩治疗。患者取胸膝卧位或侧卧位，医生用示指顺肛门于直肠前壁触及前列腺后，按从外向上—向内—向下的顺序，规律地轻柔按压前列腺，同时嘱患者作提肛动作，等前列腺液排到尿道口时，即让患者小便。按摩时用力一定要轻柔，按摩前可用肥皂润滑指套，减少不适。每次按摩调治间隔3日以上。

2. 自我按摩疗法　排空小便，仰卧床上，双腿屈曲，使腹部放松，把左手置于小腹上，右手放在左手手背上，按顺时针方向按摩。第一月每次按摩100圈，第二月增至200圈，第三个月开始每次300圈。每次按摩后，再配合按压关元、气海、中极穴。每穴各按压100次，连续按摩3个月。

（七）气功调治

撮谷道　就是提肛运动，即有规律地往上提收肛门，然后放松，一提一松，反复多次。通过提肛运动，有规律地收缩肛门是对前列腺有效而温柔的按摩，可以促进会阴部的静脉血回流，使前列腺充血减轻、炎症消退，对于预防和辅助治疗前列腺增生症有很大的帮助。可采用站、坐、卧等多种姿态进行，使用意念及内功，将肛门上提至脐中，做肛门上收的动作，自然呼吸或吸气时提肛缩腹，呼气时将肛门放下。此法不受时间和场地等条件的限制。每日3～4次，每次20～40下，3个月为1个疗程。

（八）动静调治

1. 避免久坐 久坐不动,前列腺就可能呈现不同程度充血状态,成为诱发尿频、尿无力或血尿的重要诱因之一。要避免长期久坐,每隔45分钟左右应站立活动10分钟,或搓谷道20次。

2. 不宜长时间骑自行车 不要长时间骑自行车,因为骑车的时候前列腺组织受到压迫,摩擦肿胀,增加排尿阻力,易出现排尿困难,甚至尿潴留。

（九）熏浴调治

1. 熏蒸 黄芩10 g,连翘10 g,蒲公英10 g,大黄10 g,黄柏15 g,赤芍10 g,川乌5 g,草乌5 g,甘草3 g,杜仲10 g,木瓜10 g,防风10 g,秦艽10 g,乳香6 g,没药6 g。将这些药共置于标准型中药熏蒸汽控治疗器的高压锅内煎煮30分钟,以药液蒸汽熏蒸会阴。蒸汽熏蒸时患者取坐位,温度控制在（43±1）℃,每次40分钟,每日1次。14日为1个疗程。

2. 坐浴 金银花20 g,苦参15 g,芒硝15 g,生大黄15 g,马齿苋25 g,丝瓜络10 g,红花15 g,败酱草20 g,菊花15 g。将这些药共水煎20分钟,取药液入盆。待冷却到40℃左右时,让患者于盆内坐浴30分钟,每日早、晚各1次。10日为1个疗程,1个疗程后间隔5日,再行第二疗程,连续治疗3个疗程。

（十）其他调治

1. 熨敷 取青盐500 g装入10 cm×15 cm布袋中。放入微波炉中以中火档位加热5～10分钟,取出后盐袋表面温度为60～75℃。患者取舒适平卧位,以薄毛巾包裹盐袋,置于患者脐腹正中,神阙穴与关元穴之间,盐袋上方以中单覆盖。热敷持续15～20分钟,待盐袋自然冷却后治疗即结束。每4小时1次,每日3～4次。适用于前列腺增生经常尿潴留者。

2. 贴穴 ① 将三棱、莪术、制南星、肉桂、冰片按3∶3∶3∶1∶1比例,研成极细粉末,加甘油调成膏状,制成1.5 cm×1.5 cm大小,厚约3 mm膏药。把膏药敷贴于曲骨、中极、关元、气海穴,胶布固定,每日1次,每次6～8小时,1周为1个疗程。② 用公丁香、韭菜子、蛇床子、当归、细辛、露蜂房等药等份为末,混匀过筛后,装入布袋中,在下腹部神阙、关元、气海、中极等穴上进行外敷,15日更换1个药袋,1个月为1个疗程。

第十九节 多囊卵巢综合征的治未病

多囊卵巢综合征是以稀发排卵或无排卵、高雄激素或胰岛素抵抗、多囊卵巢为特征的内分泌紊乱的症候群。本病属于中医学"不孕""闭经""月经先后不定期""崩漏"等范畴。

一、病因病机

多囊卵巢综合征的发生主要与外感六淫、内伤七情、肾虚、气血阴阳失调、痰湿内盛等因素有关。

1. 感受寒邪　外感寒邪或平素贪凉露身、过食寒凉等,寒搏于血,血为寒凝,运行涩滞,冲任欠通,血海难以满溢,则使月经不调而难以摄精成孕。

2. 内伤七情　肝藏血,主疏泄,司血海。肝气条达,疏泄正常,血海按时满溢,则月经周期正常。如郁怒伤肝,致肝气逆乱、疏泄太过则月经先期而至。反之,如肝气郁结,疏泄不及则月经后期而至。

3. 肾虚　素体肾气不足,或年少肾气未充,或因久病失养,或因多产房劳,损伤肾气,使藏泄失司,冲任失调,血海蓄溢失常,遂致月经先后无定期或难以摄精成孕。

4. 气血阴阳失调　素体阳虚,或久病伤阳,阳虚阴盛,脏腑失于温养;或久病血虚,或慢性失血,致血海不能按时满溢;或罹患热病伤阴,水亏木旺,热扰冲任,血海不宁,热迫血妄行;或中气虚弱,统摄无权,冲任不固,经血失统。这些因素,均可致月经失调而致不孕。

5. 痰湿内盛　素体肥胖,或恣食膏粱厚味,痰湿内盛,阻塞气机,冲任失司,躯脂满溢,闭塞胞宫;或脾失健运,饮食不节,痰湿内生,湿浊流注下焦,滞于冲任,湿壅胞脉,都可导致经血蓄溢失常不能摄精成孕。

肾主生殖,女子以肝为先天,故多囊卵巢综合征病位主要在肝肾,与脾也有关,原因在于气血失于调节而导致血海蓄溢失常或不能摄精成孕。

现代医学认为,本病病因尚不明确,近年来,各国学者对多囊卵巢综合征的病因与发病机制有相当多的研究,认为本病病因多元,涉及家族遗传因素、炎症诱发因素、环境因素、精神心理因素等多方面的共同影响。

二、临床表现

多囊卵巢综合征多起病于青春期,临床可见:① 月经失调:月经稀发或闭经,闭经前常有经量过少或月经稀发。也可表现为不规则子宫出血,月经周期或经期或经量无规律性。② 不孕:生育期妇女因排卵障碍导致不孕。③ 多毛、痤疮:是高雄激素的表现。阴毛浓密且呈男性向,延及肛周、腹股沟或腹中线。油脂性皮肤及痤疮常见,与体内雄激素聚集刺激皮脂腺分泌旺盛有关。④ 肥胖:50%以上患者肥胖,且常呈腹部肥胖型。⑤ 黑棘皮症:阴唇、颈背部、腋下、乳下和腹股沟等处皮肤褶皱部位出现灰褐色色素沉着,呈对称性,皮肤增厚,质地柔软。中医辨证分型表现如下。

1. 肾虚型　月经迟至,月经周期延迟,经量少,色淡质稀,渐至闭经,或月经周期紊乱,经量多或淋沥不尽,或婚久不孕,腰腿酸软,头晕耳鸣,面色不华,神疲倦怠,畏寒,便溏,舌淡苔薄,脉沉细。

2. 痰湿阻滞型　月经周期延后,经量少,色淡质黏稠,渐至闭经,或婚久不孕,带下量多,胸闷泛恶,形体丰满或肥胖,喉间多痰,毛发浓密,神疲肢重,苔白腻,脉滑或沉滑。

3. 气滞血虚型　月经周期延后,经量多或少,经期淋沥不净,色黯,质稠或有血块,渐致闭经,或婚久不孕,伴乳房胀痛,小腹胀痛拒按,胸胁胀痛,舌黯红或有瘀点,苔薄,脉沉涩。

4. 肝经湿热型　月经稀发,月经稀少或闭经,或月经紊乱,婚久不孕,体型壮实,毛发浓密,面部痤疮,经前乳房胀痛,大便秘结,苔薄黄,脉弦或弦数。

三、易发对象预测

(一)体质特征

气郁质、痰湿质的人群容易罹患多囊卵巢综合征。其中气郁质者常常工作压力过大,或家庭生活不和谐,往往情绪抑郁,性格内向,或容易生气、闷闷不乐,或性情暴躁易怒以致肝失疏泄,经血蓄溢失常;痰湿质者往往形体肥胖,腹部肥满松软,面部油脂较多,多汗且多黏痰,困倦多寐,喜食肥甘甜腻之品,皮肤汗毛黑而粗壮量多,月经量少且常数月一行。正如《万氏女科·种子章》中所说:"肥盛妇人,禀受甚厚,及恣于酒食之人,经水不调,不能成胎,谓之躯脂满溢,闭塞子宫。"

(二)性格情志特征

本病病位在肝,肝疏泄失常,气机不畅,则会影响月经的蓄溢和生殖功能。现代研究发现,多囊卵巢综合征人群焦虑、抑郁、紧张、自尊心受挫比率增加,这些负面情绪一方面可对行为产生不利影响,如碳水化合物摄入增加、酗酒等,使肥胖问题加重;另一方面加重多囊卵巢综合征的病理生理状态,如内分泌紊乱、炎症反应、高雄激素血症等,使其进入恶性循环。

(三)年龄特征

多囊卵巢综合征多见于20~40岁的女性。近年来,发病年龄出现年轻化趋势,大多在25岁以下。

(四)生活方式与环境特征

1. 饮食习惯　素体脾虚或喜食肥腻、生冷之品者易生痰湿,痰湿阻滞冲任二脉,使血不得下行而致闭经或躯脂满溢,遮隔子宫,不能摄精成孕;素体阳盛或阴虚内热又嗜食辛辣之品易使湿热内蕴,灼伤冲任,迫血妄行,发为月经先期或崩漏。

2. 生活习惯　充足的睡眠对于机体修复是必需的,经常熬夜,长期睡眠不足,会影响脏腑功能,导致冲任失调,月经蓄溢失常或难以成孕。

3. 环境因素　长期居住在阴暗、潮湿的环境,或阴雨季节时间较长,此时易为湿邪侵袭而罹患本病。

（五）家族遗传特征

多囊卵巢综合征具有高度家族聚集性，患者一级亲属发生多囊卵巢综合征的风险明显高于正常人群，但又并不单纯由遗传因素决定。

（六）并发疾病特征

1. 肥胖 多囊卵巢综合征50%以上患者肥胖，体重超过20%以上，体重指数≥25者占30%～60%。肥胖多集中于上身，腰/臀比例＞0.85。多自青春期开始，随年龄增长而逐渐加重。

2. 抑郁症 多囊卵巢综合征女性抑郁症发生风险明显增加。多囊卵巢综合征女性比无多囊卵巢综合征女性发生抑郁症的风险增大4倍，与无抑郁症的多囊卵巢综合征女性相比，有抑郁症的多囊卵巢综合征女性有较高的体重指数和胰岛素抵抗的证据。

3. 高胰岛素血症 多囊卵巢综合征患者易发高胰岛素血症，高胰岛素血症患者容易出现糖尿病及心脑血管疾病，因此多囊卵巢综合征也是糖尿病及心脑血管疾病的高危因素。

四、治未病调摄

（一）情志调治

情志不畅是造成月经不调的主要因素，不少妇女的情绪随着月经周期而变化，因此，强调首先要消除不良情志的影响，调整心态，以疏肝理气。患者应多了解月经周期生理知识及经期卫生知识，消除紧张情绪和思想顾虑，并采用言语开导，帮助患者正确对待生活中的多种矛盾，以保持心情舒畅。经前忧郁烦躁者，可采取顺情从欲或移情易性等方法予以疏导。

（二）起居调治

患者生活要有规律，寒冷季节或经前应避免下冷水中工作，注意腹部保暖，不要冒雨涉水、坐卧湿地，不要用凉水洗脚；不要过度劳累，特别是在经血血量过多时，应卧床休息，保持充足睡眠，节制性生活；节假日多到郊外、公园散步赏花，使心情开朗，保持情绪稳定，精神愉快，以利于气血运行。

（三）饮食调治

多囊卵巢综合征与饮食也有一定关系。患者饮食须有规律，避免误餐或饥饱不均，这样有利于大脑皮质通过性腺轴对月经进行调节。要保证充足的营养，尤其是蛋白质的摄入，如各种肉类、豆类、乳类、禽类、鱼类等；营养不良，特别是蛋白质缺乏可影响促性腺激素及生长激素的合成、转运和作用，导致发育不良、月经失调。月经失调者往往呈贫血状态，应多食富含铁质和维生素的食物，如猪血、木耳、猪肝、黄豆、淡菜、金针菜等；在食欲良好的情况下，可多食滋阴补肾的食物，如鳖甲、阿胶、猪腰、禽蛋等。

（四）药物调治

1. 药膳

（1）**橘核粥**　取橘核10 g，粳米50 g。以橘核加水煎成药汁，加入粳米，再适当加水，以常法煮粥，橘核不吃，但煮浓汁时宜打碎，煎成后滤去药渣。日服2次，温热服食。适用于肝经湿热型多囊卵巢综合征。

（2）**姜艾蛋**　艾叶9 g，生姜15 g，鸡蛋2个。将艾叶、生姜、鸡蛋（带壳）放入沙锅内煮熟，然后去壳取蛋，再放入煮片刻，去药渣。饮汤吃蛋。月经前7日，每日1次，连服数天。适用于肾虚型多囊卵巢综合征。

（3）**当归田七乌鸡汤**　乌鸡1只，当归15 g，田七5 g，生姜1块。首先把当归和田七放进清水中浸泡清洗，然后把乌鸡装进一个合适的容器里，再把洗好的当归、田七、生姜一起放在乌鸡上，接下来加入适量的盐，再倒入一些清水，注意清水一定要淹过乌鸡，然后盖上盖，等把锅烧开之后，上锅隔水蒸，大火蒸上3个小时，鸡肉烂熟之后，就可以食用了。适用于气滞血瘀型多囊卵巢综合征。

（4）**茯苓粥**　茯苓粉15 g，粳米30 g。粳米加水煮粥，待粥将成时，调入茯苓粉稍煮，早晚食用。适用于痰湿阻滞型多囊卵巢综合征。

2. 药茶

（1）**玫瑰花茶**　取干玫瑰花6～10 g，冲入沸水，每日1次，代茶饮。本方能疏肝理气和血。适用于肝经湿热型多囊卵巢综合征。

（2）**枸杞苦丁茶**　取枸杞子15 g，苦丁茶10 g，沸水冲泡，每日1次，代茶频饮。适用于肾虚型多囊卵巢综合征。

（3）**薏仁防风茶**　取生薏苡仁30 g，防风10 g。将二者加水煮熬，去渣取汁，代茶饮。本方能健脾除湿。适用于痰湿阻滞型多囊卵巢综合征。

（4）**薏仁丹参饮**　取薏苡仁、白术各15 g，益母草、丹参各10 g，沸水冲泡，每日1次，代茶频饮。适用于气滞血瘀型多囊卵巢综合征。

（五）针灸调治

1. 耳针　取子宫、内分泌、卵巢、肾、肾上腺及神门等耳穴，每日取穴4个，用针柄测得所选耳穴的敏感点，并稍加压，使之留下压痕，用酒精棉球消毒后，用短毫针刺或用王不留行、白芥子贴压。

2. 艾灸　取关元、气海、三阴交穴位，经迟者加血海、归来；经乱者加肾俞、肝俞、脾俞、足三里；经多者加神阙、隐白、大敦。可选艾炷灸、艾炷隔姜灸、艾条灸等。

（六）推拿调治

1. 方法一　① 患者俯卧，操作者用双手拇指捏按患者肾俞穴，先左后右，使之有沉胀感。② 操作者用双手按压患者的命门穴，使之有沉胀感，并向小腹传导为佳。③ 操作者用手点三阴交穴，使之有沉胀感。④ 患者仰卧，操作者用手揉按气海穴，约2分钟。

2. 方法二 ① 患者仰卧,用拇指指腹用力揉腹部的关元、气海、天枢、中脘穴,每穴约3分钟。② 仰卧,用手掌在腹部旋转磨擦4～6分钟。③ 坐起,由家人用掌根沿背部脊柱由下向上直线推动,约2分钟,然后按压肾俞、肝俞穴各80次。④ 用拇指揉按血海、三阴交穴各80次。

（七）气功调治

气功是中国传统体育健身项目,要求意、气、形紧密配合,讲究身心统一,易被患者接受。其中,太极拳动作形式多样,以意识引导为主,对交感神经的兴奋性有良好的调控作用,因此太极拳对机体产生的作用不同于单一的周期性运动,热量消耗量比单一的周期性运动多,更有利于体脂的消耗,体重减轻,或防治本病的发生、发展。

（八）其他调治

1. 熨敷 取川芎15 g,当归30 g,炒延胡索、炒五灵脂、小茴香、肉苁蓉、白芍、白芷、白术、苍术、乌药、陈皮、半夏各9 g,柴胡6 g,黄连、炒吴茱萸各3 g,共研细末,瓶贮备用。取适量药末用黄酒炒热,放于布袋,热熨脐孔及四周,熨后将药末敷于脐孔,外以胶布固定,每日1次。

2. 足疗 采用全足施术,先予热水浴足10分钟,再予手法按压,重点加强肾上腺、肾、腹腔神经丛、垂体、甲状腺、肝、脾、子宫及卵巢等反射区的按压。每次40～50分钟,每日1次。10次为1个疗程。术后嘱其饮温开水500 mL左右,以促进体内有害物质的排出。

第二十节　乳腺增生症的治未病

乳腺增生症指乳腺上皮和纤维组织增生,乳腺组织导管和乳小叶在结构上的退行性病变及进行性结缔组织生长的一种非肿瘤、非炎症性的增生性病变,一般可分为乳腺腺病和乳腺囊性增生病。本病属于中医学"乳癖""乳痞"等范畴。

一、病因病机

乳腺增生症的发生主要与情志不畅、饮食不节、劳倦内伤等因素有关。

1. 情志不畅 情志对本病的影响很大,情志不畅,郁久伤肝,或精神刺激,急躁恼怒,导致肝郁气滞,气滞则血瘀,经脉阻塞不通,不通则痛,故见乳房疼痛;若肝气郁而化火,灼津为痰,气滞、痰凝、血瘀交阻则可形成乳房肿块。

2. 饮食不节 若饮食不加节制,恣食生冷、肥甘厚腻等易损伤脾胃,脾失健运,易生痰湿,痰湿阻滞气机,痰气交结凝聚,阻塞经络则易发本病。或喜食辛辣炙煿,生火灼津凝痰阻气结乳也易发此病。

3. 劳倦内伤 由于工作操劳过度,甚者长期体力透支,以及社会环境、生活习惯等诸多因素,导致劳力过度,消耗元气,损伤肾脏及脾胃,脾胃虚弱加之肾气虚损,无以濡养冲任,冲任失调而成本病。

本病病位涉及肝、肾、脾、胃,与冲任二经有关,肾精亏虚,冲任不调为本,肝郁气滞,血瘀痰凝为标。肝主疏泄,肝气宜条达,若情志失调,导致久郁伤肝,气机阻滞,蕴结于乳房经络,经脉阻塞不通,不通则痛;脾主运化,胃主受纳,若饮食不节,损伤脾胃,则内生痰湿,痰湿阻滞气机,痰气互结而结块;肾主藏精,劳伤日久则损伤肾精,肾精亏损不能濡养冲任,冲任失调,气血失和,结聚于乳房则乳房疼痛,乳中结块。

现代医学认为,本病本质为乳腺组织不同程度增生导致的乳腺正常结构紊乱。发病原因主要与内分泌障碍有关,一是体内雌激素代谢障碍,使乳腺实质增生过度和复旧不全;二是部分乳腺实质成分中雌激素受体的质或量异常,使乳房各部分的增生程度参差不齐。

二、临床表现

典型的临床表现是乳房疼痛和肿块,特点是部分患者的临床表现具有周期性,往往在月经前疼痛加重,月经来潮后减轻或消失,有时整个月经周期都有疼痛。体检可发现单侧或双侧乳房偶增厚,可局限于乳房的一部分,也可分散于整个乳房,肿块呈颗粒状、结节状或片状,大小不一,质韧而不硬,增厚区与周围乳腺组织分界不明显,少数患者可有乳头溢液。中医辨证分型表现如下。

1. 肝郁气滞型 乳房胀痛、窜痛,肿块呈单一片状,质软,触痛明显,疼痛和肿块常与月经、情绪变化相关,可伴有月经失调或痛经,烦躁易怒,两胁胀痛,舌质淡红,苔薄白或薄黄,脉弦。

2. 痰瘀互结型 乳房肿块呈多样性,边界不清,质韧,可伴有月经愆期、行经不畅或有瘀块,舌黯紫或舌边尖有瘀斑,舌苔腻,脉涩、弦或滑。

3. 冲任失调型 乳房疼痛症状较轻,月经量少或行经天数短暂或淋漓不尽或闭经,可伴腰膝酸软,足跟疼,头晕耳鸣等,舌质淡,舌苔薄白,脉沉细。

三、易发对象预测

(一)体质特征

气郁质、血瘀质、痰湿质的人群容易罹患乳腺增生症。其中气郁质者主要表现为情志不畅,易出现情绪抑郁或急躁,烦闷不乐,善太息,胸胁痛闷,舌质淡红,苔薄白或薄黄,脉弦;血瘀质者主要表现为肤色晦黯,色素沉着,容易出现瘀斑,口唇黯淡,易心烦、健忘,舌黯或有瘀点,脉涩;痰湿质者主要表现为喜肥甘厚腻,汗多黏腻,手足多汗,头身困重,面部油腻,口黏口甜,痰多,喜睡懒动,舌胖大,苔白腻,脉滑。

（二）性格情志特征

性格多内向，情绪不稳定，敏感脆弱，易抑郁或急躁。精神易于紧张、焦虑、激动、烦躁，不良的情志变化都可能使本来可以复原的乳腺增生组织得不到复原或复原不全，从而诱发乳腺增生。

（三）年龄特征

乳腺增生症多发于30～50岁的女性，现逐渐有年轻化的趋势，有70%～80%的女性都有不同程度的乳腺增生。

（四）生活方式与环境特征

1. 饮食因素 饮食不节，暴饮暴食，导致肥胖；过食肥甘厚腻、生冷，易生痰湿；过食辛辣煎炸、腌制等刺激性食物，易生燥化火；摄入含有过量雌激素的食物，如激素喂养的鸡、鸭等家禽。诸多不健康的饮食习惯，而致脏腑功能失调，气血失和，易诱发本病。

2. 生活习惯 生活作息不规律，经常熬夜，缺少充足的睡眠；吸烟、大量饮酒等易导致气血失和，乳络不畅则诱发本病。

3. 环境因素 居住环境恶劣，嘈杂、污染严重，易致心情不适而气血不调诱发本病。

（五）职业与工作习惯特征

学习、工作压力过大易诱发本病，如学生、教师等长期用脑，易精神紧张，熬夜，作息没有规律，易气血失调。另外，白领、文员、管理人员等长期久坐，缺乏必要锻炼；司机、记者等长期饮食不规律，饥饱失常，损伤脾胃，也易致本病。

（六）家族遗传特征

乳腺增生症是非遗传性疾病，但具有乳腺癌家族遗传病史的患者，罹患乳腺癌的概率会有所增加。

（七）并发疾病特征

1. 肥胖症 肥胖妇女血浆中的雌激素含量较高，易诱发乳腺增生症，故应控制体重。

2. 多囊卵巢综合征 乳腺增生症治疗不及时或长期情绪不畅，或饮食不慎常伴发多囊卵巢综合征。

3. 乳腺癌 部分乳腺增生症者长久失治可能出现恶变，罹患乳腺癌。乳腺癌好发于40～60岁的女性，病程迅速，肿块多单一，形状不规则。

4. 子宫肌瘤 乳腺增生症者如果长期肝郁气滞，疏泄不畅，易痰凝血瘀而致子宫肌瘤的伴发。

（八）其他特征

长期摄入含激素类的保健品或药物,如避孕药等;婚育时间较晚,性生活不和谐等,易致内分泌失调等,均可增加乳腺增生症的发病概率。

四、治未病调摄

（一）情志调治

保持心情良好,可以尝试语言倾诉、户外活动、听舒缓的音乐等方法调节不良情绪,注意心理疏导,培养乐观积极的态度,必要时可寻求心理医生的帮助。

（二）起居调治

生活作息要有规律,多注意休息,保证充足的睡眠,尽可能避免熬夜,有助于气血充养,冲任调和。选择美容、化妆用品时,避免选用含有雌激素成分的产品;内衣,尤其是佩戴胸罩应选择适合的,不要过紧、过小、过硬,不合适的内衣可影响乳房的血液运行,从而易诱发本病。

还有,平时应注意有规律地进行乳房自我检查:检查最佳时间一般是在月经来潮的第十天左右,选择坐位或卧位。检查时,抬高一侧手臂,用另一侧手指检查,四指并拢,用手指掌面仔细轻揉地按扪乳房,切忌重按或抓捏。检查顺序可按顺时针方向仔细绕圈按压,由外往内至乳头,仔细检查乳房每个部分,并特别注意乳房外上1/4及腋窝处,看是否有肿块或者硬结。在自我感觉不适或发现问题时,应及时就诊,以早期诊断,早期治疗。

（三）饮食调治

要低脂、适量饮食。不要食用雌激素喂养的禽畜、被污染的食物,尽量选择天然、新鲜、多样化绿色有机食品。节制咖啡、巧克力等,这类食物中含有大量的黄嘌呤,会促使乳腺增生;禁酒、忌辛辣、煎炸、腌制等刺激性的食物。可多吃白菜、豆制品、海带、鱼类等。白菜含有一种能帮助分解雌激素的化合物;豆制品则含有大豆异黄酮;鱼类含有一种能够有效抑制癌细胞生长和增殖的不饱和脂肪酸;海带含有大量的碘,可促进卵巢滤泡黄体化,使雌激素水平降低,恢复卵巢的正常功能,纠正内分泌失调,均有益于预防乳腺癌的发生。此外,多进食富含纤维素的蔬菜,可减少脂肪吸收,脂肪合成减少,激素水平下降,有利于乳腺增生疾病的恢复。

（四）药物调治

1. 海带鳖甲猪肉汤　取海带65 g(清水洗去杂质,泡开切块),鳖甲65 g(打碎),猪瘦肉65 g,共煮汤,汤成后加入适量盐、麻油调味即可。每日分2次温服,并吃海带。具滋阴潜阳、软坚散结功效,适用于肝肾不足乳络失养不通者。

2. 香附路路通蜜饮 将香附20 g,路路通30 g,郁金10 g,金橘叶15 g,洗净,入锅,加适量水,煎煮30分钟,去渣取汁,待药汁转温后调入蜂蜜30 mL,搅匀即成。上、下午分服。具疏肝理气、开郁散结功效,适用于肝郁气滞乳络不通者。

3. 肉苁蓉归芍蜜饮 将肉苁蓉15 g,当归10 g,赤芍10 g,柴胡5 g,金橘叶10 g,半夏10 g,分别拣去杂质,洗净,晾干或切碎,同放入沙锅,加适量水,浸泡片刻,煎煮30分钟,用洁净纱布过滤,取汁放入容器,待其温热时,加入蜂蜜适量,搅拌均匀即成。上、下午分服。具补肾益血、疏肝理气功效,适用于气滞血瘀乳络不通者。

4. 青皮山楂粥 将青皮10 g,生山楂30 g,分别洗净,切碎后一起放入沙锅,加适量水,浓煎40分钟,用洁净纱布过滤,取汁待用。将粳米100 g淘洗干净,放入沙锅,加适量水,用小火煨煮成稠粥,粥将成时,加入青皮、山楂浓煎汁,拌匀,继续煨煮至沸,即成。早、晚分食。具理气消食化瘀功效,适用于食阻气滞乳络不通者。

5. 玫瑰枸杞茶 将玫瑰花6 g,枸杞子10 g,分别洗净,沥干,一同放入茶杯中,加开水冲泡,盖上茶杯盖,闷10分钟即成。可代茶饮,或当饮料,早、晚分服。具疏肝理气、养肝补血功效,适用于肝血不足、肝气郁结者。

(五)针灸调治

1. 体针 ① 肝郁气滞型:常规方法消毒后,膻中、屋翳向乳根方向斜刺,严格掌握角度和深度,防止刺伤内脏;其余穴位以直刺为主。② 痰瘀互结型:以针刺泻法为主。配穴经前泻法,经后补法。③ 冲任失调型:操作:以针刺平补平泻法为主。配穴经前泻法,经后补法。

2. 耳针 选取耳穴肝、乳腺、内分泌、神门、交感、垂体、卵巢等。耳郭常规消毒,选准穴位后,用短毫针刺(或用王不留行贴压)。

3. 艾灸 以肿块四周及中央5个部位为主要灸点,配合灸足三里、阳陵泉、肝俞、太冲等穴,艾条温和灸40分钟以上。30天为1个疗程,每个疗程间隔5~7天。

(六)推拿调治

1. 揉法 以双手示指自腋窝下托起胸大肌肌腱,以拇指指腹配合示指由轻至重揉捻至肌腱及附近区域;揉胃经、肝经、脾经、肾经、任脉压痛点。

2. 点穴 点压屋翳、膻中、合谷、外关、太冲、三阴交、足三里等穴。点穴时用力适中,以透达为主,患者感到酸胀即可。

(七)婚育调治

1. 适龄婚育 调查显示,高龄未婚和初产年龄过大的妇女的本病发病率高于适龄婚育的妇女。因此,女性应适龄结婚(28岁之前),生育年龄应避免过晚,以35周岁之前为佳。

2. 注意避孕，避免意外终止妊娠　人工流产可引起内分泌失调，多次流产是导致乳腺增生症的原因之一。胚胎绒毛分泌的雌激素和孕激素会刺激乳腺增生，若多次人流，增生的乳腺组织不易复旧，更难恢复原状而形成乳腺增生。所以要采取积极有效的避孕措施，防止意外妊娠。

3. 和谐性生活　正常、和谐、均衡、有规律的性生活，对乳腺功能有良好的调节作用，有助于减少乳腺增生症和乳腺癌的发生。长期缺乏性生活，容易诱发乳腺小叶增生和乳腺癌。若患有性功能障碍，如有性欲低下、性高潮缺乏等疾病，需尽早积极诊治。

4. 母乳喂养　母乳是婴儿最天然、最理想的食物，并且可以减少女性乳腺、卵巢肿瘤及缺铁性贫血等疾病的发生率。哺乳能使乳腺充分发育，并在断奶后良好退化，不易出现增生。因此母乳喂养于子于母都是有利的，应提倡母乳喂养。

（八）其他调治

贴穴　选取太冲（双）、期门（双）、气海、关元、乳房局部阿是穴，经后加三阴交。采用川芎、冰片制成的药膏，清洁皮肤后，适量涂抹于所选穴位，揉按1分钟左右，每日2次，每次4～6小时。